Cornelia Wittek

Von Apfelessig bis Teebaumöl

Hausmittel und Naturheilkräfte für Pferde

KOSMOS

Widmung

Dieses Buch widme ich allen meinen Pferden, aber ganz besonders meinen beiden Lieblingen »Polly« und »Kaitra«. Seit über zwanzig Jahren begleiten sie mein Leben, erfüllen meine freie Zeit mit Glück und Freude, helfen mir Streß abzubauen, erleichterten uns die Kindererziehung und legten den Grundstein für dieses Buch. Danke!

Mein weiterer Dank gilt meiner Lektorin Alexandra Haungs, ohne deren tüchtige Mithilfe dieses Buch nicht zustande gekommen wäre.
Danke an meine Familie, besonders an meine Tochter Steffi, die die Idee für dieses Buch an mich herantrug.

Vielen Dank an Dr. Thomas Sander, der mir spontan seine Hilfe zusagte, an Selma Keienburg, Dagmar Picard und an die fleißigen Computer-Experten Christa Löschmann und Elke Holstein. Einen ganz besonderen Dank auf diesem Wege an den besten aller Pferdepfleger, Werner Wetzel.

Herzliches Dankeschön auch an meine Freunde Judith und Klaus Balkenhol für das Geleitwort.

Cornelia Wittek

Cornelia Wittek

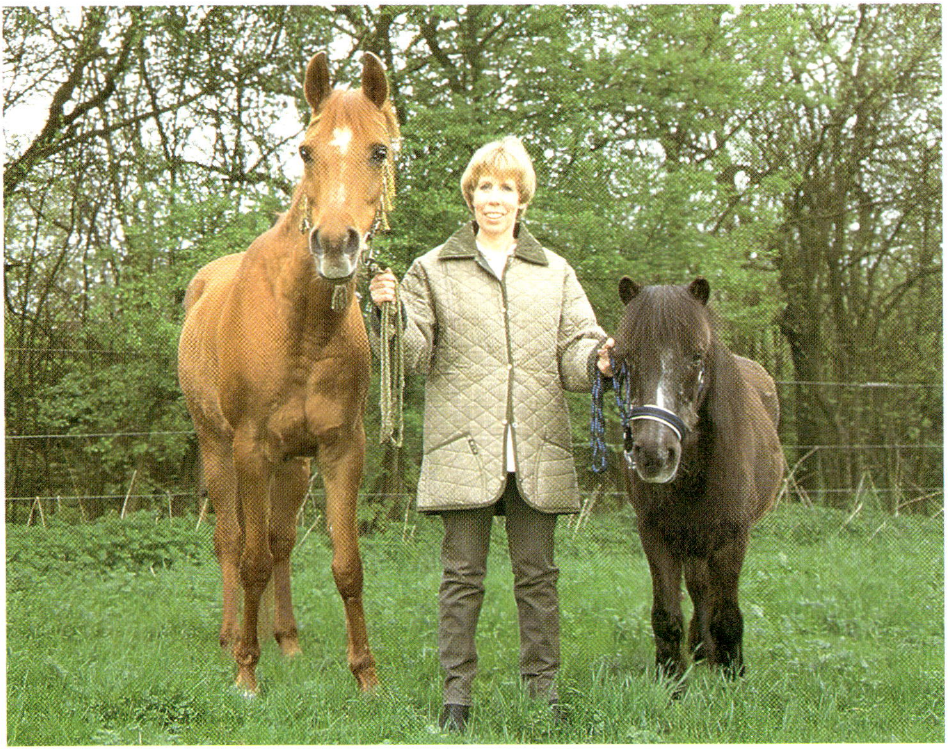

Zum Geleit

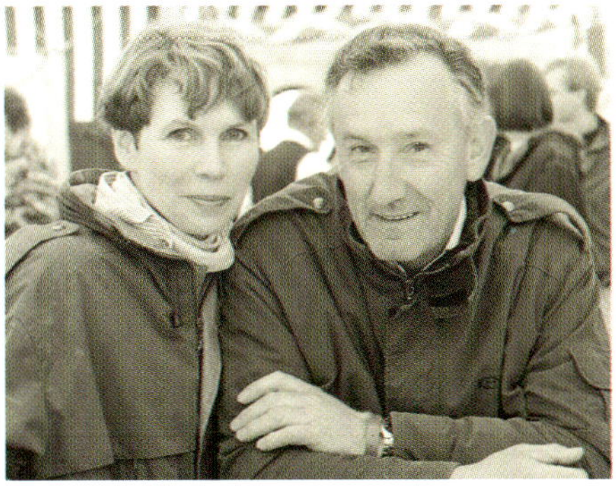

Pferde verschönern unsere Freizeit, bereichern unser Leben, wetteifern als Partner mit uns im Sport. Wir als Reiter und Pferdehalter tragen eine Verantwortung für unsere Tiere. Gesunde und lebensfrohe Pferde brauchen eine artgerechte Haltung, Pflege und Ausbildung.

Jedes Pferd ist ein Individuum und möchte auch als solches behandelt werden. Gerade unsere »Spitzensportler« sind hochsensible Athleten, die individuell betreut werden wollen. Physisches und psychisches Wohlbefinden sind eine unerläßliche Basis für die Leistungsbereitschaft unserer Pferde. Auch unsere Vierbeiner sind manchmal nicht »gut drauf«, werden von Zipperlein geplagt oder leiden unter Streß und Nervosität. Keiner merkt dies schneller als der Reiter, Besitzer oder Pfleger.
Mit bewährten Hausmitteln und Naturheilkräften, die uns Menschen schon lange helfen, können Sie in solchen Fällen auch Ihrem Pferd etwas Gutes tun und sein Wohlbefinden steigern. Den Tierarzt ersetzen Apfelessig, Beinwell und Ginseng sicher nicht, aber soweit möglich versuchen wir, in unserem Stall immer auch mit alterprobten Haus- und Heilmitteln die Vitalität unserer Pferde zu stärken oder eine tierärztliche Behandlung zu begleiten und zu unterstützen.

Wie und mit welchen Haus- und Naturheilmitteln Sie Ihr Pferd pflegen und behandeln können – und was der Tierarzt dazu sagt – erfahren Sie detailliert in diesem Buch.

Cornelia Wittek, die Autorin dieses Buches, ist eine langjährige Freundin unserer Familie und hat uns und unseren Pferden mit ihren Kenntnissen und ihrer Erfahrung in dieser Beziehung schon sehr viel geholfen. Wir freuen uns, daß sie ihr Wissen nun aufgeschrieben und damit einem breiteren Kreis von Pferdefreunden zugänglich gemacht hat. Ihr ist ein Buch gelungen, das für Pferd und Reiter gleichermaßen »gesund« ist: Wir wünschen Ihnen viel Spaß beim Lesen und Nachschlagen und Ihren Pferden Gesundheit, Erfolg und ein langes, glückliches Leben

Klaus und Judith Balkenhol

BILDNACHWEIS

Mit 208 Farbfotos von: Dietmar Aichele, Ehningen (S. 86 o.), Hans D. Dossenbach, CH-Sieblingen (S. 111 u., 119 u., 154/155 u., 157 o.), Monika Dossenbach, CH-Sieblingen (S. 86 u.), Werner Ernst, Ganderkesee (S. 32 u.), John Foxx Images, New York (S. 68 o.), Klaus-Jürgen Guni, Böblingen (S. 6/7, 23, 44 u., 91, 93, 100 u., 103 o., 105 u., 114 u., 115, 117 u., 129 u.), Volker Greiner, Grossbottwar (S. 57 o.), Thomas Höller, Freiburg (S. 150 o.), Irene Hohe, Lohndorf (S. 26 u., 68 u., 96), Petra Hülck, Münster (S. 3), Sabine Küpper, Mülheim a.d.Ruhr (S. 51 u.), Hans Kuczka, Wetter (S. 42 u., 47 u., 55 o., 63 o., 66 u., 99), Hans E. Laux, Biberach (S. 41 o., 105 o., 123 o.), Lothar Lenz, Cochem (S. 8, 13 u., 18, 36 u., 59, 89, 94 o., 133 u., 144, 152 o., 154 u., 155 o., 160 u., 165, 170), Masterhorse, Schwieberdingen (S. 12 o., 110, 111 o., 129 o.), Bernhard Metzler, Weilheim/Teck (S. 125 o.), Manfred Pforr, Langenpreising (S. 17, 34 o., 66 o., 114 o., 120 o., 122 u.), Dagmar Picard, Düsseldorf (S. 2, 103 u., 135, 137 u., 150 u., 151), Peter Prohn, Barmstedt (S. 20 u., 22 o., 25 u., 27 u., 28 o., 50 u., 65 u., 76 u., 82 u., 84 o., 85 o., 90 o., u., 116 li., 158, 159 u.), Reinhard-Tierfoto, Heiligenkreuzsteinach (S. 19 o., 25 o., 27 o., 31 o., 33 o., 37 o., 39 o., 40/41 o., 42/43 o., 45 o., 47 o., 49 o., 51 o., 52 u., 53 o., 54 o., 56 o., 58/59 o., 61 o., 62/63 o., 64/65 o., 71 o., 72/73 o., 75 o., 77 o., 79 o., 81 o., u., 92/93 u., 98, 100/101 o., 107 o., 108 u., 109 o., 112/113 o., 116 o., 126/127 o., 131, 134, 137 o., 138/139 o.), Ralf Roppelt, Stuttgart (S. 5, 9, 12 u., 13 o., 20 o., 60 u., 76 o., 82 o., 88 o., 94 u., 97, 140, 143, 145 o., u.,146, 147, 160 u.), Marc Rühl, Rösrath (S. 21), Christof Salata, Stuttgart (S. 85, 124, 126 u., 132 u., 139 u., 152 u., 153 u.), Bernd Schellhammer, Großstadelhofen (S. 28 u., 74 u., 83 o., 95, 101 u., 141), Peter Schönfelder, Pentling (S. 102, 118), Edgar Schöpal, Düsseldorf (S. 29 o., 48 u., 87 u., 153 o.), Maximilian Schreiner, Unterstall (S. 31 u.), Christiane Slawik, Würzburg (S. 45 u.), Sabine Stuewer, Darmstadt (S. 1, 14/15, 16, 35 o., 38 u., 41 u., 53 u., 71 u., 72 u., 77 u., 80 u., 104, 106/107 u., 113 u., 121, 125 u., 128, 130, 132 o., 134 u., 142, 148/149, 154 o., 156, 157 u., 159 o., 161, 162/163, 164), Felix von Döring, Hamburg (S. 110 u., 123 u.), Cornelia Wittek, Mettmann (S. 30 u., 155 re.u.)

Umschlaggestaltung von Atelier Reichert, Stuttgart. Titelfotos von Lothar Lenz, Cochem (u.li.), Reinhard-Tierfoto, Heiligenkreuzsteinach (o.re), Ralf Roppelt, Stuttgart (o.re.), Dagmar Picard, Düsseldorf (hintere Umschlagseite). Hintergrundmotiv mit freundlicher Genehmigung von Masterhorse.

Die Deutsche Bibliothek – CIP Einheitsaufnahme

Wittek, Cornelia:
Von Apfelessig bis Teebaumöl : Hausmittel und Naturheilkräfte für Pferde / Cornelia Wittek. -
Stuttgart: Kosmos, 1999
ISBN 3-440-07909-0

Alle Angaben in diesem Buch erfolgen nach bestem Wissen und Gewissen. Sie entbinden den Pferdehalter nicht von der Eigenverantwortung für sein Tier und können insbesondere die tierärztliche Untersuchung und Behandlung nicht ersetzen.

ISBN 3-440-07909-0
Lektorat: Alexandra Haungs
Grundlayout: Friedhelm Steinen-Broo, eStudio Calamar
Printed in Czech Republic / Imprimé en République Tchèque
Herstellung und Satz: Markus Schärtlein
Druck und Bindung: Těšínská Tiskárna, a. s., Český Těšín

SANFTE HILFE DER NATUR

HAUSMITTEL UND HEILKRÄFTE VON A–Z

ABWECHSLUNG IM SPEISEPLAN

GESUND DURCHS JAHR

SERVICE

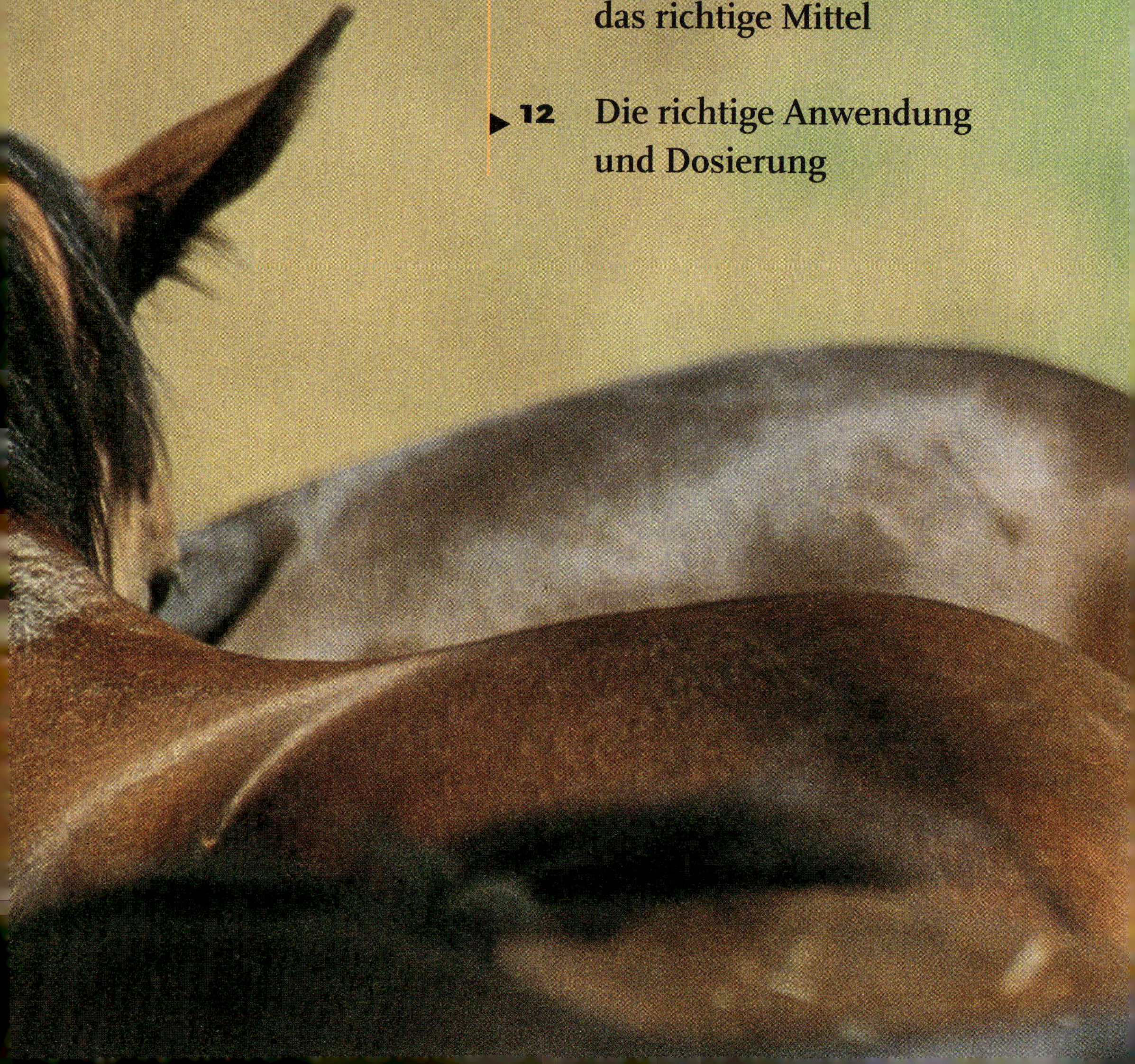

SANFTE HILFE DER NATUR

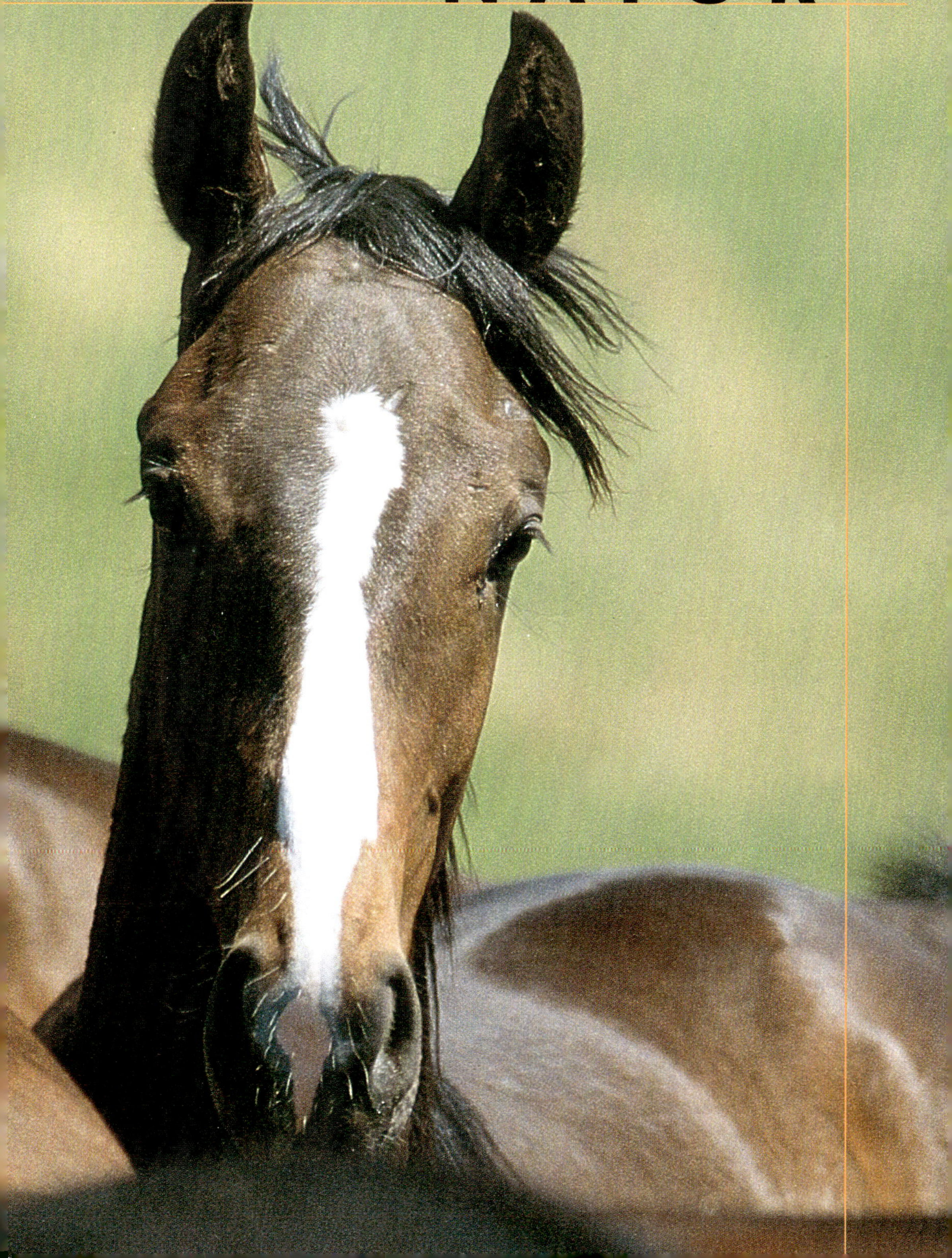

Haus- und Heilmittel neu entdeckt

Jahrtausende vor unserer Zeitrechnung hat der Mensch die heilenden Kräfte der Natur erkannt und für seine Gesundheit genutzt. Das große Wissen der Indianer und der australischen und neuseeländischen Ureinwohner ist bis auf den heutigen Tag gültig, aber leider nicht mehr vollständig erhalten. Ägypter, Griechen und Römer haben den Grundstein zur Pflanzenheilkunde gelegt, und ihre Erfahrung kommt uns heute noch zugute. Die Pflanzenheilkunde (Phytotherapie) erfreut sich in unserer Zeit wieder größter Beliebtheit, und auch bewährte Hausmittel aus Küche und Garten zählen zu den Bestandteilen unseres Ernährungs- und Gesundheitsplans. Kraft für das Immunsystem schöpften schon die Menschen der Vorzeit immer wieder aus der Apotheke mit dem Namen »Natur«. Auch wir tun gut daran, dieses Wissen zu bewahren und anzuwenden, um uns und unsere Tiere gesund zu erhalten.

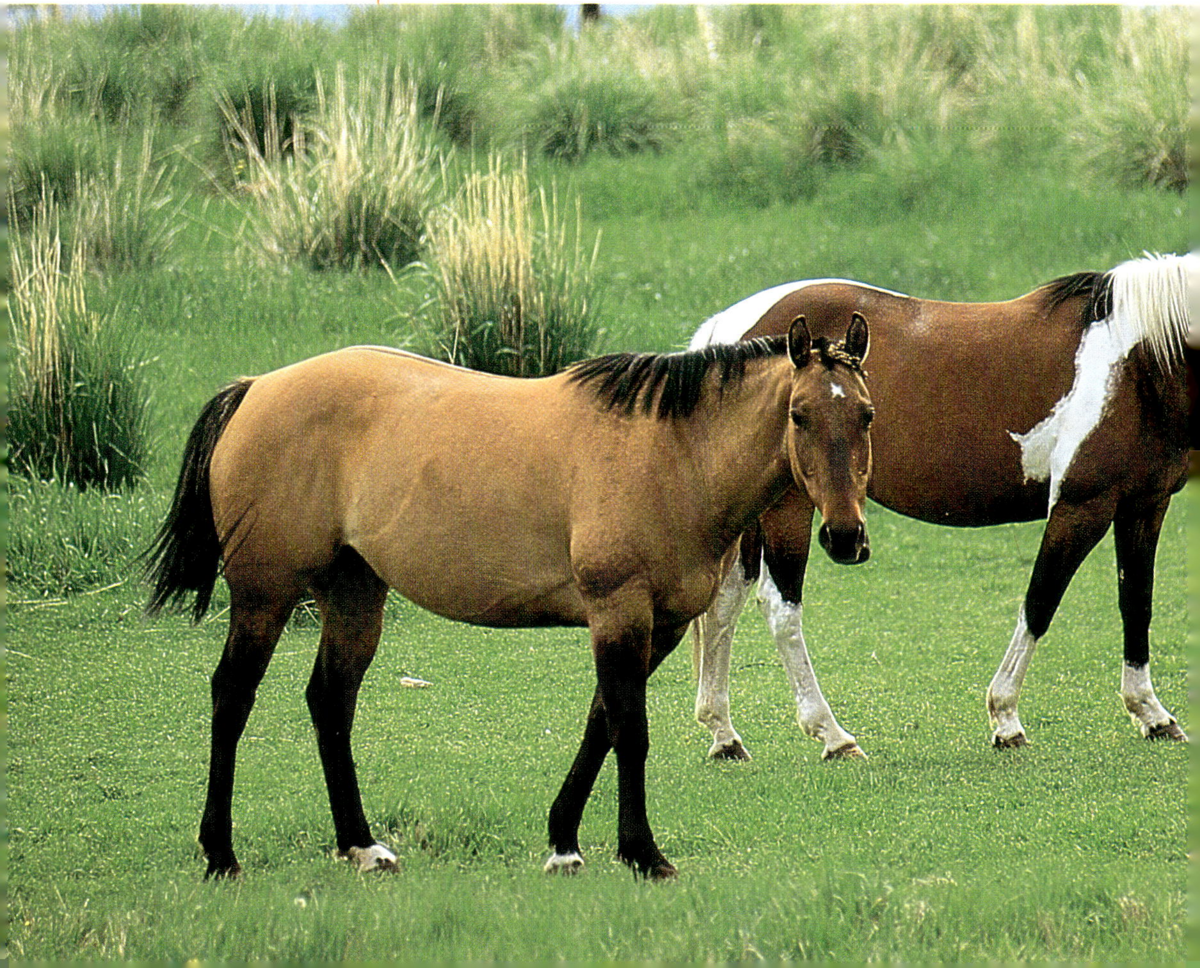

Gesunde Pferde mit Hilfe der Natur

Beim Bau der ägyptischen Pyramiden stärkten die Sklaven ihr Immunsystem mit frischem Knoblauch und Fruchtsäften, gemischt mit Aloe vera. Die Chinesen mixten vor über 6000 Jahren ein Gebräu aus Ginsengwurzeln und Aloeblättern, um vielen Beschwerden vorzubeugen. Was bei den Menschen die Selbstheilungskräfte aktiviert, kann auch bei den Pferden Vitalität und Gesundheit bis ins hohe Alter stärken. Dieses Buch soll Ihnen helfen, natürliche Hausmittel und Heilpflanzen kennenzulernen und richtig einzusetzen. Vorbeugende Maßnahmen zur Gesunderhaltung Ihres Pferdes sollten im Vordergrund stehen. Artgerechte Haltung, Bewegung und ausgewogenes Futter sind die Vorbedingung für ein gesundes Pferd. Mit Naturheilmitteln und viel Zuwendung können wir die Arbeit des Tierarztes unterstützen, die Wartezeit bis zur Ankunft des Arztes nützlich verbringen und den Heilungsprozeß verkürzen. Heilkräuter können leichte Beschwerden beheben, und die Pferde nach langen, schweren Krankheiten wieder schneller fit werden lassen. Dieses Buch ersetzt auf keinen Fall den Tierarzt oder Heilpraktiker, sondern trägt in erster Linie dazu bei, Krankheiten mit den Heilkräften der Natur zu verhindern, unsere Pferde widerstandsfähiger zu machen und ihre Gesundheit lange zu erhalten.

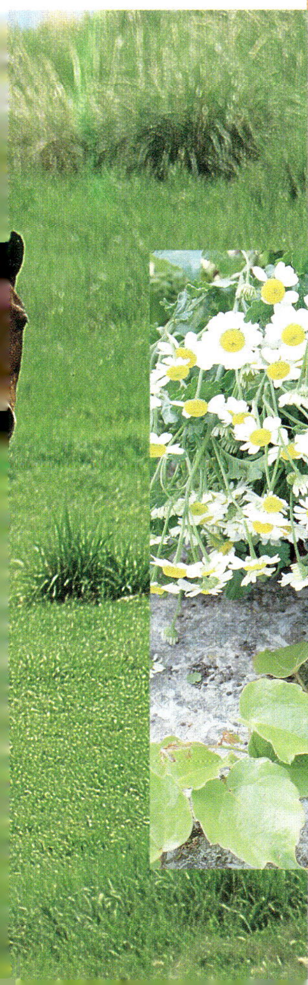

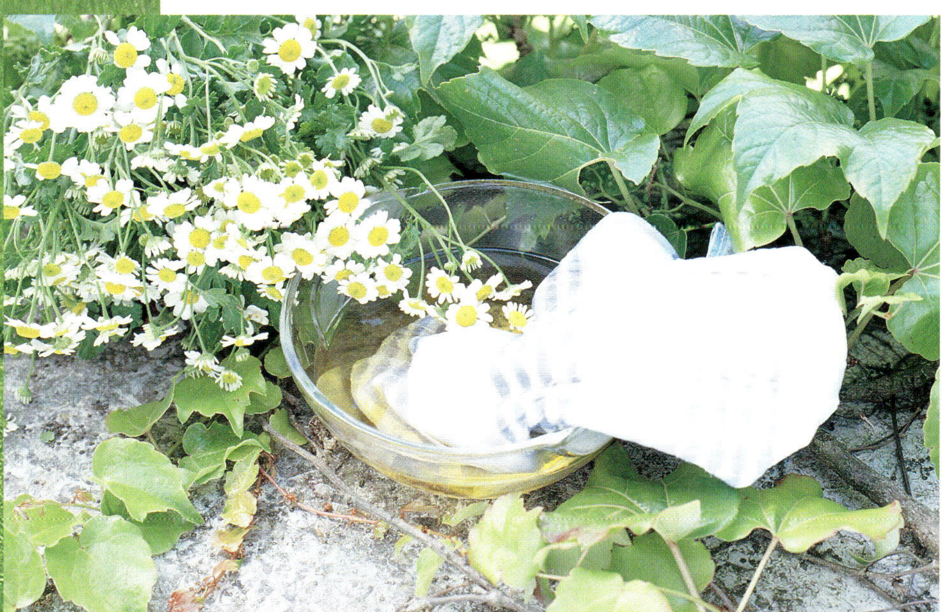

Symptomschlüssel – In jeden

SYMPTOM	HEILMITTEL
Allgemeine Abwehrschwäche	Apfelessig **22**, Brennessel **40**, Ginseng **56**, Grüner Tee **60**, Honig **68** Knoblauch **88**, Sonnenhut **124**, Wasser **132**
Altersbeschwerden	Algen **16**, Apfelessig **22**, Beinwell **32**, Birkenblätter **34**, Brennessel **40**, Buchweizen **42**, Grüner Tee **60**, Joghurt **76**, Knoblauch **88**, Mistel **106**, Vitamin C **159**, Weißdorn **134**
Augenentzündung	Augentrost **26**, Buchweizen **42**
Bewegungsapparat	Apfelessig **22**, Beinwell **32**, Brennessel **40**, Buchweizen **42**, Grüner Tee **60**, Heublumen **64**, Kamille **80**, Klebkraut **86**, Knoblauch **88**, Löwenzahn **96**, Mädesüß **98**, Mistel **106**, Ringelblume **116**, Rosmarin **118**, Wasser **132**, Weißdorn **134**
Ekzeme/Fellprobleme	Aloe vera **18**, Apfelessig **22**, Brennessel **40**, Eibisch **46**, Hagebutte **62**, Kamille **80**, Knoblauch **88**, Löwenzahn **96**, Mädesüß **98**
Entzündungen	Arnika **24**, Beinwell **32**, Brennessel **40**, Eibisch **46**, Grapefruitkern-extrakt **58**, Kamille **80**, Klebkraut **86**, Kohlblätter **136**, Lavendel **92**, Mädesüß **98**, Sonnenhut **124**, Weißdorn **134**
Erschöpfung	Arnika **24**, Baldrian **30**, Brennessel **40**, Hagebutte **62**, Knoblauch **88**, Mash **157**, Sonnenhut **124**, Tee mit Honig **68**
Fruchtbarkeitsstörungen	Anis **20**, Ginseng **56**, Himbeere **66**, Bockshornklee **36**, Minze **104**, Mönchspfeffer **108**, Süßholz **126**
Herz-Kreislauf-System	Brennessel **40**, Ginseng **56**, Grüner Tee **60**, Heublumen **64**, Knoblauch **88**, Löwenzahn **96**, Mariendistel **100**, Mistel **106**, Minze **104**, Rosmarin **118**, Sonnenhut **124**, Wasser **132**, Weißdorn **134**
Hufe	Beinwell **32**, Brennessel **40**, Buchweizen **42**, Hagebutte **62**, Lavendel **92**, Lorbeeröl **161**, Weißdorn **134**
Hufrehe	Beinwell **32**, Brennessel **40**, Klebkraut **86**, Klettenwurzel **161**, Knoblauch **88**, Löwenzahn **96**, Schafgarbe **122**, Weißdorn **134**
Husten/Bronchitis	Anis **20**, Beinwell **32**, Eibisch **46**, Fenchel **50**, Hagebutte **62**, Huflattich **72**, Isländisch Moos **74**, Kamille **80**, Knoblauch **88**, Salbei **120**, Schafgarbe **122**, Sonnenhut **124**, Süßholz **126**, Thymian **130**

10

[F]all das richtige Mittel

Immunsystem	Brennessel 40, Ginseng 56, Grüner Tee 60, Hagebutte 62, Isländisch Moos 74, Klebkraut 86, Knoblauch 88, Ringelblume 116, Rosmarin 118, Sonnenhut 124
Kolik	Anis-Fenchel-Kümmel-Mischung 51,145, Baldrian 30, Beinwell 32, Eibisch 46, Kamille 80, Süßholz 126
Magen/Darm	Anis 20, Baldrian 30, Bockshornklee 36, Eibisch 46, Fenchel 50, Honig 68, Joghurt 76, Kamille 80, Kümmel 90, Mädesüß 98, Mash 157, Minze 104, Süßholz 126
Mauke	Beinwell 32, Brennessel 40, Klebkraut 86, Klettenwurzelöl 161, Knoblauch 88, Mädesüß 98, Sonnenhut 124, Teebaumöl 128, Thuja 155
Maul/Zähne	Apfelessig 22, Grüner Tee 60, Kamille 80, Salbei 120, Teebaumöl 128
Milchmangel	Anis 20, Brennessel 40, Buchweizen 42, Eibisch 46, Fenchel 50, Klee 36, Leinsaat 94, Mash 157, Möhren 82
Nervensystem/Psyche	Baldrian 30, Bananen 143, Ginseng 56, Honig 68, Hopfen 70, Johanniskraut 78, Kamille 80, Lavendel 92, Rosmarin 118,
Ödeme	Apfelessig 22, Beinwell 32, Brennessel 40, Kamille 80, Löwenzahn 96, Weißdorn 134
Pilzbefall	Grapefruitkernextrakt 58, Klettenwurzelöl 161, Knoblauch 88, Lavendel 92, Apfelessig 22, Ringelblume 116, Sonnenhut 124, Teebaumöl 128
Rheuma	Algen 16, Apfelessig 22, Arnika 24, Beinwell 32, Brennessel 40, Kamille 80, Klebkraut 86, Lavendel 92, Löwenzahn 96, Mariendistel 100, Mädesüß 98, Ringelblume 116, Rosmarin 118, Schafgarbe 122, Teebaumöl 128
Stoffwechsel	Apfelessig 22, Birkenblätter 34, Brennessel 40, Klebkraut 86, Knoblauch 88, Löwenzahn 96
Warzen	Brennessel 40, Hagebutte 62, Knoblauch 88, Löwenzahn 96, Ringelblume 116, Thuja 155

Die richtige Anwendung un

KRÄUTER

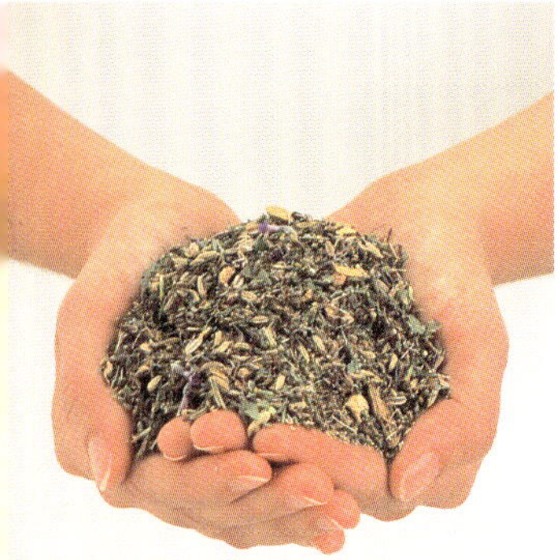

Artgerecht gehaltene Pferde haben in der Regel einen guten Instinkt und suchen sich auf einer Kräuterwiese oft die Pflanzen aus, die sie gerade benötigen. Bei einem Ausritt sollten Sie Ihr Pferd jedoch nie fressen lassen, es könnte auf die Schnelle Giftpflanzen erwischen. Da unsere Weiden jedoch keine Kräuterwiesen sind, und eine Großzahl der Pferde nur für ein paar Stunden täglich rauskommt, müssen wir für unsere Vierbeiner das richtige Kraut aussuchen. Kräuter, besonders frische Pflanzen, brauchen nicht unbedingt genau dosiert werden. Bei unseren Fütterungsempfehlungen handelt es sich um Richtwerte. Ponys kann man etwas weniger als Großpferden geben, aber die Unterschiede sind unwesentlich. Sie können Ihren Pferden täglich zwei bis drei Hände voll frische Kräuter oder ca. 30 g getrocknete Kräuter füttern. Bei Kräutermischungen geben Sie je Kraut 10 g. Frische Kräuter werden grob gehackt und unter das Futter gemischt. Fertige Kräutermischungen aus dem Pferdefachhandel können Sie nach Gebrauchsanweisung verfüttern. Alle in diesem Buch beschriebenen Kräuter bekommen Sie in der Apotheke. Kräutermischungen können Sie sich dort auch zusammenstellen lassen. Die gängigen Heilkräuter können Sie in Drogerien oder Reformhäusern kaufen, frische Kräuter können Sie zum Teil selbst ziehen oder beim Gemüsehändler besorgen.

TEE UND AUFGÜSSE

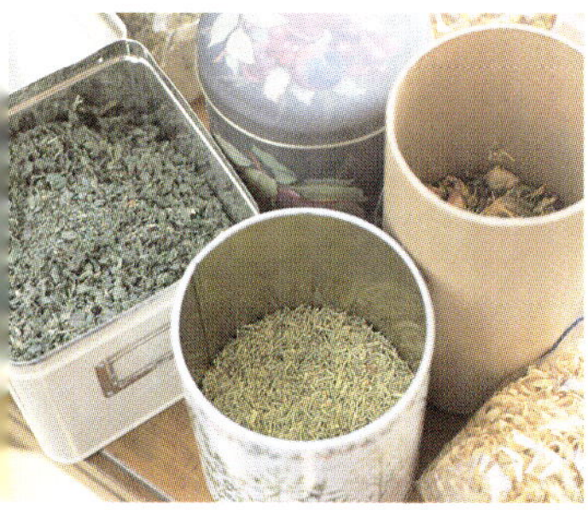

TEE Nehmen Sie ca. 30 g getrocknete oder 75-100 g frische Kräuter, übergießen diese mit fast kochendem Wasser (ca. 500 ml) und lassen den Tee 10-15 Minuten ziehen. Nach 15 Minuten können Sie den abgekühlten Tee lauwarm mit den Kräutern übers Futter geben oder Ihrem Pferd pur zu trinken geben.
SUD Zur äußeren Anwendung, zum Beispiel als Umschlag oder zum Abwaschen von Wunden, ist ein Sud geeignet. Hierfür kochen Sie einen Tee aus frischen oder getrockneten Kräutern wie oben beschrieben. Die Kräuter werden nach 15 Minuten durch ein Sieb gefiltert und der Tee als Sud verwendet.
KOMPRESSE Zur Behandlung von Augenentzündungen oder kleinen Wunden eignen sich Kompressen. Hierfür geben Sie den Tee oder Sud auf eine sterile Mullkompresse und halten diese auf die betroffene Stelle oder fixieren sie bei einer Beinverletzung mit einer Bandage.

osierung

ÄTHERISCHE ÖLE

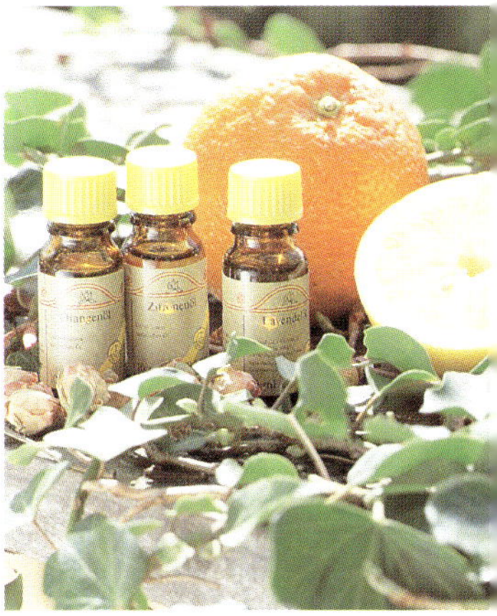

Ohne genauere Kenntnisse sollten Sie ätherische Öle nur zum Inhalieren und zur äußeren Anwendung einsetzen. Zur Massage, für Kompressen und Waschungen werden sie mit Trägerölen, wie zum Beispiel Avocadoöl oder Wasser, verdünnt.

Zum Inhalieren geben Sie Heu in einen Eimer, betreufeln dies mit 10-15 Tropfen Öl und übergießen mit heißem Wasser. Bei stumpfen Verletzungen, Prellungen oder Zerrungen kann das Öl pur aufgetragen werden.

Ätherische Öle gelangen durch die Haut in den Körper. Beim Verdunsten strömen die Duftmoleküle in die Pferdenase, diese geben Informationen an Teile des Gehirns weiter. Auf diese Weise wird das Wohlbefinden der Pferde positiv beeinflußt.

Wichtige ätherische Öle für Pferde sind enthalten in: Knoblauch, Weihrauch, Kamille, Minze, Lavendel und Teebaum. Aromatherapeuten können in vielen Fällen hervorragende Ergebnisse bei Krankheiten erzielen.

GRENZEN DER SELBSTBEHANDLUNG

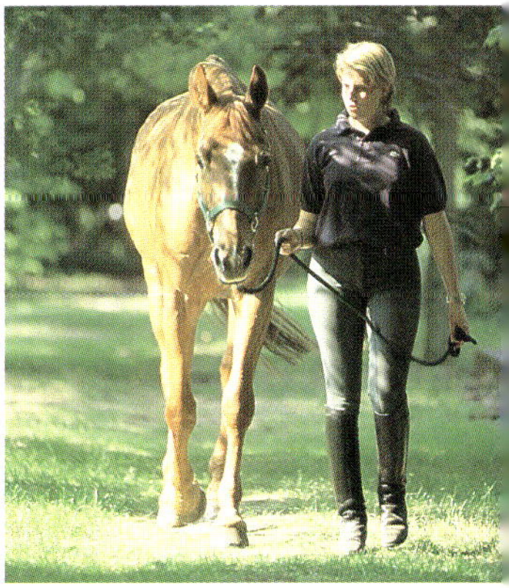

Jeder Pferdehalter und Reiter, der sich mit seinem Pferd intensiv beschäftigt, kennt die Sprache seines eigenen Tieres. Wenn ich in den Stall komme, sehe ich sofort, ob sich meine Vierbeiner wohl fühlen. Kleine Wunden, Haut und Fellprobleme versorge ich selbst und forsche nach der Ursache. Bei stärkeren Beschwerden jeder Art rufe ich den Tierarzt und berate mit ihm, wie ich seine Therapie wirkungsvoll mit Haus- und Naturheilmitteln unterstützen kann. Hilfreich ist auch, die Wartezeit, bis der Tierarzt kommt, mit Tee, Kräutern und anderen Maßnahmen zu nutzen. Bei großen Verletzungen, Futterverweigerung, starker Lahmheit und vor allem Kolik sowie Anzeichen von Kreuzverschlag ist **sofort** ein Tierarzt zu verständigen.

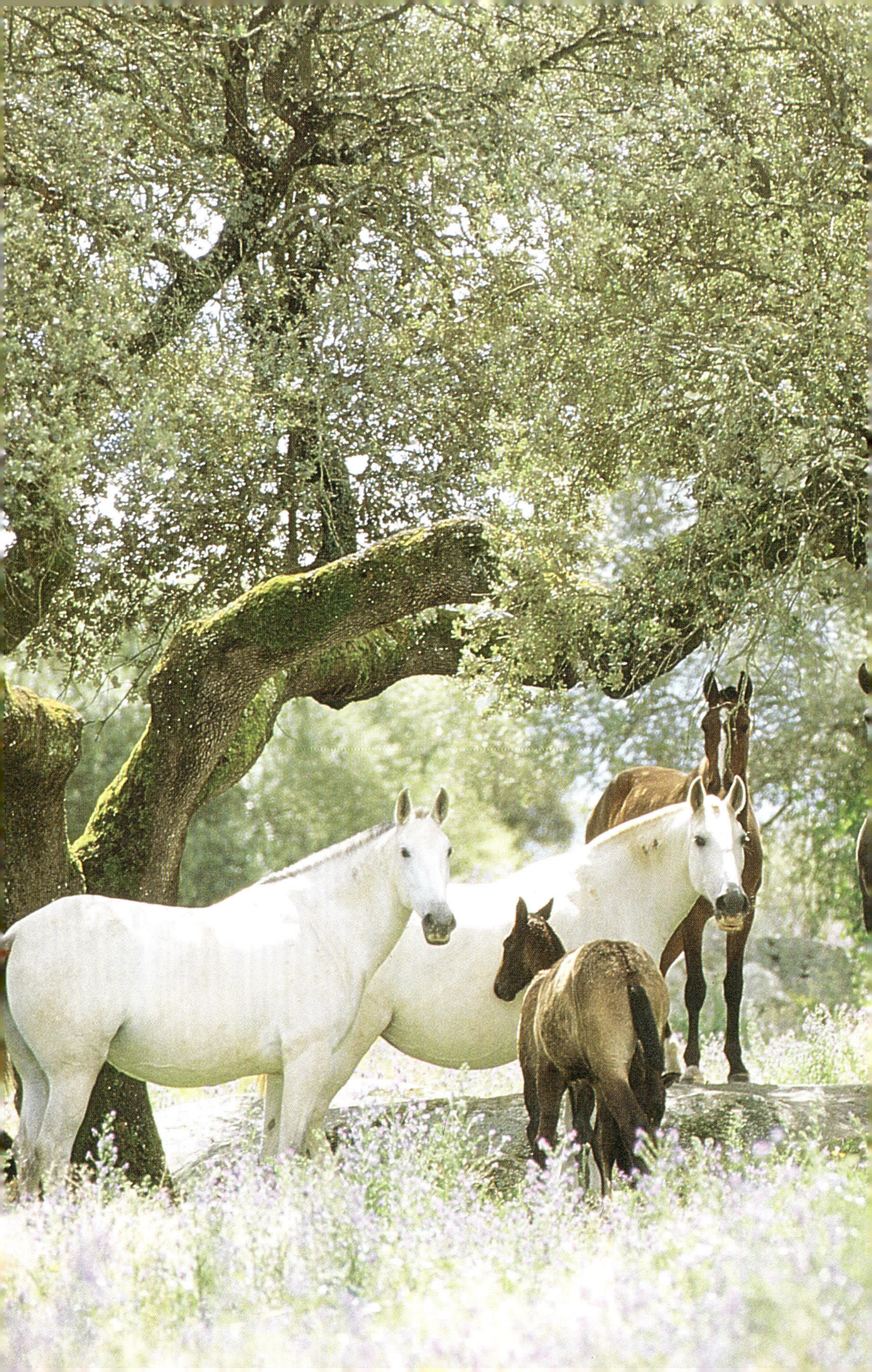

HAUSMITTEL UND HEILKRÄFTE VON A BIS Z

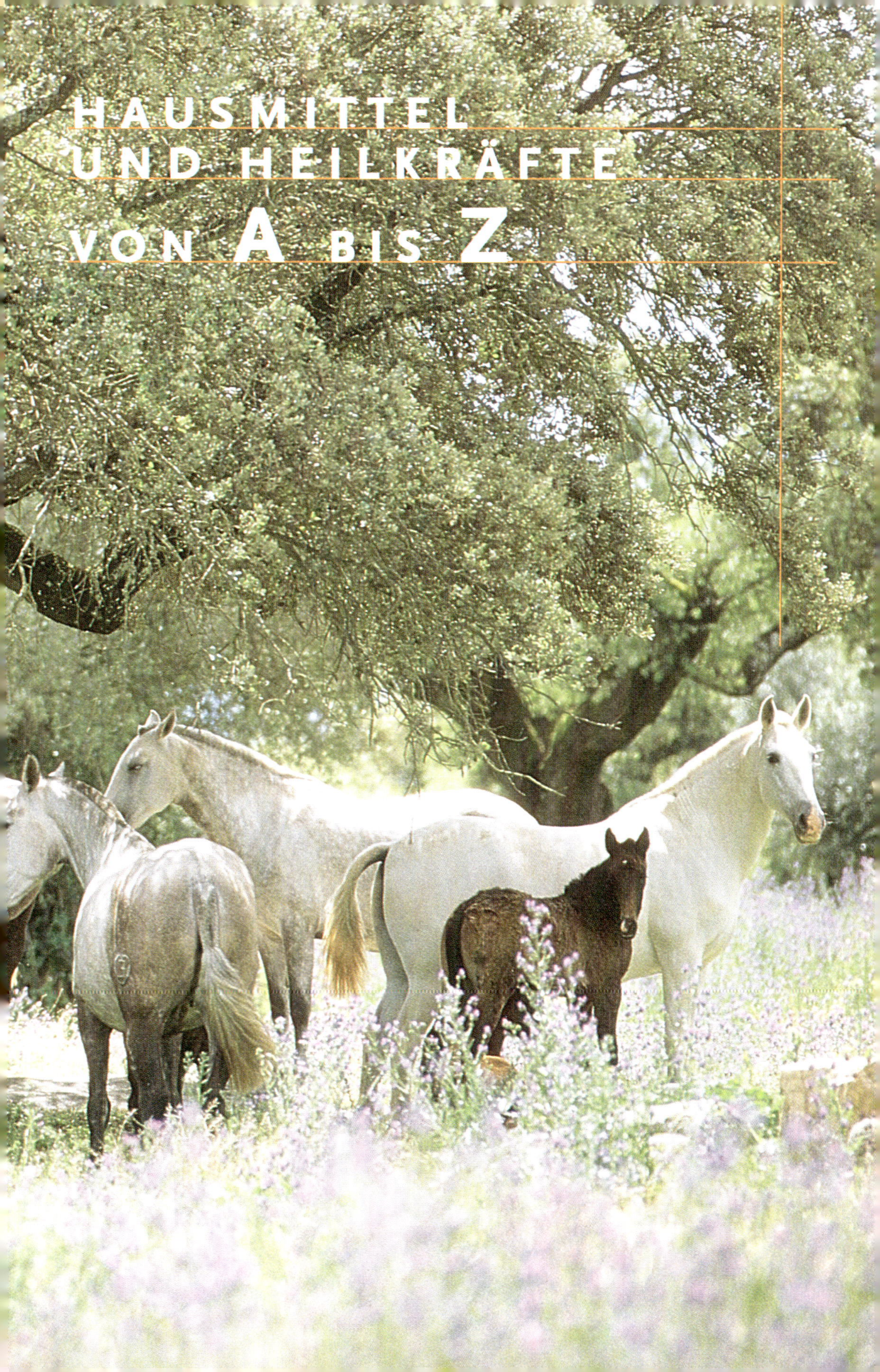

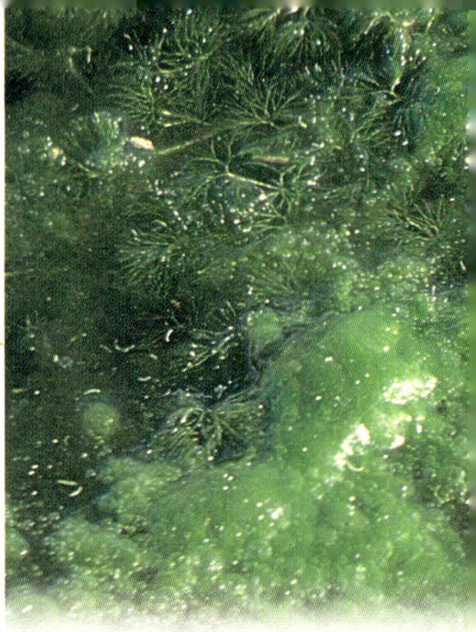

Algen

A

- *entgiftende und körperreinigende Wirkung*
- *für mehr Leistungsstärke und Ausdauer*
- *gegen Sommerekzem*
- *bei Entzündungen im Maul*

DIE URSPRÜNGE

Algen bevölkern seit Urzeiten unsere Erde. Sie zählen zu den Pflanzen, auch wenn sie keine Blüten, Blätter und Wurzeln besitzen. Man teilt Algen in zwei große Gruppen ein, die Meerwasser- und die Süßwasseralgen. Alle Algensorten haben eines gemeinsam, sie sind Überlebenskünstler und wichtig für das Klima unserer Erde. Über 20.000 Algenarten existieren auf unserem Planeten. In China und Japan gehören Algen seit Jahrhunderten zu den wichtigsten Nahrungsergänzungsmitteln. Während die Meeresalgen wegen ihres hohen Jodgehaltes geschätzt werden, wird die Süßwasseralge bei einigen Schilddrüsenerkrankungen vorgezogen. Süßwasseralgen, wie z.B. Chlorella, eignen sich besonders für einen kontrollierten Anbau und werden heute in der ganzen Welt hochgeschätzt.

DIE ANWENDUNG

Viele Heilkräuter können wir in unserem Garten anbauen, die Algen aus Ihrem Goldfischteich eignen sich allerdings nicht zur Pferdefütterung. Hier müssen wir uns auf die Industrie verlassen. In vielen Pferdefuttermischungen oder Kräutermischungen sind Algen enthalten.

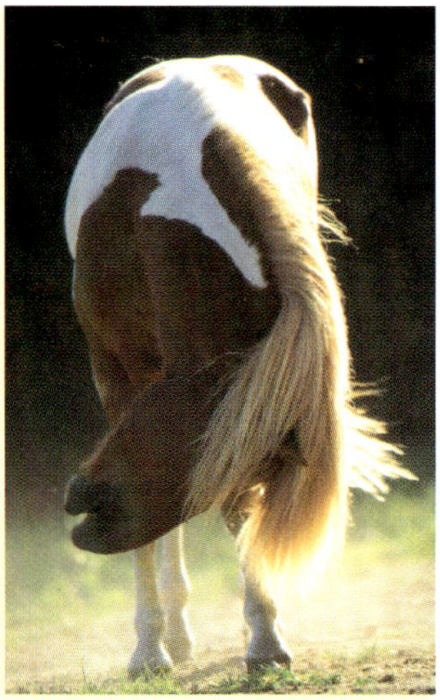

DOSIERUNG

Chlorella können Sie als Pulver oder in Tablettenform kaufen. Sie lassen sich gut dosieren und können dem Pferd mit Apfel, Möhren oder anderen Leckereien gegeben werden. Pulver streuen Sie einfach über das Futter.

ANWENDUNG INNERLICH

Durch die starke Entgiftung des Körpers, besonders des Darms, kann es zu Beginn der Einnahme zu Blähungen kommen. Ich empfehle daher, mit einer geringen Dosis anzufangen und diese dann langsam zu erhöhen.

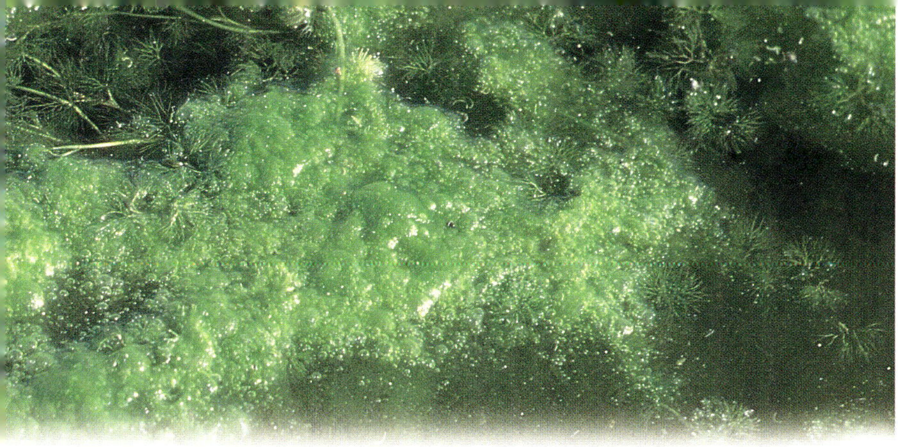

DIE HEILKRAFT

Ich möchte hier eine der bekanntesten und besterforschten Algen vorstellen, die Chlorella. Chlorella ist das chlorophyllhaltigste Lebewesen mit einer sehr stark blut- und körperreinigenden Wirkung. Sie enthält ungesättigte Fettsäuren, 12 Vitamine, darunter den gesamten Vitamin-B-Komplex, Biotin sowie wichtige Mineralien und Spurenelemente. Die chemische Struktur des Chlorophylls ist fast identisch mit dem Hämoglobin des Blutes. Chlorella hat eine sauerstoffanreichernde Wirkung auf das Blut. Zahlreiche wissenschaftliche Untersuchungen beweisen die positive Wirkung auf das Verdauungssystem, den Einfluß auf den Cholesterinspiegel und die Stärkung der Immunabwehr. Besonders hervorzuheben ist auch die Bindung von Umweltschadstoffen, allein diese Eigenschaft ist hilfreich bei Allergien, Rheuma, Neurodermitis und vielen anderen Beschwerden. Chlorella stärkt die Sehkraft und wirkt vorbeugend gegen Krebserkrankungen.

TIP FÜR DEN REITER

Algen in Pulver- oder Tablettenform helfen Roß und Reiter

ALGEN FÜR PFERDE

Die Algenfütterung bei Pferden ist keine Neuheit. Besonders bei Ekzempferden werden dem Kräutermineralfutter Algen zugesetzt. Unsere Weiden sind schon lange keine Kräuterwiesen mehr. Deshalb sind die in Algen enthaltenen Vitamine und Vitalstoffe für unsere Pferde eine großartige Bereicherung ihrer Nahrung. Algen helfen bei nahezu allen Beschwerden, die Ihr Pferd haben kann. Die starke Entgiftung wirkt sich auf sämtliche Organe positiv aus. Ihr Pferd wird leistungsstärker und hat bedeutend mehr Ausdauer. Auch chronische Entzündungen von Sehnen, Bändern, Gelenken oder Atemwegen werden durch Algenfütterung positiv beeinflußt. Algenextrakte unterstützen die Regeneration der Zelloberfläche und bewirken damit ein Abklingen der Entzündungen.

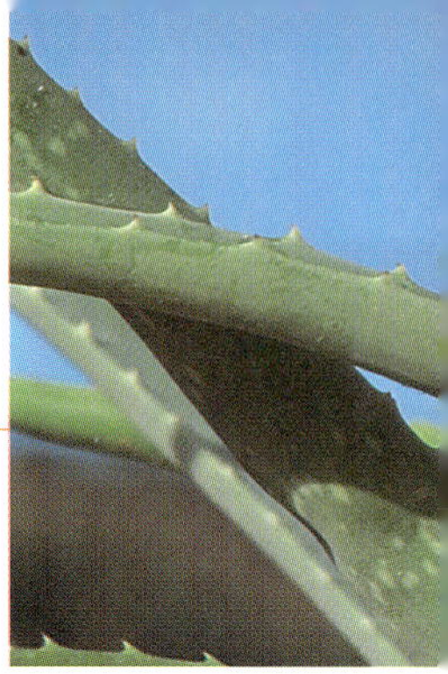

Aloe vera

Aloe vera

A

- *zur Wund- und Narbenbehandlung*
- *bei Ekzemen und Verbrennungen*
- *zur Mähnen- und Schweifpflege*

DIE URSPRÜNGE

Vermutlich ist die Heimat der Aloe das Gebiet rund ums Mittelmeer. Aber auch den Chinesen ist die heilkraftspendende Pflanze sehr vertraut. In alten Ägyptischen Schriften wurde die Aloe vera vor 3500 Jahren das erste Mal erwähnt. Schon Nofretete und Cleopatra hatten bei ihrer Körperpflege eine Vorliebe für die Milch dieser Pflanze. Große Armeen der Geschichte haben die Blätter der Aloe auf ihren langen Märschen als Schutz vor Hautausschlägen sowie zur Heilung der Kampfwunden benutzt. Die Missionare in Südamerika, Mexiko und Afrika hatten ein sehr großes Wissen um die Naturapotheke Aloe vera und behandelten damit die Menschen auf ihren Krankenstationen. Am Ende des zweiten Weltkriegs half die Aloe vielen Japanern, die der verbrennenden Wirkung der Atombomben ausgesetzt waren. Wunden verheilen mit Aloe vera sehr schnell und ohne Narben.

DIE HEILKRAFT

Die Aloe vera wird in erster Linie äußerlich angewendet. Der eingedickte Saft der Blätter wird zu Gel, Öl und Salben verarbeitet. Die zahlreichen Inhaltsstoffe wie Vitamine, besonders der B-Gruppen, Schleimstoffe, Bitterstoffe, Mineralien und Aminosäuren stärken in hohem Maße das

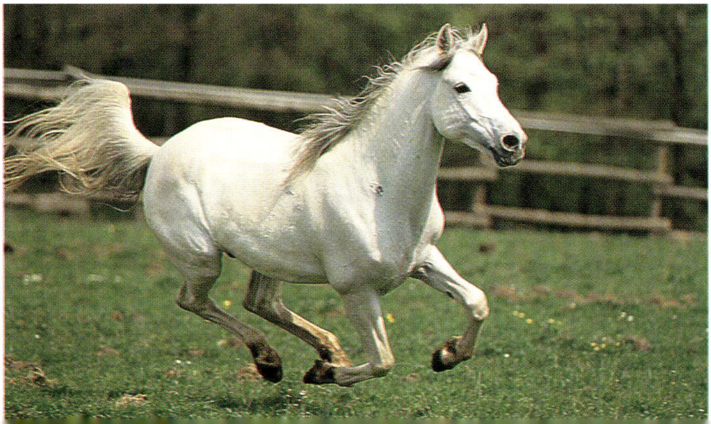

Vor allem Pferde mit hellem Fell können einen Sonnenbrand bekommen

18

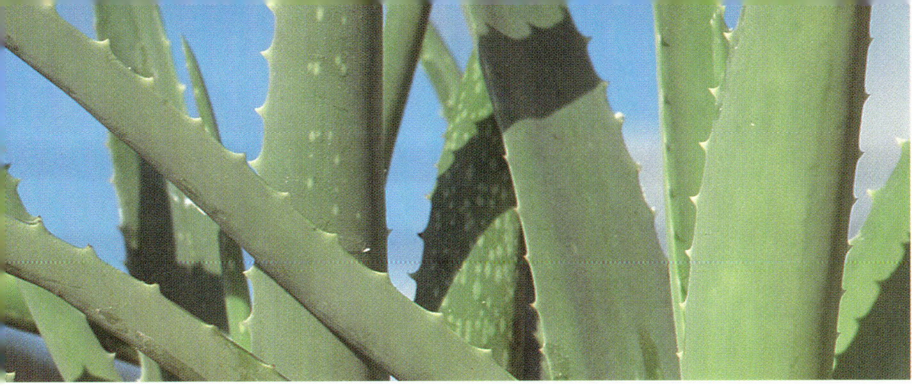

Immunsystem des Körpers und regenerieren die Haut. Besonders bei Verbrennungen und Strahlungsschäden ist die Aloe ein wichtiges Naturheilmittel. Innerlich darf der Saft der Pflanze nicht unverarbeitet eingenommen werden, da er stark abführend wirkt. Bei Saft, Tropfen und anderen Zubereitungen wird der abführende Wirkstoff entfernt.

ALOE VERA FÜR PFERDE

In der Tierheilkunde und ganz besonders bei Pferden hat sich die äußere Anwendung der Aloe vera bewährt. Der Saft wirkt abschwellend, schmerzlindernd, heilend und adstringierend. Bei der Wund- und Narbenbehandlung kann man erstaunliche Erfolge erzielen. Aloe vera hilft bei Ekzemen, Verbrennungen und bei Sonnenbrand, der auch bei Pferden vorkommt. Zum Auswaschen von frischen Wunden und bei verfilztem, ungepflegtem Fell eignet sich Aloe vera ebenfalls.

DIE ANWENDUNG

Aloe vera-Frischsaft von einem abgeschnittenen Blatt ist die schnellste und einfachste Anwendungsmöglichkeit. Die Blätter halten sich im Kühlschrank ein paar Tage lang frisch. Es gibt den Wirkstoff aber auch als Pulver, Gel, Salbe und Lotion. In einigen Waschlotionen ist Aloe vera enthalten.

ANWENDUNG ÄUSSERLICH

Ich spüle mit Aloe vera-Waschlotion kleine Wunden aus, reinige ab und zu die Hufe gründlich, wasche im Sommer alle Pferde damit und pflege Schweif und Mähne. Besonders unsere »Freilauf-Pferde« werden mit Aloe vera gepflegt. Gemischt mit Obstessig ist es ein hervorragendes Mittel gegen Juckreiz jeder Art.

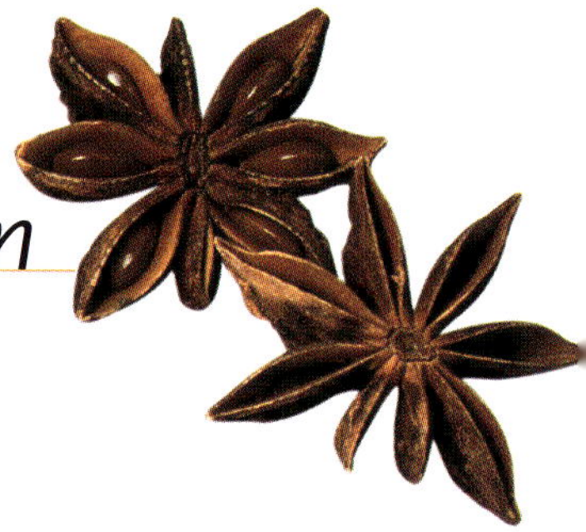

Pimpinella anisum
Anis

A

- *beruhigt die Atemwege*
- *beruhigt den Magen-Darm-Bereich*
- *fördert die Rosse*

DIE URSPRÜNGE

Anis als Gewürz stammt ursprünglich aus Ägypten. Heute wird es in fast allen wärmeren Klimazonen angebaut.
In vielen Speisen, Getränken und vor allem in Gebäck ist Anis als Gewürz sehr beliebt. Die getrockneten Samen sind ebenfalls ein weit verbreitetes Heilmittel. Besonders gerne wird Anis mit anderen Kräutern gemischt angeboten.

DIE HEILKRAFT

Anis wird innerlich und äußerlich gegeben. Es fördert die Schleimlösung bei Katarrhen der Atemwege, wirkt krampflösend und beruhigend im Magen- und Darmbereich. Anis ist nützlich bei hartnäckigem Husten sowie bei Verdauungsstörungen und wird durch seine milde Wirkung besonders für Säuglinge und Kleinkinder empfohlen.

DIE ANWENDUNG

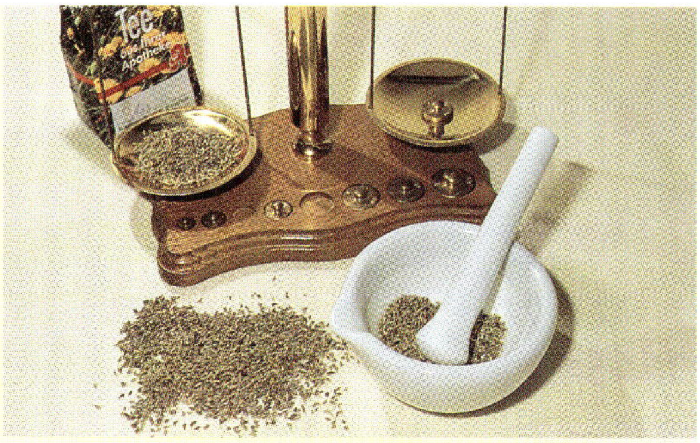

- **ANWENDUNG INNERLICH**
  Die Anwendung bei Pferden ist sehr einfach, da die meisten Pferde den Anisgeschmack mögen. Besonders Tee-Mischungen aus Samen oder Blüten sind beliebt. Es ist aber auch möglich, den Anis-Samen mit ins Futter zu geben (eine Handvoll am Tag). Den meisten Kräuter- oder Futtermischungen für Pferde ist Anis beigegeben. Bei regelmäßiger Gabe werden die Luftwege positiv beeinflußt und der Magen-Darm-Trakt beruhigt. Eine Wirkung, die vielen Pferden besonders in der kalten Jahreszeit zugute kommt.
- **ANWENDUNG ÄUSSERLICH**
  Bei Läusen und Milben oder anderen äußerlichen Parasiten sollten Sie es mit täglichen Waschungen (starker Tee oder Sud) versuchen oder Anisöl auftragen.

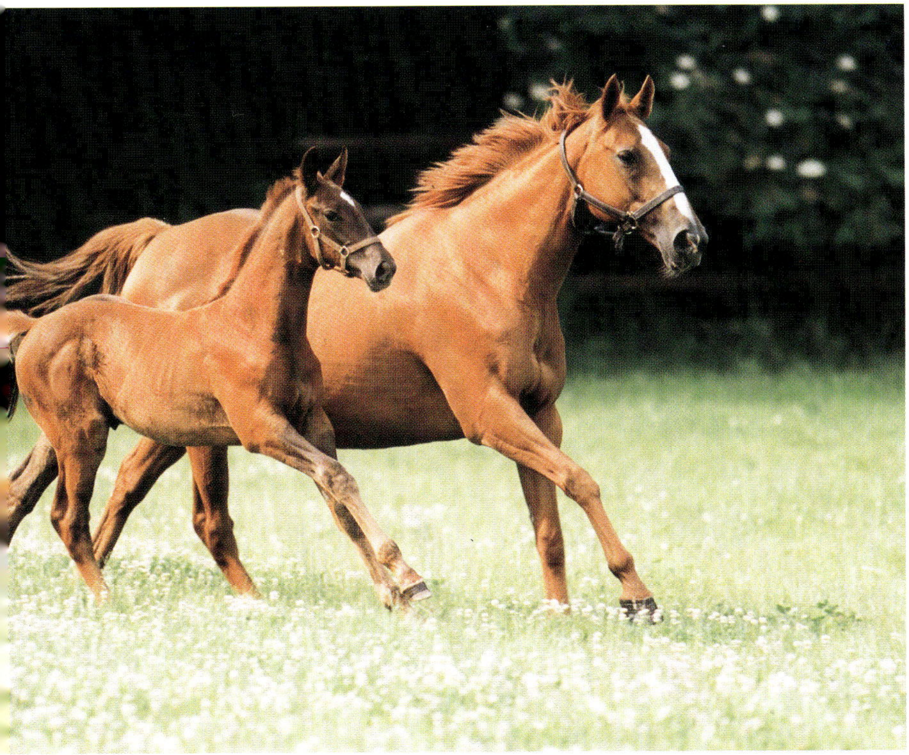

Anis ist für Züchter interessant, weil es eine rossefördernde Wirkung haben soll

ANIS FÜR PFERDE

Auch bei Pferden wird Anis besonders zur Beruhigung der Atemwege geschätzt. Frische Infekte und verschleppte oder chronische Bronchitis können positiv beeinflußt werden. Bei Koliken und Magen-Darm-Reizungen kann immer Anis zu anderen Maßnahmen hinzugegeben werden.
Man sagt Anis einen rossefördernde Wirkung nach, die Sie als Züchter nutzen sollten.
Äußerlich kann das ätherische Öl des Anis zur Bekämpfung von Läusen und Räudemilben eingesetzt werden.

TIP VOM TIERARZT

Anis kann bei der Behandlung von Koliken per Nasenschlundsonde als Tee verabreicht werden.

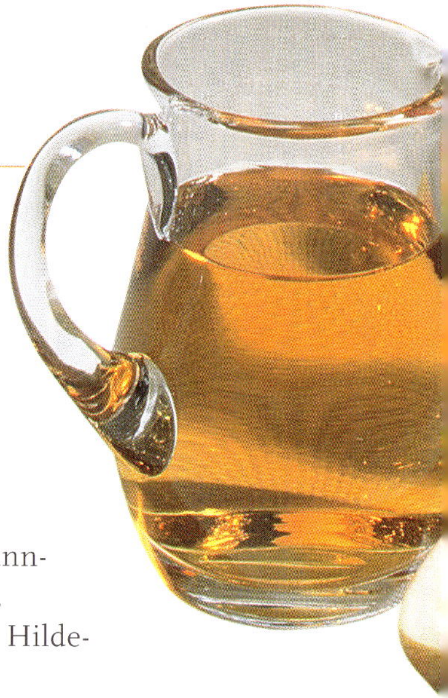

Apfelessig

A

- *erhöht die Widerstandskraft*
- *reguliert das Verdauungssystem*
- *hilft bei Husten und Bronchitis*
- *wehrt Fliegen und Mücken ab*
- *hilft gegen Schweifscheuern*

DIE URSPRÜNGE

Die alten Ägypter und Babylonier kannten ihn schon, ebenso die Phönizier, Römer und Griechen, und natürlich Hildegard von Bingen.
Noch bevor Bakterien bekannt waren, wurde der Apfelessig zur Desinfektion und als natürliches Konservierungsmittel eingesetzt.

DIE HEILKRAFT

»Ein Apfel am Tag hält den Arzt fern«, besagt eine alte Weisheit. Was der Apfel kann, kann der Apfelessig schon lange. Entscheidend für die außerordentliche Wirkung des Apfelessigs ist das Zusammenspiel der über 30 für den Körper wichtigen Nährstoffe. Vitamine (A, B, C und E), Mineralstoffe und Spurenelemente sind im Apfelessig enthalten. Außerdem enthält er eine recht große Dosis Pektin. Innerlich und äußerlich wirkt der gute Küchengeist keimtötend und antibakteriell. Apfelessig macht topfit.

TIP FÜR DEN REITER

Fliegen werden aus dem Stall vertrieben, wenn Tröge, Wände und Boden öfter mit Essig-Wasser-Mischungen behandelt werden. Noch ein wenig Knoblauch dazu und die ungebetenen Gäste ziehen weiter.

APFELESSIG FÜR PFERDE

Apfelessig ist bei Pferden vielseitig einsetzbar. Pferde, die täglich Apfelessig bekommen, sind widerstandsfähiger gegen Infekte jeder Art. Gerade das empfindliche Verdauungssystem der Pferde wird positv unterstützt und reguliert, ungesunde Gärungsprozesse werden bekämpft. Bei Husten und Bronchitis können Sie eine Mischung aus Apfelessig und Honig verabreichen, auch Inhalieren bringt Erfolg. Wer im zeitigen Frühjahr mit einer Apfelessigkur beginnt, schützt seine Pferde wirkungsvoll vor Mücken, Fliegen und anderen stechenden Plagegeistern.
Zusätzlich zur inneren Gabe wird das Fell mit Obstessig

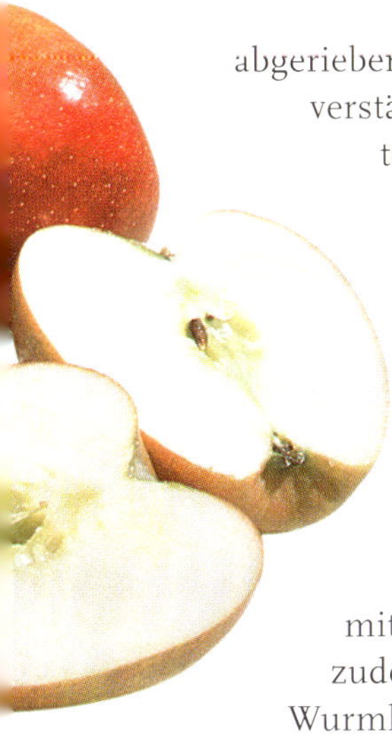

abgerieben. Besonders vor dem Reiten, denn Schwitzen verstärkt den Eigengeruch und zieht Fliegen an. Insektenstiche sofort mit Apfelessig pur abreiben. Das stillt den Juckreiz und wirkt abschwellend. Nach dem Ritt freut sich jedes Pferd über eine Wäsche mit Wasser und Obstessig. Druckgefährdete Stellen, wie Sattel- und Gurtlage, werden mit Apfelessig gestärkt, Sehnen und Bänder nach einem Ritt erfrischt. Pferden, die sich immer wieder den Schweif scheuern, sollten Sie die Schweifrübe mit Apfelessig abreiben und zudem den Termin der letzten Wurmkur überprüfen. Bei schlechten Hufen und struppigem Fell lohnt sich eine Apfelessigkur, außerdem hat sie sich bewährt bei Arthrose und Rheuma. Die innerliche Gabe von Apfelessig kann auch bei Pilzbefall nützlich sein. Pferde, die eine Abneigung gegen jede Medizin haben, kann man mit Obstessig überlisten. Mischen Sie die Medizin, sei es als Pulver, Gel oder Flüssigkeit, mit Obstessig und ein wenig Futter – die Pferde fressen den Futterbrei meist problemlos.

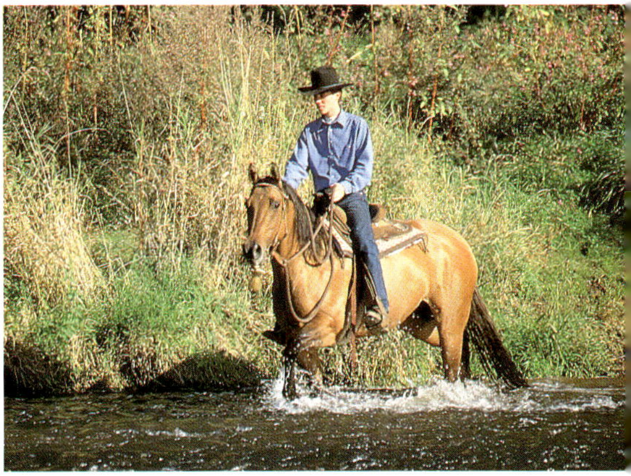

Apfelessig hält bei Sommerausritten Fliegen fern

DIE ANWENDUNG

ANWENDUNG INNERLICH

Apfelessig wird von allen Pferden gerne genommen. Geben Sie täglich einen Schuß ins Futter, und Ihre Pferde bleiben fit.

Apfelessig und Honig sind zwei Hausmittel, die sich hervorragend ergänzen, und für Reiter und Pferd gleichermaßen gesundheitssteigernd sind. Wenn die Pferde aus Eimern getränkt werden, kann der Apfelessig auch mit dem Trinkwasser verabreicht werden.

ANWENDUNG ÄUSSERLICH

Äußerlich kann Apfelessig pur oder verdünnt als Wickel, Waschung oder Abreibung angewendet werden.

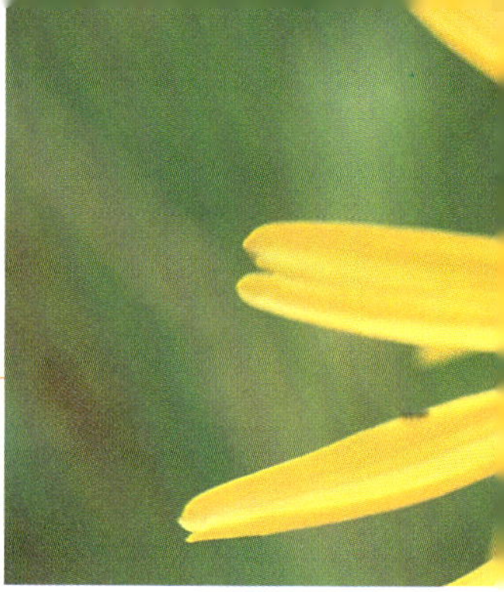

Arnica montana

Arnika

A

- *als Akutmittel bei Verletzungen*
- *für überanstrengte Pferdebeine*
- *bei Prellungen*

DIE URSPRÜNGE

Der Name Arnika taucht erst im 14. Jahrhundert auf, obwohl sich die Verwendung der Arnika bis ins frühe Mittelalter zurückverfolgen läßt. Die Pflanze wurde äußerlich und innerlich gegen eine Vielzahl von Leiden und Krankheiten eingesetzt.
Für die Heilkunde werden hauptsächlich die Blüten gewonnen, die im Juli geerntet werden.
Die Pflanze gedeiht auf mageren Wiesen, vor allem in höheren Lagen, und auf kalkarmen Böden. Leider ist sie heute schon sehr selten geworden. Zum Teil ist sie vollkommen geschützt, zum Teil dürfen nur die Wurzeln nicht ausgegraben werden.

DIE HEILKRAFT

Wirksam in der Arnika sind das ätherische Öl, Harz, Gerbstoff, Bitterstoff, Wachs, Apfelsäure und Kieselsäure. Sie wirkt adstringierend, entzündungshemmend, narbenbildend und wundheilend. Die Arnika kann innerlich und äußerlich angewandt werden. Sie stärkt das Immunsystem durch Aktivierung der weißen Blutkörperchen und schützt so vor bakteriellen Infektionen.

DIE ANWENDUNG

- **ANWENDUNG INNERLICH**
  nur in homöopathischer Verdünnung auf Zucker oder Brot. Sofort nach Verletzungen oder Schock einsetzen.
- **ANWENDUNG ÄUSSERLICH**
  Äußerlich als Salbe oder Tinktur angewandt, zeigt Arnika bei Prellungen, Wunden, Muskelschmerzen, Überanstrengungen und stumpfen Verletzungen eine ausgezeichnete Wirkung. Auch Waschungen und Kühlung der Pferdebeine mit Arnika haben sich bewährt. Sie geben hierfür ca. 5 ml Arnika in 2 l Wasser.

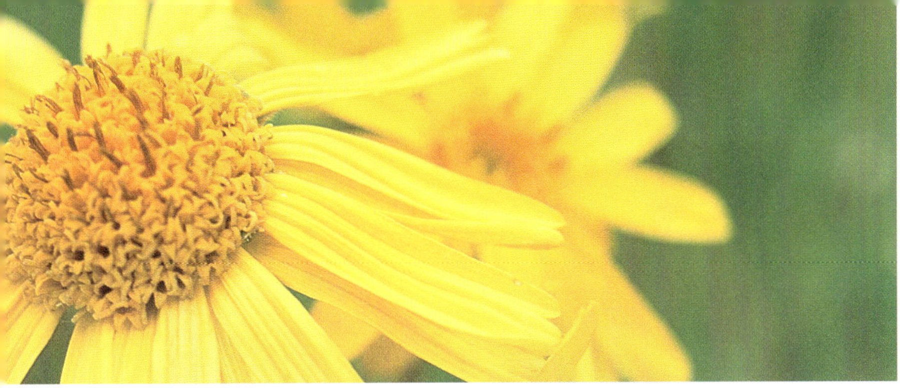

ARNIKA FÜR PFERDE

Arnika gehört in jede Haus- und Stallapotheke.
Sie hilft besonders gut, wenn man sie bei Verletzungen sofort zur Hand hat.
Bei heißen, überanstrengten Beinen verdünnen Sie Arnika mit Wasser und waschen die Beine damit ab.
Bei stumpfen Verletzungen bis zum Vorderfußwurzelgelenk Beine in einen Eimer stellen und Arnika mit Wasser verdünnen. Wenn die Pferde merken, wie angenehm die Wirkung ist, bleiben sie oft lange geduldig stehen. Gutes Zureden und Möhren können die Wartezeit versüßen. Als Kraut oder Tinktur sollte Arnika nur äußerlich angewandt werden. Für die hochwirksame innerliche Gabe bei allen Arten von Verletzungen sollte Arnika nur in homöopatischen Verdünnungen gegeben werden.

TIP VOM TIERARZT

Vorsicht! Arnika kann auch zu allergischen Reaktionen führen. Salben und Tinkturen sollten nicht auf offene Wunden aufgetragen werden.

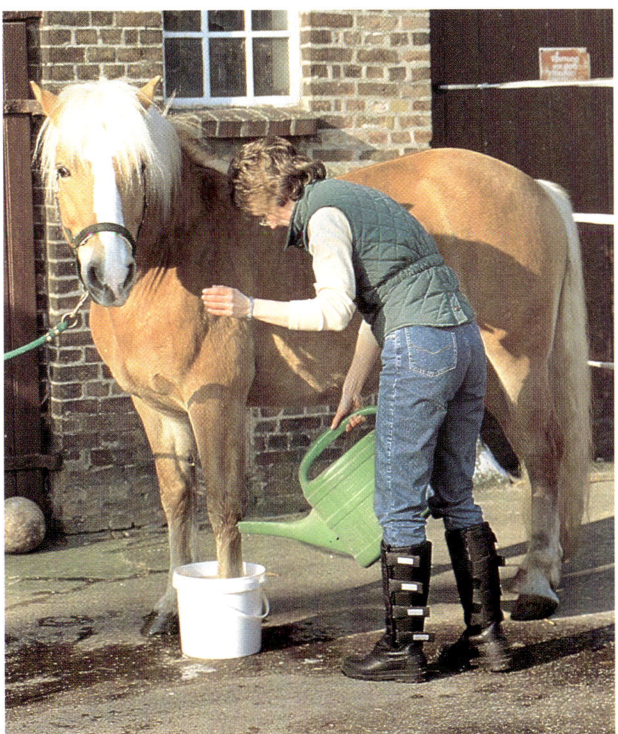

Für überanstrengte Pferdebeine ist Arnika eine Wohltat

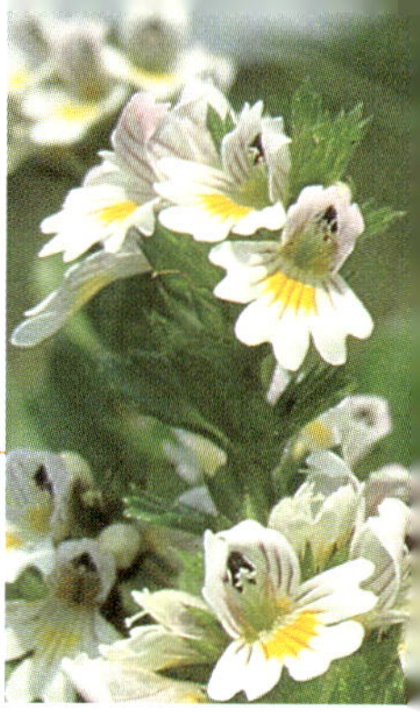

Euphrasia officinalis
Augentrost

A

- *hilft bei Augenentzündungen*
- *hilft bei Erkrankungen der oberen Luftwege*

DIE URSPRÜNGE

Euphrasia bedeutet Frohsinn oder Wohlbefinden und stammt aus dem Griechischen. Der Augentrost wurde schon im 12. Jahrhundert von der heiligen Hildegard von Bingen geschätzt. Heute wird er besonders in der Homöopathie innerlich und äußerlich als das wichtigste Heilmittel bei Augenkrankheiten empfohlen.

DIE HEILKRAFT

TIP VOM TIERARZT

Bei Augenentzündungen sollten Sie als erstes nach einem Fremdkörper im Auge schauen und eine massive Hornhautverletzung ausschließen.

Der Augentrost hat eine entzündungshemmende Wirkung auf alle Schleimhäute. Seine Inhaltsstoffe – Iridoidglykoside, Phenylpropanglykoside, Flavonoide, Gerbstoffe und Alkaloide – wirken beruhigend und schmerzlindernd, ganz besonders im Augenbereich. Eingesetzt wird Augentrost bei Bindehautentzündungen, Augenentzündungen, Gerstenkorn, Juckreiz, Katarrhen, aber auch bei Mund- und Rachenentzündungen, Husten und Heiserkeit. Die Lösung zum Spülen der Augen sollte nicht zu stark angesetzt sein. Am einfachsten ist es, Fertigpräparate aus der Apotheke zu verwenden. Dort können Sie auch den Augentrosttee kaufen.

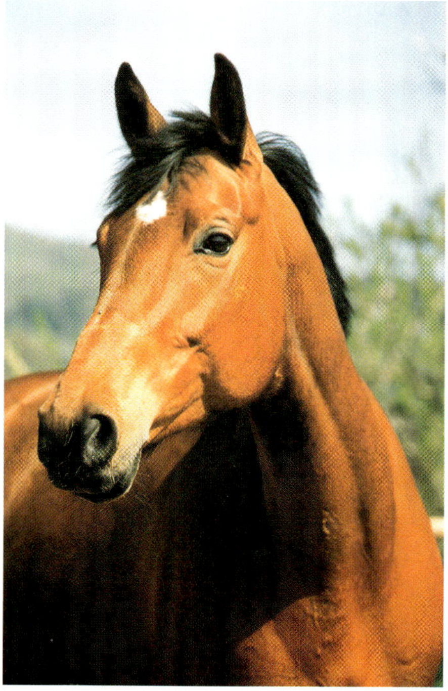

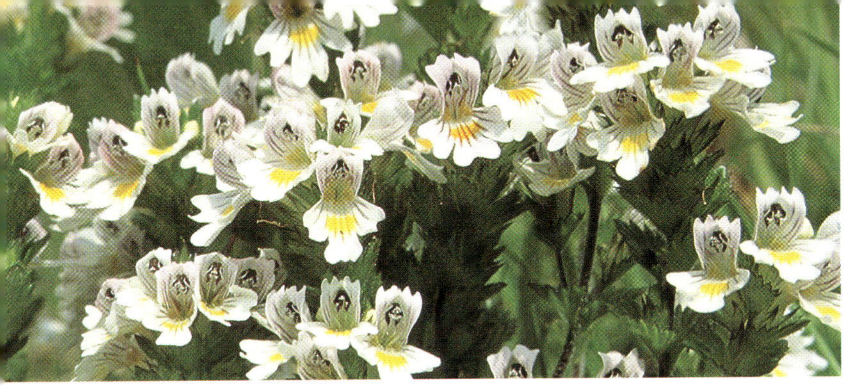

26

AUGENTROST FÜR PFERDE

Selbstverständlich wendet man auch bei Pferden Augentrost vorwiegend zur Augenbehandlung an. Die Pferde spüren sofort die schmerzstillende und beruhigende Wirkung und lassen sich meist brav die Augen auswaschen. Ich habe immer Augentrost im Stall, um im Falle einer Augenentzündung sofort helfen zu können. Besonders im Sommer, wenn die Augen häufig durch Fliegen gereizt sind und tränen, hilft tägliches Auswaschen der Augen mit Augentrost. Hartnäckige Augenentzündungen können innerlich und äußerlich – auch zusätzlich zu den Maßnahmen des Tierarztes – mit Augentrost behandelt werden. Erkrankungen der oberen Luftwege sprechen ebenfalls ausgezeichnet auf Euphrasia an.

DIE ANWENDUNG

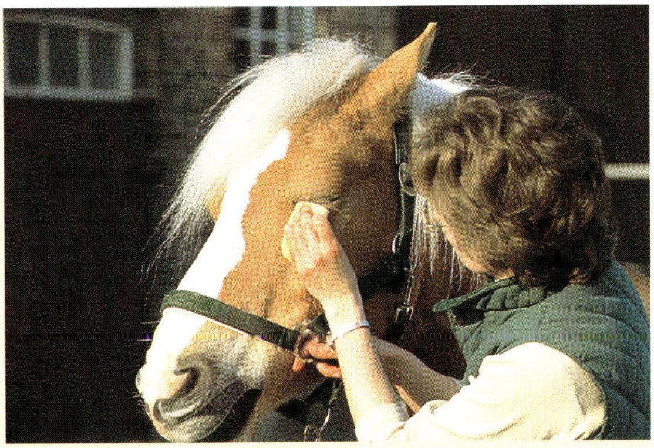

Sie können eine flüssige Fertigzubereitung von Augentrost in der Apotheke kaufen.

- **ANWENDUNG ÄUSSERLICH**
Augentrost in flüssiger Form können Sie pur oder verdünnt verabreichen. Selbstverständlich können Sie auch aus der Pflanze einen Sud bereiten und diesen verwenden. Die Augen werden vorsichtig mit Augentrost ausgespült oder mit einer Kompresse bedeckt. Verwenden Sie hierfür immer ein gekochtes Geschirrtuch oder eine sterile Mullkompresse.

- **ANWENDUNG INNERLICH**
Zur inneren Verabreichung eignen sich gerade bei Erkrankungen der oberen Luftwege Tee oder 20 bis 30 g getrocknete Blätter, die Sie ins Futter geben können. Ich gebe meinen Pferden sehr gerne die homöopathische Aufbereitung von Euphrasia, die Sie in der Apotheke kaufen können.

Persea americana

Avocado

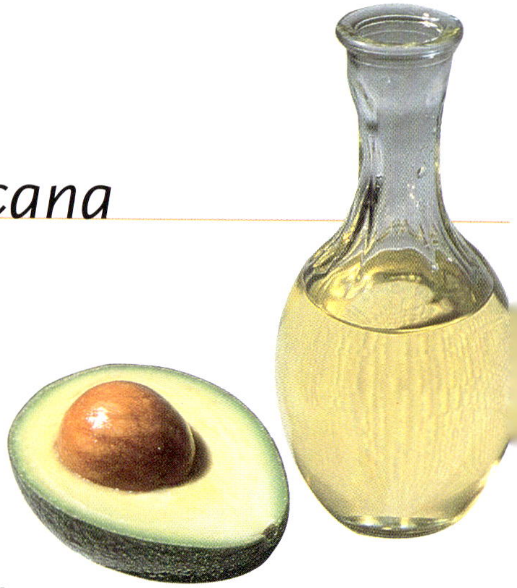

A

- *hilft bei Fellproblemen, kleinen Wunden und Schuppen*
- *hilft bei Sommerekzem*
- *geeignet als Trägeröl zahlreicher Wirkstoffe*

DIE URSPRÜNGE

Die Avocado ist ein Lorbeergewächs und kommt aus Mittelamerika. Sie wird in allen tropischen Gebieten kultiviert angebaut. Als Gemüse hat sie immer mehr den europäischen Markt erobert. Die wohlriechenden Blüten werden nicht zu Heilzwecken genutzt. Bei dieser exotischen Pflanze essen wir die birnenförmige Frucht.

DIE HEILKRAFT

Das Fruchtfleisch der Avocado ist reich an fetthaltigen Substanzen und bietet eine wohlschmeckende Abwechslung in unserer Küche. Die Avocado ist sehr nahrhaft und trotzdem leicht verdaulich. Hauptsächlich wird aus der Avocado Speiseöl gewonnen. Es ist dem Olivenöl sehr ähnlich und enthält die Vitamine E, A, und B, Aminosäuren, Lecithin und antibiotische Wirkstoffe. Medizinische Anwendung findet die Avocado im Bereich der Haut. Sie wird für Ekzeme, schuppende, trockene und hochempfindliche Haut eingesetzt. Avocadoöl wird sehr gut vertragen und wirkt ohne Reizungen auf Haut und Schleimhäute.

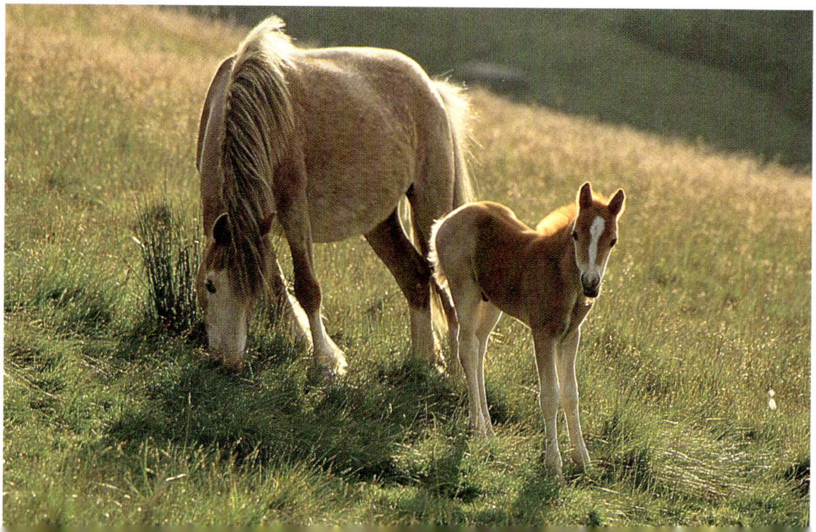

Avocadoöl lindert den Juckreiz bei Sommerekzem

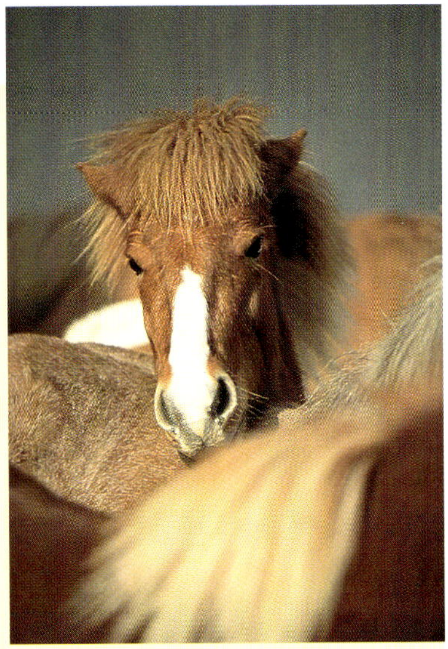

DIE ANWENDUNG

Vor ein paar Jahren litten zwei meiner Weidepferde an einem unerklärlichen Juckreiz. Auch der Tierarzt konnte die Ursache nicht abklären. Ich verzog mich in meine »Mischecke« und überlegte. Zuerst wusch ich die Stellen mit einer Mischung aus Apfelessig und einer Fertig-Waschlotion mit Aloe, Yucca und Kokosnußöl. Dann gab ich Avocadoöl, Kampferöl und eine Creme mit Nachtkerzenöl in einen Topf und rieb meine Pferde täglich damit ein. Die Haut wurde besser, der Juckreiz ließ nach, und das Fell wuchs glänzend nach. Auch bei meiner Ziege Rosi habe ich die Rezepte schon ausprobiert. Leider ist sie nicht so begeistert und lieb wie die Pferde, aber die Hautprobleme werden besser.

▸ **FORM**
Sie erhalten Avocadoöl in Reformhäusern oder Apotheken.

▸ **DOSIERUNG**
je nach Bedarf mehrmals täglich pur oder mit anderen Heilstoffen vermischt auftragen.

AVOCADO FÜR PFERDE

In der Pflege von Haut- und Fellproblemen, wie zum Beispiel Sommerekzemen, habe ich sehr gute Erfolge mit Avocadoöl erzielt. Es ist außerdem wunderbar geeignet als Trägeröl für alle Wirkstoffe, die bei Wunden, Schuppen, rissigen Hautstellen aufgetragen werden sollen. Immer wenn Ihnen die Heilstoffe wie Teebaumöl, Kampfer, Eukalyptus alleine zu intensiv erscheinen, geben Sie Avocadoöl dazu. Avocadoöl macht die Haut weich, wirkt beruhigend, verbessert die Wundheilung und wirkt nicht hautreizend.
Die Avocadofrucht könnte als Futterzusatz für magere oder schlechtfuttrige Pferde gut geeignet sein. Ich habe es bei meinen Pferden bisher noch nicht ausprobiert.

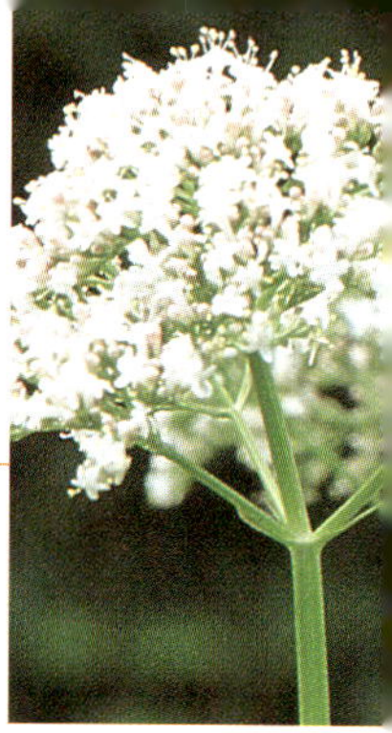

Valeriana officinalis
Baldrian
Katzenkraut

B

- *zur Beruhigung bei nervlicher Übererregung*
- *stärkt das Immunsystem*
- *bei Krampfkoliken*
- *zur Muskelentspannung*

DIE URSPRÜNGE

Ein ägyptischer Arzt erwähnte Baldrian bereits im 9. Jahrhundert. Im Mittelalter hielt man ihn sogar für ein Allheilmittel. Manchmal wurde er als fiebersenkendes Mittel eingesetzt. Heute gilt Baldrian als eines der besten Beruhigungsmittel bei nervösen Störungen.
Eine bestimmte Baldrianart nahmen die Eingeborenen Mexikos gegen Müdigkeit, und um Entbehrungen besser zu ertragen.
Der eigenartige unangenehme Geruch des Baldrians übt eine starke Anziehungskraft auf Katzen aus.
Baldrian wächst an feuchten bis trockenen Standorten in Wäldern, im Gebüsch und in Gräben.

DIE HEILKRAFT

Baldrian hat in erster Linie eine wunderbar beruhigende Wirkung, ohne süchtig zu machen.In manchen Fällen wird er auch als Appetitzügler eingesetzt.
Bei Störungen des Magen-Darm-Traktes kann er Linderung verschaffen und Blähungen und Krämpfe vertreiben. Baldrian wirkt ausgleichend und regulierend auf das vegetative Nervensystem. Er ist ein echtes und dabei völlig unschädliches Anti-Streßmittel, mit dessen Hilfe man Hektik und unruhige Zeiten besser übersteht. Gleichzeitig ist er das Mittel der Wahl bei Schlaflosigkeit aufgrund nervöser Erschöpfung, beunruhigender Gedanken oder übergroßer geistiger Lebhaftigkeit.

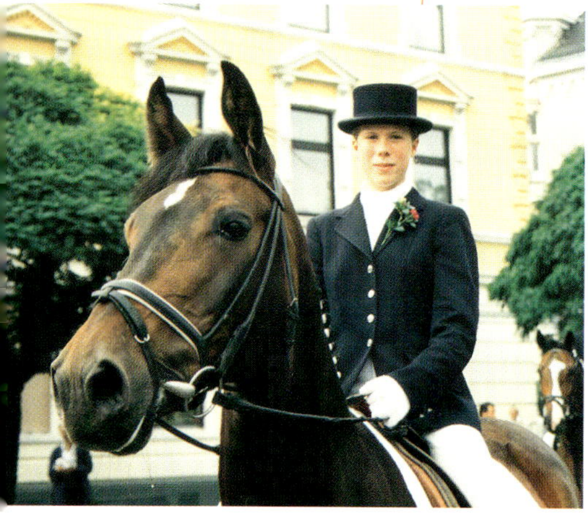

Aufgeregt vor dem Turnierstart? Baldrian beruhigt Pferd und Reiter

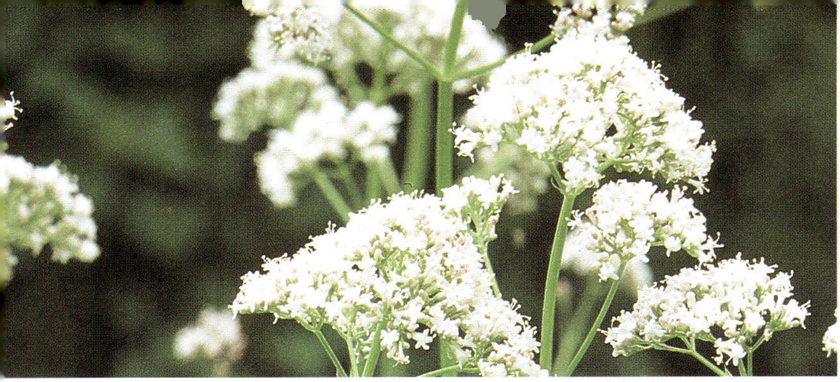

BALDRIAN FÜR PFERDE

Die beruhigende Wirkung des Baldrians kommt auch bei Pferden zur vollen Entfaltung. Er entspannt hektische und ängstliche Pferde, ohne ihre Leistungsfähigkeit einzuschränken.

Pferde, die bei jeder Veränderung ihrer Umwelt mit Krampfkoliken reagieren, können mit Baldrian beruhigt werden. Streß durch Turniere, Stallwechsel, Besitzer- oder Pflegerwechsel kann mit Baldrian abgefangen werden.

Selbst Untugenden, die durch nervliche Überreizung hervorgerufen werden, können oft mit diesem Heilkraut behoben werden.

Außerdem sagt man Baldrian eine wurmabtreibende Wirkung bei Pferden nach. Er ersetzt jedoch nicht die Wurmkur.

Äußerlich wird Baldrian zur Wundheilung sowie zur Muskelentkrampfung empfohlen.

TIP VOM TIERARZT

Baldrian kann bei gleicher Dosis eine unterschiedliche Wirkung auf jedes einzelne Pferd haben.

DIE ANWENDUNG

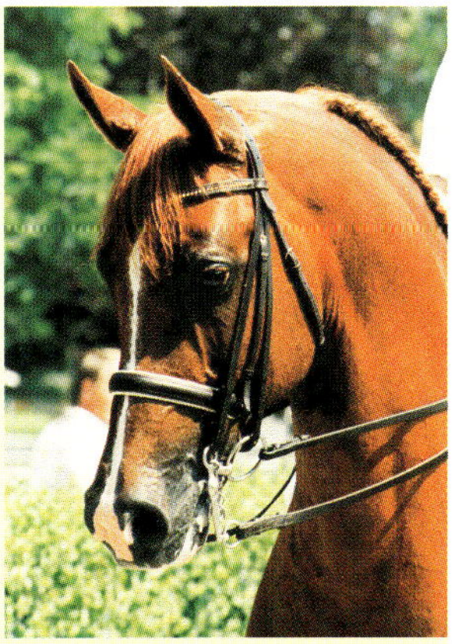

- **ANWENDUNG INNERLICH**
Baldrian kann man als zerkleinerte und gemahlene Wurzel ins Futter mischen (täglich ca. 15 g). Als fertige Flüssigkeit wird er auf Brot oder Zucker tropfenweise verabreicht oder mit einer Spritze (ohne Nadel) ins Maul gespritzt. Vermischt mit Obstessig wird der etwas eigenartige Baldriangeruch von den Pferden nicht mehr wahrgenommen.
- **ANWENDUNG ÄUSSERLICH**
Legen Sie eine sterile Mullkompresse mit Baldrian getränkt auf die betroffene Stelle auf oder massieren Sie die fertige Flüssigkeit in verspannte Muskelpartien ein.

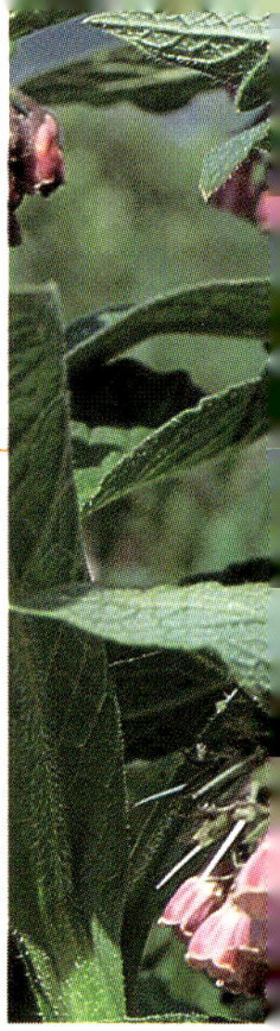

Symphytum officinale

Beinwell

Beinwurz, Schwarzwurz

B

- *unterstützt den Bewegungsapparat älterer Pferde*
- *hilft bei Verstauchungen, Prellungen und Sehnenschäden*
- *regeneriert das Gewebe*

DIE URSPRÜNGE

Der Name Symphytum leitet sich vom griechischen Wort »symphyein« (zusammenwachsen) ab und bezeichnete im Altertum eine Reihe von Pflanzen, die wie der Beinwell bei Knochenbrüchen angewandt wurden. Auch neuere Untersuchungen bestätigen die günstigen Eigenschaften des Beinwells bei Wunden, Knochenbrüchen und vielen anderen Leiden. Wir finden den Beinwell an Bachufern, Wassergräben und sumpfigen Wiesen.

DIE HEILKRAFT

Beinwell hat sich in der Human- und Tiermedizin gleichermaßen bestens bewährt. Seine wichtigsten Inhaltsstoffe sind Alkaloide, Schleimstoffe, Gerbstoffe, Allantoin und ätherisches Öl. Seine herausragenden Eigenschaften sind adstringierend, entzündungshemmend, erweichend, narbenbildend, hustenstillend, wundheilend und reizlindernd. Beinwell wird innerlich und äußerlich angewendet bei

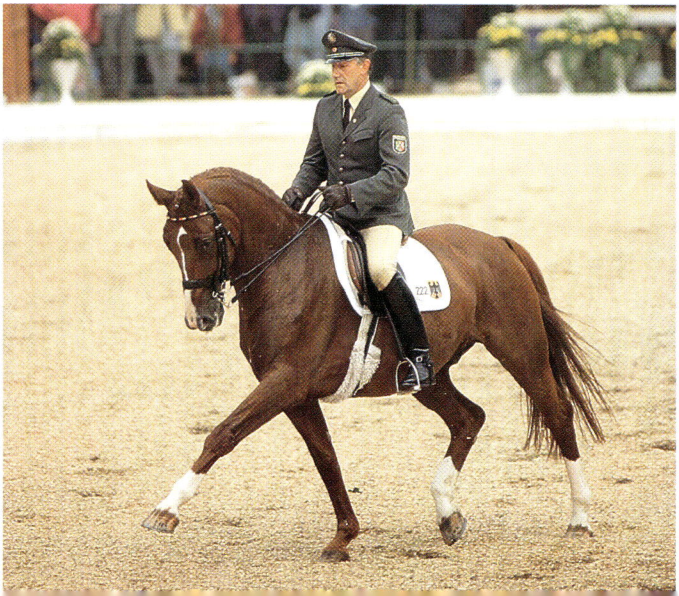

Knochen und Sehnen sind sehr verletzungsgefährdet

32

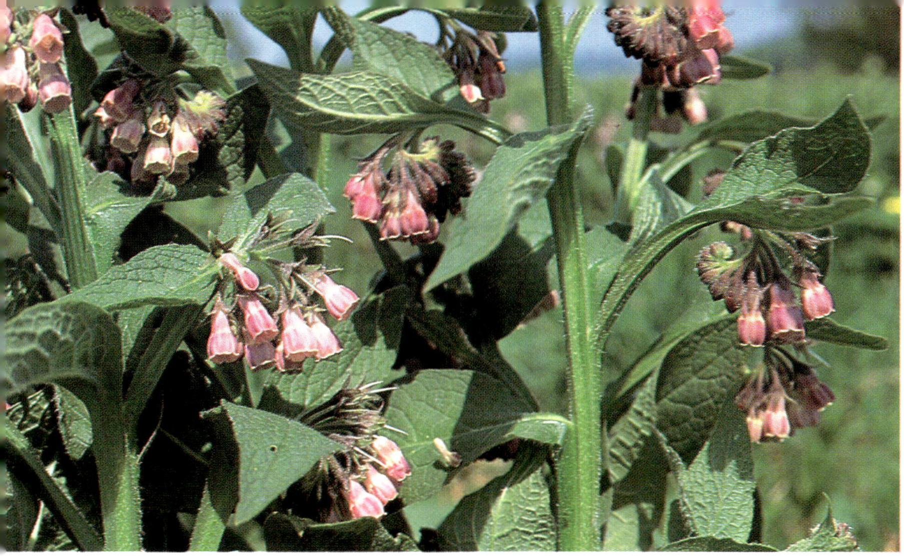

Knochenbrüchen, Verstauchungen, Nervenentzündungen, Verbrennungen, Schuppenflechte, Hautgeschwüren und -erkrankungen, Durchfall, Magenbeschwerden und Angina. Das ätherische Öl des Beinwell wirkt stark antibakteriell.

BEINWELL FÜR PFERDE

Kaum eine Pflanze wird für Pferde so viel verwendet wie der Beinwell. Seine Fähigkeit, Knochen, Bindegewebe und auch die Haut in kürzester Zeit zu heilen, wird durch das enthaltene Allantoin verursacht. Die Zellteilung wird angeregt und das Gewebe schnell regeneriert. Fast alle Verletzungen wie Verstauchungen, Prellungen, Überbeine, Sehnenschäden und Rheumabeschwerden können äußerlich mit Beinwell behandelt werden.
Innerlich wird er erfolgreich bei allen Arten von Atemwegserkrankungen gegeben.

TIP VOM TIERARZT

Bei chronischen Lahmheiten und bei alten Pferden ist Beinwell hilfreich zur Unterstützung des Bewegungsapparates.

DIE ANWENDUNG

- **ANWENDUNG INNERLICH**
Bei innerlicher Anwendung werden die frischen, gequetschten Blätter dem Kraftfutter zugesetzt. Auch getrockneter Beinwell (ca. 30 g) kann mit der Fütterung gegeben werden. Sehr bewährt hat sich Symphytum in der homöopathischen Praxis bei allen oben beschriebenen Beschwerden.
- **ANWENDUNG ÄUSSERLICH**
Äußerlich sind Breiumschläge mit Beinwell zu empfehlen. Wenn Sie nicht die Zeit zur Zubereitung haben, können Sie fertige Umschläge in der Apotheke kaufen. Beinwell-Salben bekommen Sie bei Ihrem Tierarzt oder in der Apotheke.

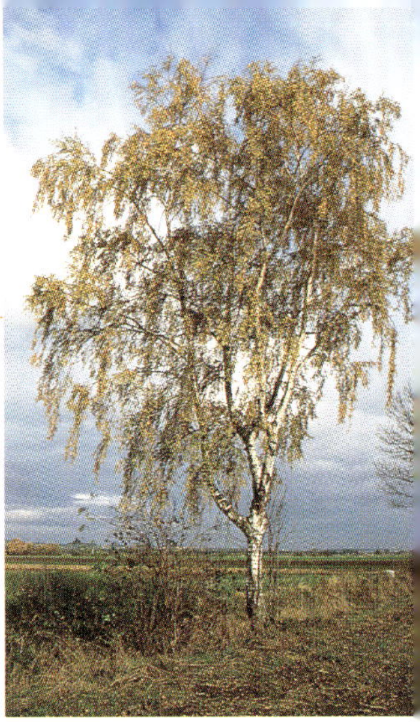

Betulae folium
Birkenblätter

B

- *zur Blutreinigung*
- *für ältere und schwächere Pferde*
- *gegen Wasseransammlungen im Körper*

DIE URSPRÜNGE

Im germanischen Brauchtum hat die Birke als Zaubermittel eine besondere Rolle gespielt. Wer sich am Ostersonntag noch vor Sonnenaufgang mit einer Birkenrute auspeitschen ließ handelte sich Gesundheit für das ganze Jahr ein. Auf Birkenbesen ritten die Hexen in der Walpurgisnacht auf den Blocksberg.
Aber auch ohne Hexentanz hat die Birke ihren Zauber behalten. Früher wurde der Saft junger Birken zu Haarwasser verarbeitet und die Birkenrinde zur Wundbehandlung verwendet.
Der beliebte Baum wächst auf feuchten Böden fast überall auf der Welt. Heute werden ihre Blätter genutzt, die schon zu den Heilvorschlägen der Hildegard von Bingen gehörten. Birkenblätter sind leicht zu beschaffen und werden in der Regel als Tee aufgebrüht.

DIE HEILKRAFT

TIP FÜR DEN REITER

Der Reiter kann als Bereicherung für Salate, Suppen und Eintöpfe Birkenblätter verwenden.

Birkenblätter enthalten Flavonoide, Gerbstoffe und Saponine und werden wegen ihrer regulierenden Wirkung auf den Wasserhaushalt geschätzt. Sie werden eingesetzt zur Erhöhung der Harnmenge sowie zur Behandlung von Erkrankungen bei denen eine erhöhte Harnbildung erwünscht ist, zum Beispiel bei Harngrieß, zur Vorbeugung von Harnsteinen. Birkenblätter werden außerdem zur Blutreinigung und bei Hautunreinheiten empfohlen.
In Rheuma- und Stoffwechseltee sind Birkenblätter als nützlicher und wirksamer Bestandteil enthalten. Arzneilich genutzt werden die jungen Blätter beider Birkenarten, die bei uns vorkommen, die der Hängebirke und die der Moorbirke.

DIE ANWENDUNG

ANWENDUNG INNERLICH
Es empfiehlt sich, einen Tee zu kochen und ihn über das Futter zu geben oder die Birkenblätter lose über das Futter zu geben. Birkenblätter bekommen Sie in der Apotheke oder können vom Baum geerntet werden.
Die Blätter sollen im Frühjahr geerntet, getrocknet und in gut schließenden Vorratsgefäßen aufbewahrt werden.

DOSIERUNG
Sie können täglich ca. 50 g Birkenblätter dem Futter beigeben oder einen Tee aus den Blättern kochen und über das Futter geben.

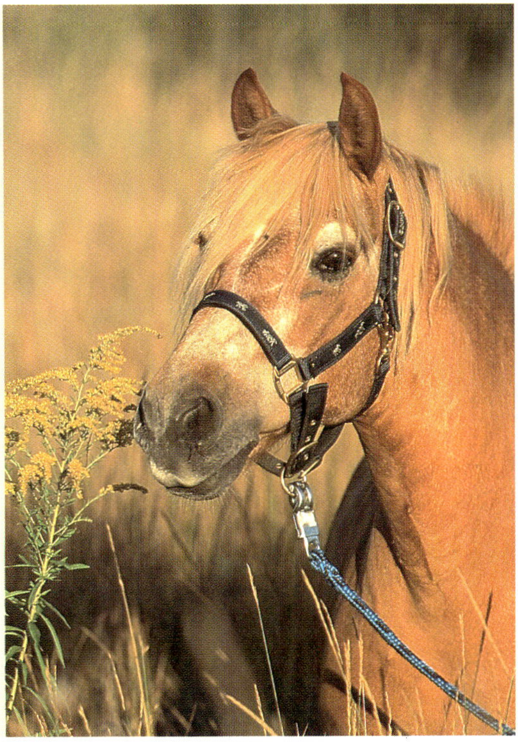

BIRKENBLÄTTER FÜR PFERDE

Zur allgemeinen Blutreinigung kann bei älteren oder geschwächten Pferden eine Kur mit Birkenblättern gemacht werden. Besonders bei Pferden, die zu Wasseransammlungen, sogenannten Ödemen neigen, kann eine regelmäßige Gabe von Birkenblättern oder Birkentee die Fütterung bereichern. Sollte der Tierarzt bei Ihrem Pferd eine Nieren-oder Blasenfunktionsstörung feststellen, sprechen Sie mit ihm, ob Sie die Therapie nicht mit Birkenblättern unterstützen können.
Getrocknete Birkenblätter sind oft in Kräutermischungen für Pferde enthalten.

TIP VOM TIERARZT

Bei Ödemen sollten Sie immer Herz und Lunge Ihres Pferdes vom Tierarzt untersuchen lassen.

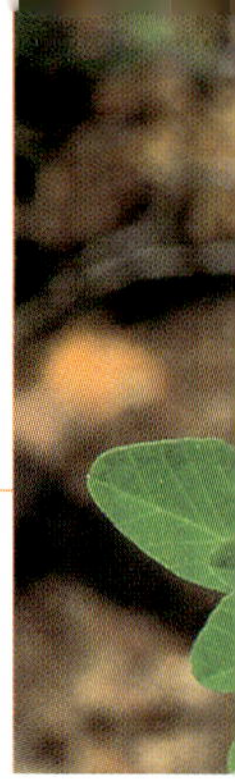

Trigonella foenum graecum

Bockshornklee

Griechisches Heu

B

- *regt den Milchfluß an*
- *fördert den Appetit*
- *sorgt für glänzendes Fell*

DIE URSPRÜNGE

Der Bockshornklee ist eine uralte Kulturpflanze Südwestasiens und des östlichen Mittelmeergebietes. In Mitteleuropa wurde er im 9. Jahrhundert eingeführt und hier auch angepflanzt. In der Medizin und der Naturheilkunde werden die Samen genutzt, die einen hohen Schleimgehalt haben. Verwildert ist der Bockshornklee aufgrund der Umweltverschmutzung nur noch selten anzutreffen. Als Kulturpflanze kommt er auf der ganzen Welt vor. Wie sein Name, griechisches Heu, besagt, wird er vielfach auch als Futterpflanze verwendet.

DIE HEILKRAFT

Die getrockneten Samen enthalten Schleimstoffe, Saponine, Bitterstoffe und ätherische Öle. Das Öl des Bockshornklees fördert den Appetit und die Fettaufnahme. Deshalb wird er besonders gern nach Krankheiten gegeben, um eine Gewichtszunahme zu erreichen. Er ist ein hervorragendes Mittel bei Diabetes, da der Blutzuckerspiegel gesenkt wird. Äußerlich ist Bockshornklee eine Hilfe bei Furunkeln und Nagelentzündungen. Bei stillenden Müttern wird er zur Milchsteigerung empfohlen.

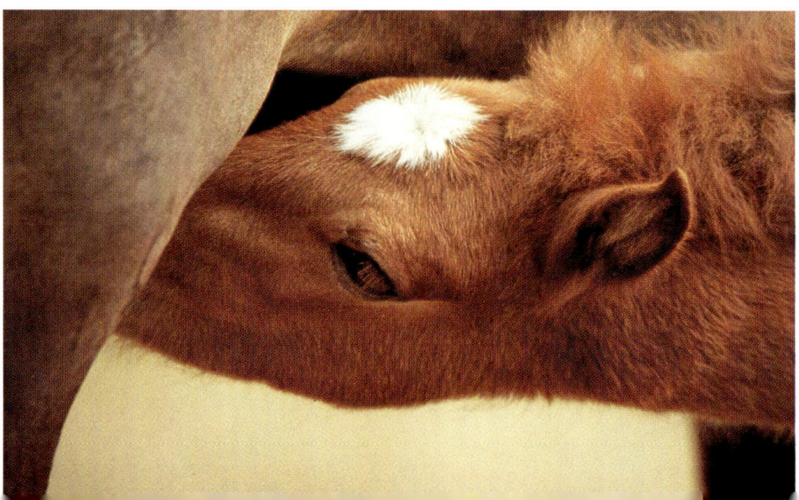

Die Samen des Bockshornklees regen den Milchfluß an

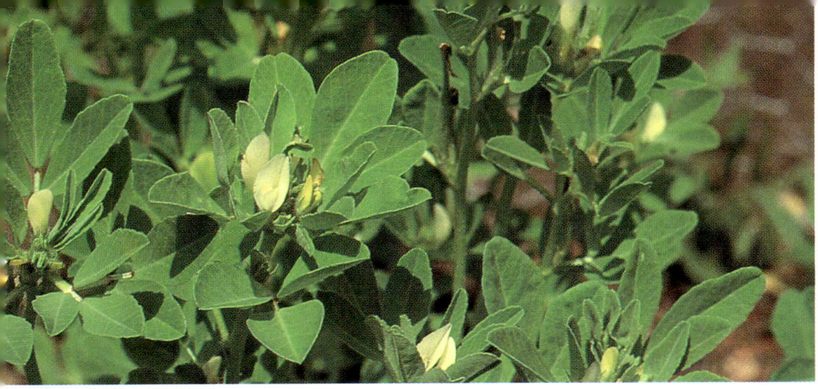

BOCKSHORNKLEE FÜR PFERDE

In anderen Gegenden der Welt ist der Bockshornklee eine begehrte Futterpflanze. Wir können hier für unsere Pferde nur den Samen nutzen. Wenn Sie ein zu dünnes Pferd haben, das trotz aller Pflege stumpf im Fell ist und auch noch schlechte Hufe hat, versuchen Sie es mal mit Bockshornklee. Die Zusammensetzung der Pflanze hat Ähnlichkeit mit Lebertran, und so ist auch die Wirkung. Die Pferde nehmen zu, bekommen ein schönes glänzendes Fell und gesunde, feste Hufe. Der Allgemeinzustand wird verbessert und das Immunsystem gestärkt. Bei säugenden Stuten wird der Milchfluß angeregt. Tragenden Stuten gibt man keinen Bockshornklee. Atemwegserkrankungen werden positiv beeinflußt in Verbindung mit Knoblauch und anderen Kräutern.

DIE ANWENDUNG

Bockshornklee wird heute in Futter- und Kräutermischungen für Pferde angeboten und kann dadurch leicht genutzt werden. Im Handel können Sie den Samen kaufen und Ihrem Pferd zufüttern (bis zu 100 g pro Tag). Wenn Sie einen großen Garten haben oder Platz auf der Weide, können Sie Bockshornklee auch selbst anbauen.

- **ANWENDUNG INNERLICH**
  Bockshornkleesamen ins Futter geben.
- **ANWENDUNG ÄUSSERLICH**
  Bei rheumatischen Beschwerden empfiehlt es sich, mit dem zerstampften Samen Umschläge zu machen.
- **DOSIERUNG**
  täglich bis zu ca. 100 g Bockshornkleesamen.

Borago officinalis

Borretsch

Gurkenkraut

B

- *zur natürlichen Leistungssteigerung*
- *wirkt herzstärkend und blutreinigend*
- *macht müde Pferde wach*

DIE URSPRÜNGE

Genau weiß man nicht, wie alt der Borretsch ist. Vermutlich wurde er während des Mittelalters von den Arabern in Spanien kultiviert. Hier und im übrigen Europa kommt er noch häufig wild vor. Er wächst auf Schuttplätzen und an Wegrändern, wird aber wegen seiner positiven Eigenschaften für Medizin und Kosmetik kultiviert in fast ganz Europa angebaut. Die frischen Blätter und Blüten des Borretschs haben einen gurkenartigen Geschmack und können als Salat zubereitet werden.

DIE HEILKRAFT

Die wichtigen Inhaltsstoffe des Borretschs sitzen in Blüten, Blättern und Stengeln. Er enthält Harze, Kaliumnitrat, Saponine, Gerbstoffe und Schleimstoffe. Innerlich wirkt der Borretsch schweißtreibend und abführend. Borretsch ist eine empfehlenswerte Frühjahrskur und er hilft bei Grippe, Husten und Gicht. Auch bei zu starker Transpiration kann er z.B. in Verbindung mit Salbei gute Dienste leisten. Äußerlich angewandt hilft er bei Herpes.

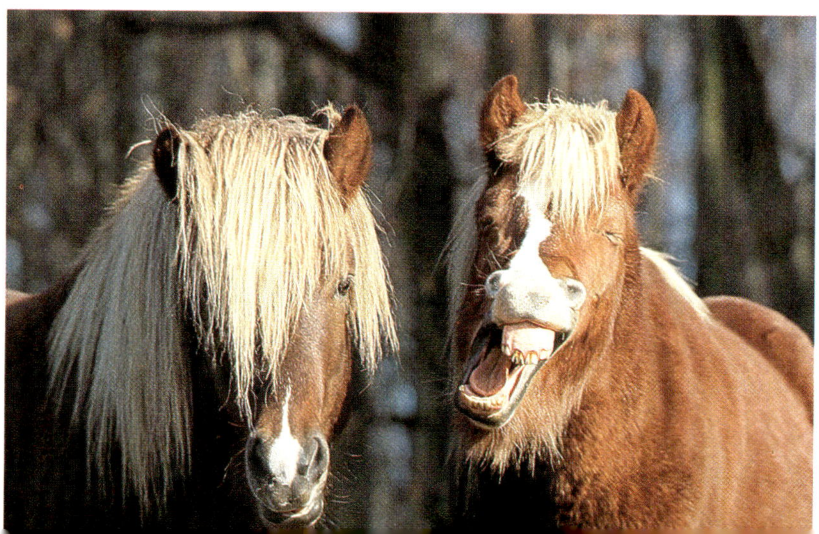

Borretsch macht müde Pferde munter

38

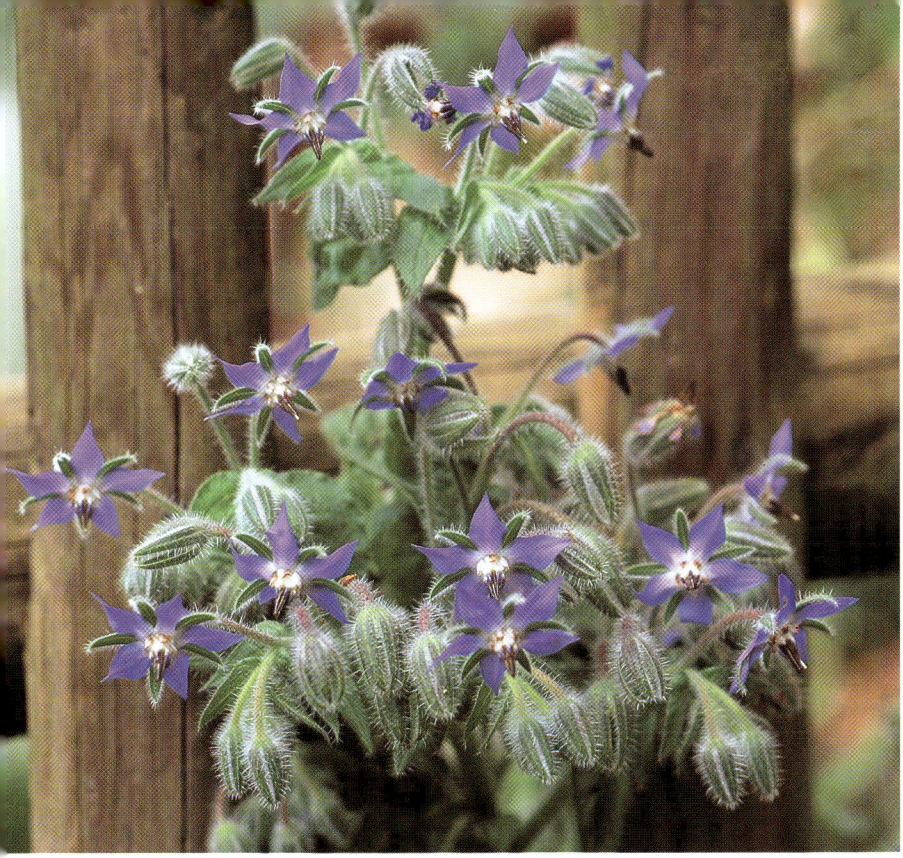

BORRETSCH FÜR PFERDE

Als Weidepflanze wirkt Borretsch herzstärkend, harntreibend und blutreinigend. Er ist für Pferde ein Mittel zur natürlichen Leistungssteigerung. Wenn Ihre Pferde zu geschwollenen Beinen neigen, könnte Borretschtee Abhilfe schaffen, einen Versuch ist es wert. Für lange Ritte oder Turniere kann Borretsch als natürliches, erlaubtes Aufputschmittel verabreicht werden. Borretsch, Löwenzahn und Brennesseltee sind eine beliebte Frühjahrskur.

DIE ANWENDUNG

Borretsch können Sie im Garten oder auf der Weide anbauen. Samen oder Mischungen sind im Handel zu bekommen. Borretschtee gibt es in der Apotheke oder Drogerie zu kaufen.

ANWENDUNG INNERLICH

Blüten und Blätter gemischt sind für Tee am besten geeignet. Pferde mögen den Geschmack des Gurkenkrauts, aber man kann ebensogut andere Teemischungen dazugeben. Borretsch wird inzwischen auch in Kräutermischungen angeboten.

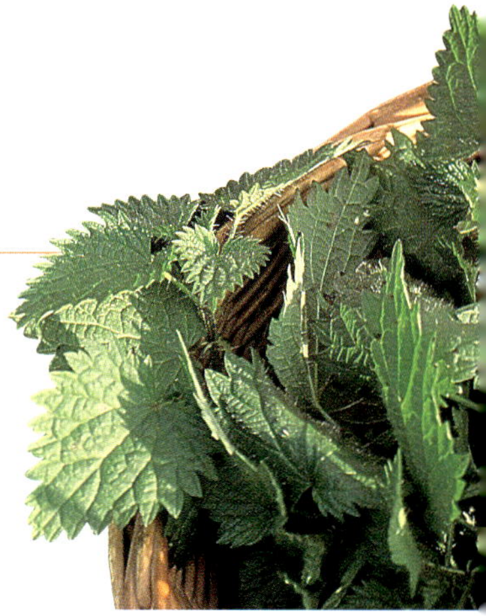

Urtica dioica
Brennessel

B

- *reinigt das Blut*
- *stärkt die Leber*
- *kräftigt ältere Pferde*
- *hilft bei Hufrehe, Rheuma und Sommerekzem*

DIE URSPRÜNGE

So unbeliebt die Brennessel als Unkraut ist, so beliebt ist sie doch als Heilpflanze. Bereits im Mittelalter nutzten die Menschen ihre vielseitigen Vorzüge. Die Fasern der Brennessel wurden zur Herstellung von Nesseltuch gewonnen. Innerlich wie äußerlich angewandt schätzte man ihre nützlichen Eigenschaften.
Nicht nur als Futterpflanze für Schmetterlinge, sondern als echte Volksmedizin kommt die Brennessel heute wieder zu Ehren. Das Auspeitschen mit der Brennesselrute bei Ischiasbeschwerden und Hexenschuß wird immer noch ausgeübt. Nach dem alten Volksglauben schützt die Brennnessel vor dem Blitz, Hexen und Ungeziefer und bewahrt Bier und Milch vor dem Sauerwerden. Brennesselkraut dient wegen seines besonders hohen Gehalts an Blattfarbstoffen zur Chlorophyllgewinnung und wird als natürliches grünes Färbemittel vielseitig eingesetzt.

TIP

Im Frühjahr empfiehlt sich eine drei- bis vierwöchige Brennesselkur für Pferd und Reiter. Doch wenn sich Quaddeln auf der Haut oder dem Fell zeigen, kann dies eine allergische Reaktion sein. In diesem Fall sollten Sie keine Brennesseln mehr füttern und auch selbst keine mehr zu sich nehmen.

DIE HEILKRAFT

Natürlich ist auch die Brennessel keine Wunderdroge, aber ihre Heilwirkung bei vielen Leiden ist unumstritten. Sie enthält Gerbstoffe, Mineralien sowie Vitamin A und C, Flavonoide, Eiweiß und ungesättigte Fettsäuren. Sie wirkt adstringierend, blutbildend, blutreinigend, harn- und milchtreibend.
Ihre Anwendung, innerlich wie äußerlich, hat sich bestens bewährt bei Anämie, Blutungen, Diabetes, Nasenbluten, Nesselsucht, Ödemen, Schuppenflechte und Rheuma.
Wegen seines Gerbstoffgehaltes wird das Brennesselkraut auch gegen Magenbeschwerden und Durchfall eingesetzt.
Die Brennesselfrüchte enthalten Eiweiß, Schleimstoffe und sehr viele ungesättigte Fettsäuren.

40

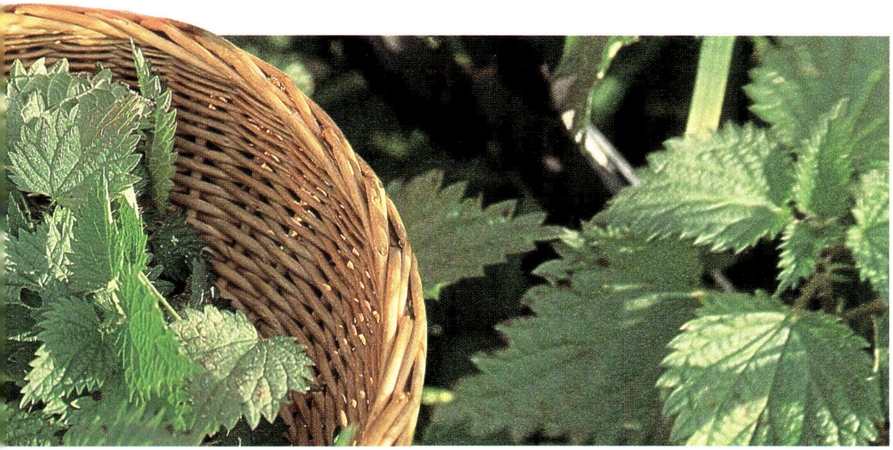

BRENNESSELN FÜR PFERDE

Sie können jede Pferdeweide mit Brennesseln bereichern. Lassen Sie ihnen ein wenig Platz an Hecken und Zäunen oder unter Obstbäumen. Nicht nur unsere Pferde, sondern auch zahlreiche Schmetterlinge brauchen sie. Besonders im Frühjahr empfiehlt sich für Pferd und Reiter eine Brennesselkur. Sie reinigt das Blut und stärkt die Leber. Besonders wichtig ist sie auch bei Pferden, die zu Hufrehe, Rheuma und Sommerekzem neigen.
Wenn im Frühjahr ihr Rehepferd auf die Weide soll, regen Sie die Durchblutung mit Brennesseltee an. Äußerlich können Sie Mähne und Schweif mit dem Sud oder Tee spülen. Gerade bei älteren Pferden ist eine regelmäßige Brennesselgabe ein wunderbares Kräftigungsmittel. Außerdem sorgt sie für ein schönes, seidiges Fell.

DIE ANWENDUNG

- **ANWENDUNG INNERLICH**
Da Pferde die Brennesseln selten auf dem Halm fressen, kann man sie einfach abmähen und trocknen lassen. Sie brennen dann nicht mehr und werden von Pferden gerne aufgenommen. Sie können sie aber auch nach dem Trocknen klein schneiden und unter das Futter mischen.
Brennesseltee gibt es in vielen Formen zu kaufen. Vielen Ergänzungsfuttersorten ist heute Brennesselkraut zugesetzt.
- **ANWENDUNG ÄUSSERLICH**
Bei Sommerekzem behandeln Sie die betroffenen Stellen mit Brennesselsud.

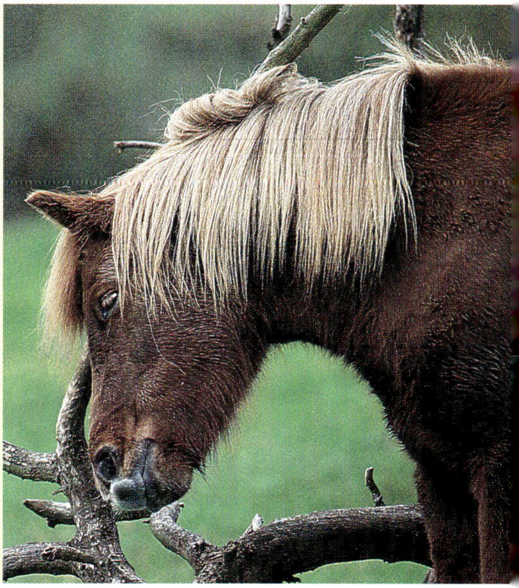

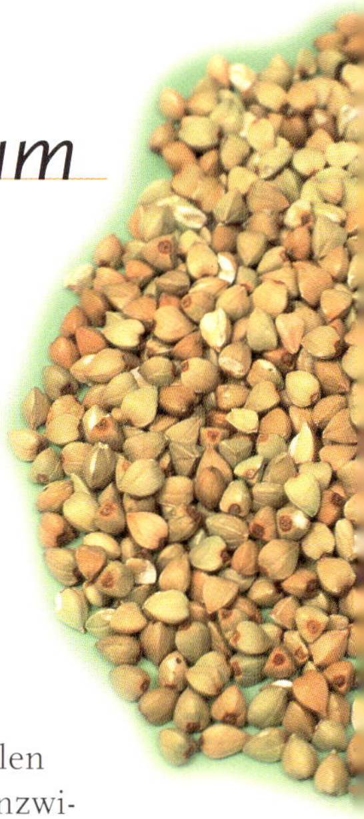

Fagopyrum esculentum
Buchweizen

B

- *hilft bei Durchblutungsstörungen*
- *wirkt gegen Nasenbluten*
- *gut für ältere Pferde*
- *hilft bei Allergien*

Buchweizen wird auch bei Rheuma und Arthritis eingesetzt

DIE URSPRÜNGE

Der Buchweizen stammt aus Zentralasien, wird aber schon länger in Europa und Nordamerika eingeführt. In Amerika ist er ein bekanntes Nahrungsmittel und ersetzt in vielen Fällen das Weizenmehl. Bekannt sind auch inzwischen bei uns Buchweizenpfannkuchen. In der Reformküche spielt er eine immer größere Rolle. Viele Menschen reagieren heute allergisch auf Weizen und Weizenmehl. Leider kann man das immer mehr bei Säuglingen und Kleinkindern feststellen. Buchweizenprodukte sind dabei eine große Hilfe, sie schmecken gut und können fast alle Weizenmehlprodukte ersetzen. Auch wird der Buchweizen heute öfter biologisch angebaut als es beim Weizen der Fall ist.

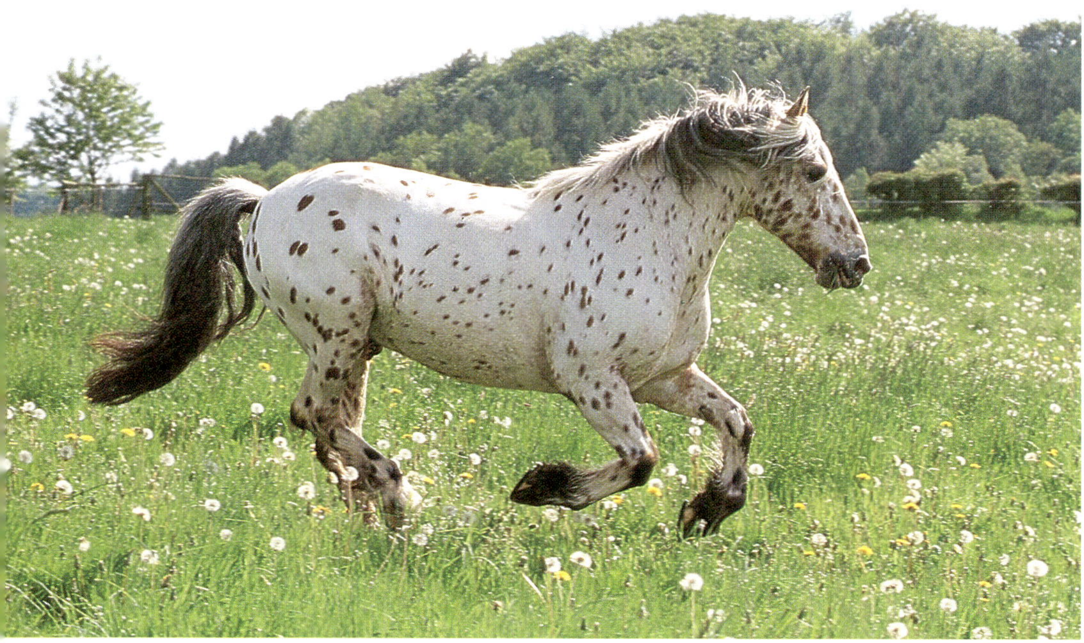

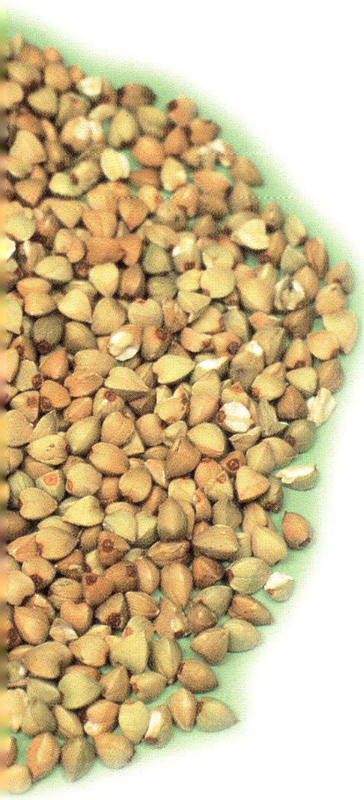

DIE ANWENDUNG

Beim Buchweizen nutzt man die getrockneten Teile ohne Wurzel für die Kräuteranwendung. Die Samen werden wie Mehl gemahlen und für Menschen wie Weizenmehl verarbeitet, zum Beispiel als Pfannkuchen. In der Blütezeit sammelt man die Kräuter und läßt sie trocknen. Wenn Sie keine Gelegenheit haben, den Buchweizen selbst zu sammeln, können Sie das getrocknete Kraut kaufen.

▸ **ANWENDUNG INNERLICH**
Wie bei anderen Kräutern, geben Sie Ihrem Pferd ca. 30 g ins Futter. Besonders ältere Pferde sollten Buchweizen über einen längeren Zeitraum bekommen. Denken Sie auch beim Sommerekzem an Buchweizenfütterung.

DIE HEILKRAFT

Wissenschaftliche Untersuchungen haben im Buchweizen viele gesundheitsfördernde Substanzen nachgewiesen. Buchweizen ist reich an Eisen, Kalium, Kalzium, Magnesium und Spurenelementen. Rutin, ein Stoff aus dem Buchweizen, stärkt die Blutgefäße und macht sie elastischer. Buchweizen wirkt gefäßerweiternd und stärkt die feinen Kapillargefäße. Auch seine juckreizstillende Wirkung hilft Allergikern bei ihren Hautproblemen.

BUCHWEIZEN FÜR PFERDE

Bei allen Leiden, die eine bessere Durchblutung erfordern, kann Buchweizen hilfreich sein. Neigung zu Nasenbluten – Vollblüter neigen besonders dazu –, Durchblutungsstörungen, Rheuma, Arthritis, Hufrollenerkrankung und Rehe können vom Buchweizen profitieren. Sie sollten dies jedoch immer mit Ihrem Tierarzt abklären. Alte Pferde sollten auf jeden Fall zur Anregung der Durchblutung Buchweizen, am besten in Verbindung mit Weißdorn und Brennessel, bekommen. Pferden, die zu Allergien neigen, geben Sie über einen längeren Zeitraum Buchweizen ins Futter.

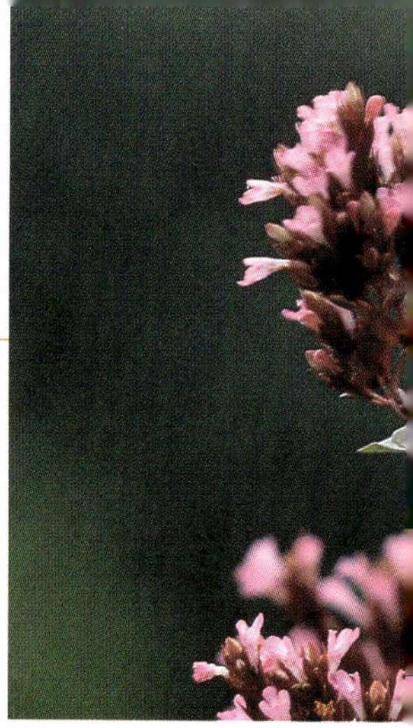

Origanum vulgare
Dost
Wilder Majoran

D

- *Umschläge bei rheumatischen Beschwerden*
- *gut nach langen Ritten*
- *gut für die Verdauung*

DIE URSPRÜNGE

Noch ein Kraut, das vor Hexen und Teufeln schützt. Zumindest glaubte man das im Mittelalter. Aber auch ohne diese Zauberkräfte hat der Majoran viele Heileigenschaften.
Der Dost kommt in ganz Europa vor und ist hinsichtlich seines Standortes nicht sehr wählerisch, meidet aber alle Flächen, auf denen gedüngt, gemäht oder geweidet wird. Deshalb läßt er sich leider nicht auf Pferdewiesen ansiedeln. In Ihrem Bio-Garten können Sie ihn aber ohne viel Mühe aussäen.

DIE HEILKRAFT

Der Dost läßt sich gut trocknen und ergibt so das Gewürz Oregano, ohne das die italienische Küche kaum denkbar wäre.
Er hat eine stimulierende Wirkung auf das Nervensystem sowie schmerzstillende Eigenschaften. Wilder Majoran wirkt antiparasitär, antiseptisch, krampflösend, schmerzstillend und wird zur Behandlung von Asthma eingesetzt. Dost ist hilfreich bei Muskel- und Rheumaschmerzen und bei Ermüdungs- und Erschöpfungszuständen.

Nach langen, anstrengenden Ritten wirken Dost-Umschläge entspannend

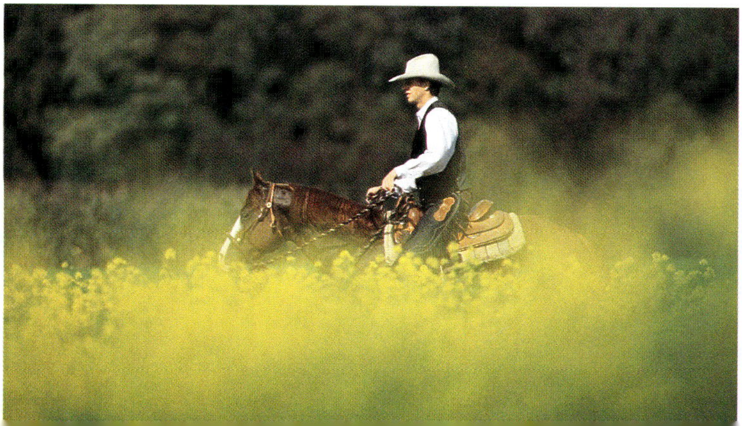

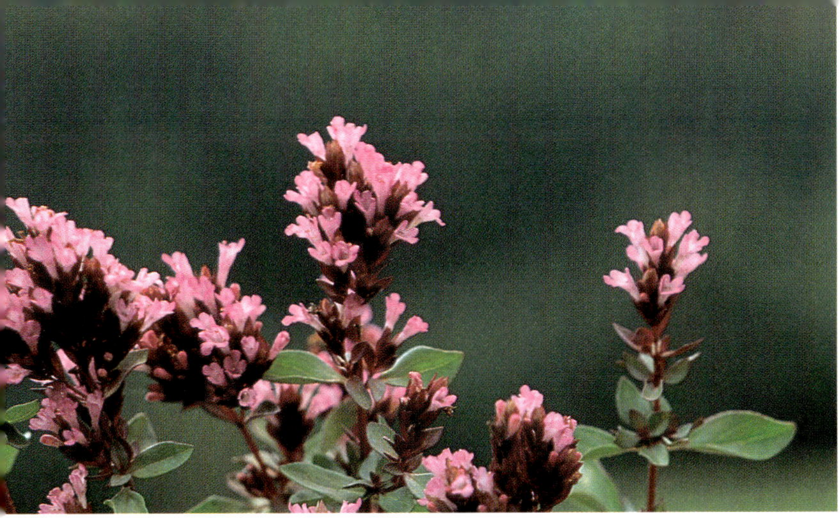

DOST FÜR PFERDE

Bei Pferden kann Dost innerlich und äußerlich angewendet werden. Innerlich wirkt er besonders gut auf die Bronchien und auf das Magen-Darmsystem. Äußerlich helfen Umschläge oder Waschungen bei rheumatischen Beschwerden und Muskelschmerzen.
Nach Überanstrengung, zu langen Ritten oder bei naß-kaltem Wetter wirken warme Dostumschläge entkrampfend und entspannend.

DIE ANWENDUNG

- **ANWENDUNG INNERLICH**
  Aus den Sprossen läßt sich ein appetitanregendes Getränk zubereiten, das die Verdauung positiv beeinflußt und Husten lindert.

- **ANWENDUNG ÄUSSERLICH**
  Für die äußerliche Anwendung werden trockene Dostzweige einige Minuten in Wasser gekocht und eine halbe Stunde ziehen gelassen.

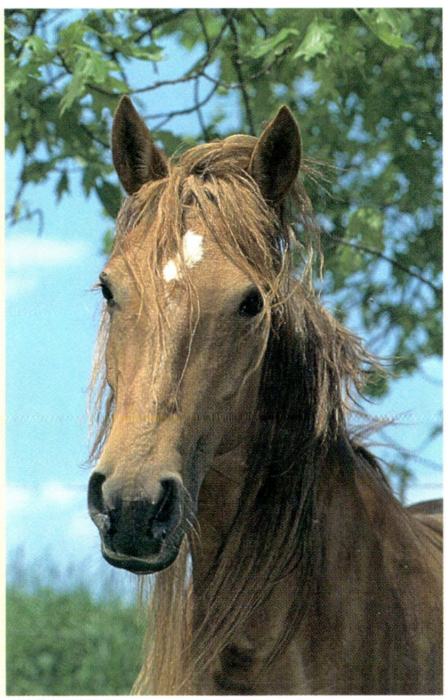

Althaea officinalis

Eibisch

Weiße Malve

E

- *zur Vorbeugung von Krampfkoliken*
- *bei Husten, Bronchitis und gereizten Atemwegen*
- *bei Hautproblemen und Entzündungen*

DIE URSPRÜNGE

Karl der Große erließ bereits im 8. Jahrhundert eine Verordnung, daß der Eibisch als Heilpflanze gezogen werde. Ursprünglich war Eibisch in Südeuropa und Asien zu Hause. Schon lange hat er sich in ganz Europa, Asien und Australien verbreitet. Seine Anwendung erfolgt innerlich und äußerlich bei vielen Beschwerden. Für Heilzwecke werden Wurzeln und Blätter genutzt.

DIE HEILKRAFT

Besonders seine Schleimstoffe machen den Eibisch zu einem entzündungshemmenden Heilkraut. Aber er hat noch mehr zu bieten. Vitamin C, Kohlehydrate, Mineralstoffe, Stärke und Pektin sind für die hustenbekämpfende und magenfreundliche Wirkung verantwortlich. Eibisch hilft bei Abszessen, Augenentzündungen, Blasenentzündung, Durchfall und Zahnfleischproblemen. Seine angenehm schmeckenden Bestandteile werden besonders gerne in Kinderarzneien verpackt. Nebenwirkungen sind keine bekannt.

EIBISCH FÜR PFERDE

Eibisch findet auch in der natürlichen Heilkunde für Pferde viele Verwendungsmöglichkeiten. Gemahlene Eibischwurzel ist ein vorbeugendes Mittel bei Pferden, die zu Krampfkoliken neigen. Magengeschwüre und Entzündungen des Magen-Darm-Traktes werden schonend beeinflußt. Bei Husten, Bronchitis und gereizten Atemwegen werden Blätter und Wurzeln des Eibisch gegeben. Sie erleichtern das Abhusten und beruhigen die Atemwege. Äußerlich hilft Eibisch bei Hautproblemen und Entzündungen.

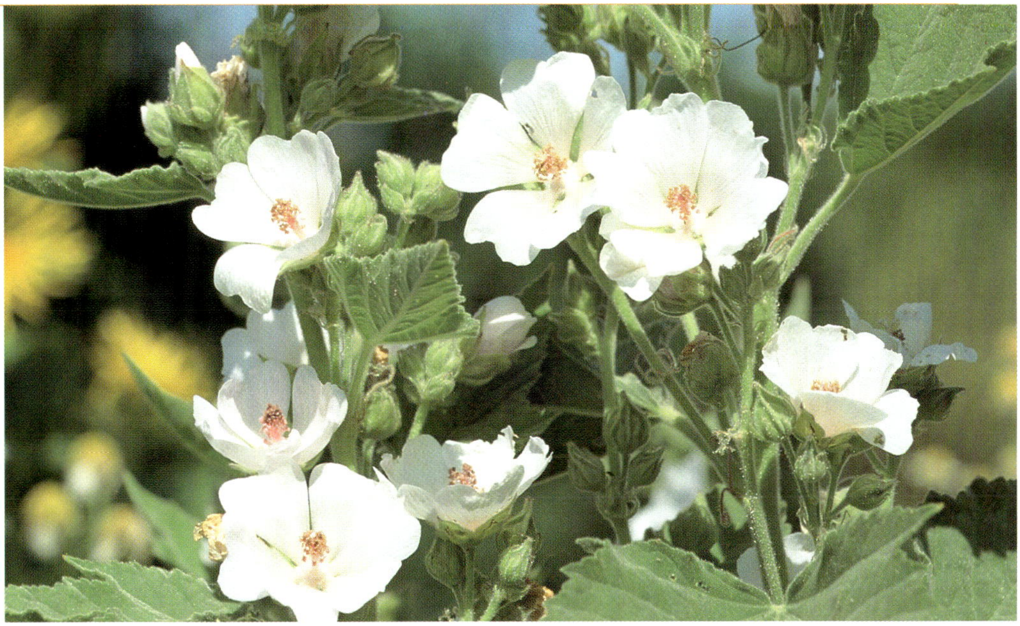

DIE ANWENDUNG

Vielen Fertigmischungen, Futtermitteln oder Kräutern ist Eibisch wegen seiner hustenstillenden und verdauungsfördernden Wirkung zugesetzt. Eibisch läßt sich auch im Garten anbauen. Sie sollten ihn aber nicht in freier Natur sammeln, er steht unter Naturschutz. Da der Eibisch ein wohlschmeckendes Kraut ist, wird er von Pferden gerne gefressen. Bei Hustenproblemen können Sie ihn mit Honig anreichern.

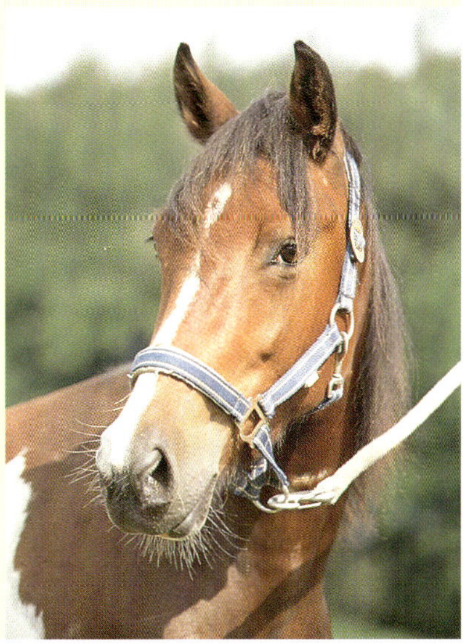

▸ **ANWENDUNG INNERLICH**

Eibisch (täglich 50 g) kann als Tee zubereitet werden, wahlweise mit heißem Wasser (10 Minuten ziehen lassen) oder mit kaltem Wasser ansetzen (1 Stunde stehen lassen), dann über das Futter geben.

Das Eibischkraut (50 g) oder die Wurzeln (ca. 20 g) können auch lose über das Futter gegeben werden.

Sie können auch einfach Eibischpulver kaufen und täglich einmal nach Anweisung (ca. 15 g) füttern.

Eucalyptus globulus
Eukalyptus

E

- *gegen Husten und Schnupfen*
- *bei spröden Hufen und Hornspalten*
- *für bessere Luft im Stall*

DIE URSPRÜNGE

Bis zu 100 Meter hoch kann der Eukalyptus werden. Ursprünglich ist er in Australien beheimatet und wird dort von den einheimischen Tieren sehr geschätzt. Heute wächst er auch in Südeuropa, Afrika, Südamerika und Asien. Seine langen Wurzeln entziehen dem Boden Wasser, und so pflanzte man den Eukalyptusbaum auch zur Trockenlegung von Sumpfgebieten an.

DIE ANWENDUNG

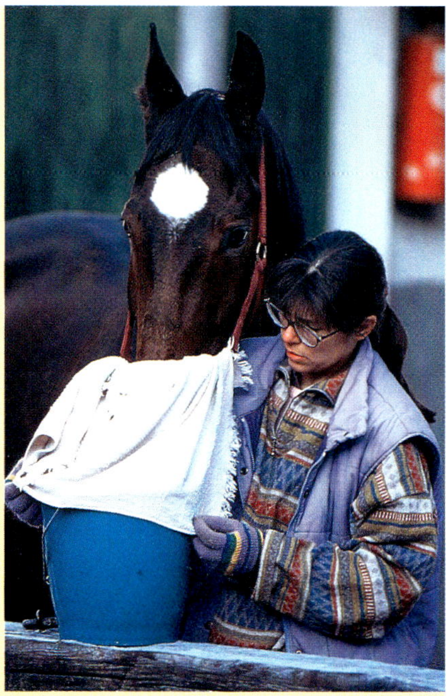

ANWENDUNG INNERLICH

Pferdefuttermischungen gegen Husten enthalten immer Eukalyptus. Inzwischen gibt es Eukalyptus-Lecksteine. Sie sind zu empfehlen, werden aber von unseren Pferden an einem Tag aufgefressen.

ANWENDUNG ÄUSSERLICH

Als reines ätherisches Öl wird Eukalyptus immer beliebter, dazu sollte man sich ein wenig mit Aromatherapie beschäftigen. Bei kranken Pferden kann man im Stall das Öl aufstellen oder mit einem Zerstäuber verteilen, um die Luft zu verbessern. Für Pferde gibt es Inhaliergeräte, aber ein Eimer und eine Decke sind immer zur Hand und helfen zur Not auch. Zur Inhalation legt man etwas Heu in einen Eimer, träufelt ein paar Tropfen Eukalyptusöl darauf und gießt kochendes Wasser darüber. Dann sollten Sie den Eimer so dicht wie möglich an Maul und Nase bringen, und das Pferd so lange inhalieren lassen, bis kein Wasserdampf mehr entsteigt.

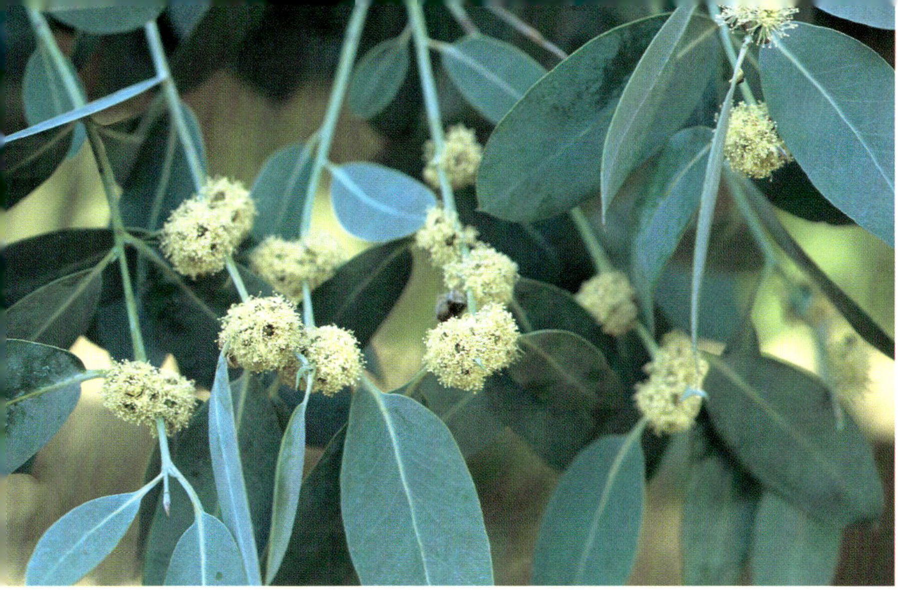

48

DIE HEILKRAFT

Der Eukalyptusbaum ist wegen seines stark aromatischen Geruchs und seiner Heilwirkung sehr beliebt. Die langen, sichelförmigen Blätter enthalten ätherische Öle. Von den bekannten Wirkstoffen ist das Eukalyptol das intensivste. Es wird in zahlreichen Formen hergestellt. Sirup, Pastillen, Kapseln und Injektionslösungen sind die häufigsten Verabreichungsformen. Die Gerbstoffe, ätherischen Öle und Harze wirken besonders auf die Atmungsorgane und oberen Luftwege. Eukalyptus hilft bei Fieber, Asthma, Bronchitis und Stirnhöhlenentzündung. Produkte mit Eukalyptusöl werden eingenommen, inhaliert oder auch als Einreibung und Umschläge angewendet.

TIP VOM TIERARZT

Die Zerstäubung eines Eukalyptus-Wassergemischs bringt neben der Stallhygiene bessere Luft in den Stall.

EUKALYPTUS FÜR PFERDE

Bekannt ist Eukalyptus als Hustenmittel. Es löst zähen Schleim und entkrampft. Versuchen Sie mit Ihrem hustenden Pferd regelmäßig zu inhalieren. Bronchitis, Asthma und Schnupfen sollen neben tierärztlichen Maßnahmen immer mit Inhalationen unterstützend behandelt werden. Eukalyptus in milder Salbenbasis läßt sich auch gut in die Nüstern reiben. Bei spröden Hufen und Hornspalten kann Eukalyptus mit Lorbeeröl auf die Hufe gepinselt werden. Nicht vergessen dürfen Sie Eukalyptusöl als Schutz vor Fliegen. In Verbindung mit Obstessig, Knoblauch, Teebaumöl und eventuell Lavendel, kann man den Pferdefeinden zu Leibe rücken.

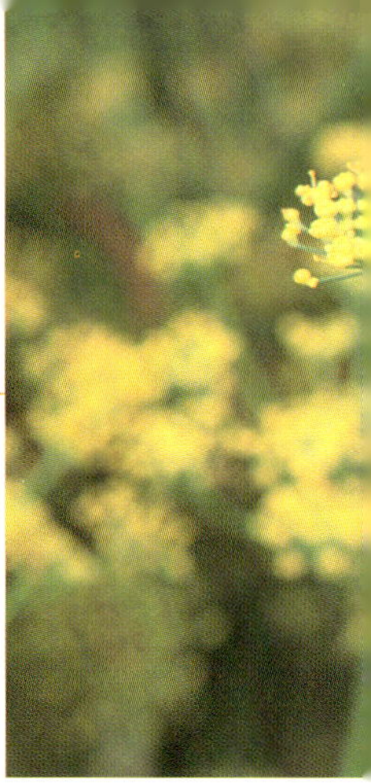

Foeniculum vulgare

Fenchel, Wilder

F

- *wirkt krampflösend bei Magen-Darm-Problemen*
- *fördert die Schleimlösung bei Husten*
- *hat wundheilende Eigenschaften*

DIE URSPRÜNGE

Das sonnige Mittelmeergebiet ist die Heimat des Fenchels. In Mitteleuropa hat er sich nur an einigen Stellen verwildert angesiedelt. Wer nicht genau hinsieht, kann ihn leicht mit dem verwandten Dill verwechseln. Frische Blätter, Wurzeln und Früchte werden beim Fenchel als Heilpflanze genutzt. Die Früchte enthalten ein ätherisches Öl, das besonders magenstärkend und krampflösend wirkt. Den kräftigen, aromatischen Geruch des Fenchels schätzen die Köche als ideales Speisegewürz.

DIE HEILKRAFT

Fenchel ist besonders bekannt in der Kinderheilkunde. Seine milde Wirkung auf die Verdauungsorgane und der süßliche Geschmack machen ihn zu einem beliebten Kindertee. Neben den ätherischen Ölen verfügt er über die Vitamine A, B, C und einige Mineralsalze. Von den medizinischen Eigenschaften des Fenchels sind die krampflösenden, appetitanregenden und verdauungsfördernden besonders hervorzuheben. Fenchel regt die Milchsekretion an und wirkt auswurffördernd bei Husten und Bronchitis. Bei Abszessen und Augenverletzungen schätzt man seine wundheilende Wirkung.

Den krampflösenden Fencheltee trinken nicht nur Kinder sondern auch Pferde gern

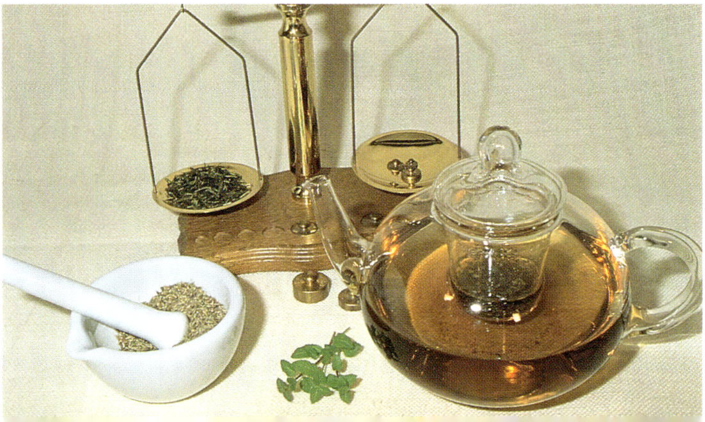

50

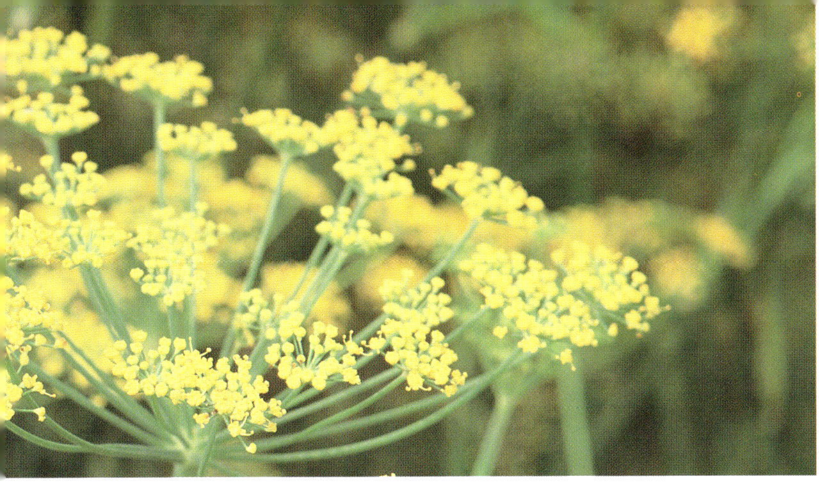

FENCHEL FÜR PFERDE

Die Mischung Anis-Fenchel-Kümmel ist optimal als Magen-Darm-Tee und wird zudem geschmacklich von allen Pferden akzeptiert. Bei meinen vierbeinigen Freunden ist Anis-Fenchel-Kümmel-Tee der absolute Spitzenreiter. Bei jeder Form von Blähungen, aufgrund von Futterumstellung bei Beginn der Weidesaison, beruhigt Fenchel das Magen-Darm-System durch seine krampflösenden Eigenschaften. Alle Erkrankungen der Atemwege werden durch Fenchel positiv beeinflußt. Die schleimlösende Wirkung sollten Sie bei Husten, Bronchitis und Nasenausfluß nutzen. Äußerlich können Sie mit Fencheltee Wunden und Abszesse auswaschen. Besonders am Auge in Verbindung mit Augentrost ist Fenchel eine schnelle Hilfe. Stuten mit Fohlen gibt man gerne Fenchel zur Anregung der Milchproduktion, außerdem sind die krampflösenden Inhaltsstoffe auch für das Fohlen nützlich.

TIP FÜR DEN REITER

Fencheltee hilft natürlich auch dem Reiter bei Magenproblemen und Husten und sollte in keiner Hausapotheke fehlen.

DIE ANWENDUNG

- **ANWENDUNG INNERLICH**
  Fenchel gebe ich am liebsten als Tee oder Teemischung gemeinsam mit Anis und Kümmel. Er wird von den Pferden gern genommen, und durch das heiße Wasser entfalten sich seine ätherischen Öle am besten. Fast allen Kräutermischungen für Pferde ist Fenchel beigemischt.
- **ANWENDUNG ÄUSSERLICH**
  Zur äußeren Anwendung und zur Inhalation sollten Sie einen stärkeren Tee zubereiten und abkühlen lassen.

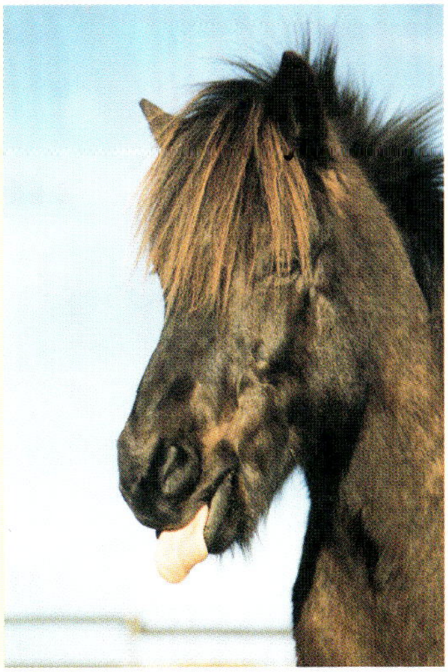

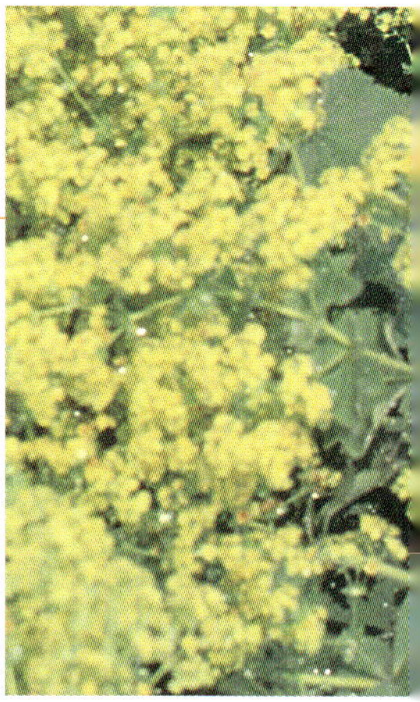

Alchemilla vulgaris
Frauenmantel

F

- *hilft bei Augenbindehautentzündung*
- *lindert Ekzeme und Fellprobleme*
- *wirksam bei Maulentzündungen*
- *wirkt blutreinigend*

DIE URSPRÜNGE

Im Mittelalter war das Frauenmantelkraut fast schon ein Wundermittel. Man glaubte, es könne den Zustand der Jungfräulichkeit wieder herstellen, sowie durch Alter oder Mutterschaft verlorene Schönheit zurückbringen. Trotz der Unwahrscheinlichkeit dieser Wirkungen ist das Frauenmantelkraut sehr nützlich. Es wächst in ganz Europa auf Wiesen, Weiden und an Waldrändern. Für Heilzwecke wird die ganze Pflanze ohne Wurzel genutzt.

DIE HEILKRAFT

Frauenmantelkraut enthält organische Säuren, Gerbstoffe, Harz und Saponine und wirkt adstringierend, entzündungshemmend, beruhigend, entkrampfend und wundheilend. Es hilft bei Magen-Darmstörungen, besonders mit Durchfällen und Blähungen, sowie bei schlecht-heilenden Wunden und Husten. Früher wurde es bei Frauenleiden und in den Wechseljahren verordnet.

DIE ANWENDUNG

- **ANWENDUNG INNERLICH**
  Frauenmantelkraut wird als Tee über das Futter gegeben oder mit anderen Teesorten gemischt.
- **ANWENDUNG ÄUSSERLICH**
  Für die Haut, Augen oder schlecht heilende Wunden helfen Waschungen und Umschläge. Bei Entzündungen im Maul und Rachen mischen Sie Salbei und Frauenmantelkraut und waschen dem Pferd vorsichtig das Maul aus.

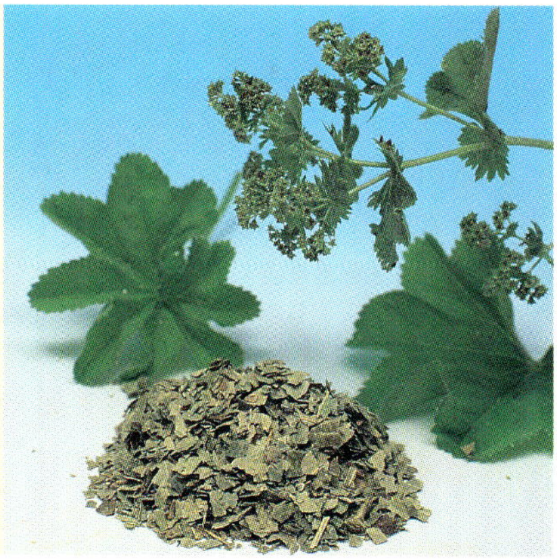

52

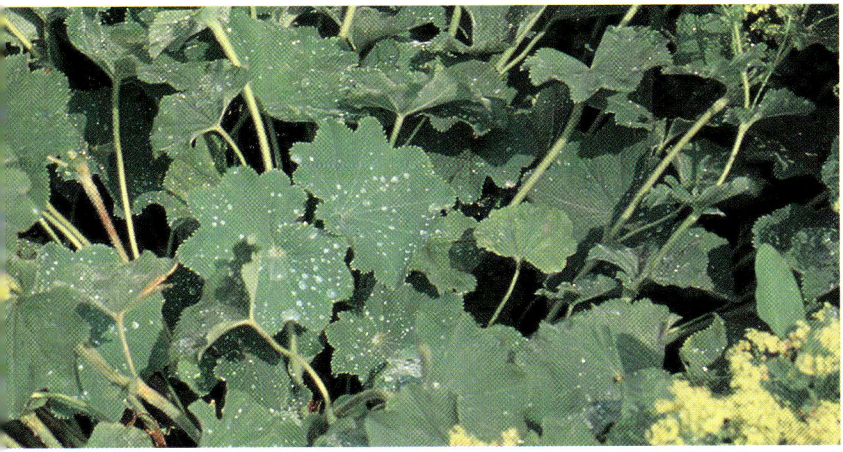

FRAUENMANTEL FÜR PFERDE

Für unsere Pferde nutzen wir das Frauenmantelkraut innerlich und äußerlich. Im Frühjahr als Blutreinigungstee läßt es sich gut mit der Brennessel mischen. Bei leichten Durchfällen reguliert es die Verdauung und beruhigt den Magen. Äußerlich ist Frauenmantelkraut ein Mittel bei Augenbindehautentzündung, die gerade im Sommer bei Weidepferden durch die zahlreichen Fliegen häufig auftritt. Durch seine juckreizstillenden Eigenschaften empfiehlt es sich in Verbindung mit Obstessig bei Ekzemen und anderen Haut- und Fellproblemen. Auch Entzündungen im Maul- und Rachenraum zählen zu seinem Wirkungsspektrum.

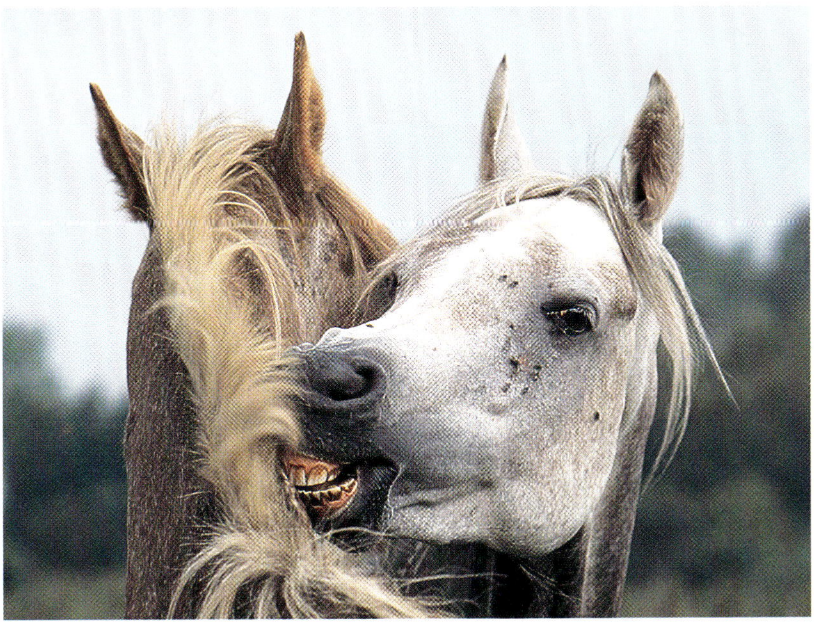

Weidepferde haben im Sommer durch die Fliegen oft Augen- und Fellprobleme

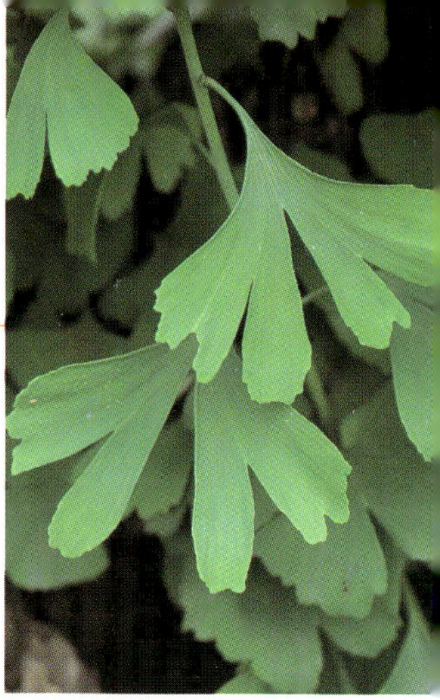

Ginkgo biloba
Ginkgo biloba
Tempelbaum

G

- *hilft bei Hufrehe*
- *fördert die Konzentration*
- *wirkt durchblutungsfördernd auf Organe und Gliedmaßen*

DIE URSPRÜNGE

Der Ginkgobaum ist ein Überbleibsel aus der Urzeit. Zahlreiche Ginkgoarten waren vor 200 Millionen Jahren auf der Erde verbreitet. Erhalten blieb nur der Ginkgo biloba. In einem Teil Ostasiens hat er fast unverändert überlebt. Bis zu 40 Meter hoch kann der Riesenbaum werden und ist heute in Ostasien, Nordamerika und Europa zu Hause. In der traditionellen chinesischen Medizin hat der Ginkgo schon lange einen festen Stammplatz. Aber auch in Europa wurden schon früh Ginkgoblätter zur Wundheilung eingesetzt. In China werden die Samen für die verschiedensten Krankheiten roh oder gekocht verwendet. In Europa nutzt man hauptsächlich die Blätter in der Naturheilkunde. Sie können im Garten einen Ginkgobaum großziehen, aber denken Sie an die 40 Meter Höhe.

DIE HEILKRAFT

Die Wirkung der Ginkgoblätter beruht auf den Hauptinhaltsstoffen, Ginkgolide, Bilobalide und Flavonoide. Der Extrakt fördert die Durchblutung im Gehirn und im ganzen Körper, besonders in den Beinen. Das Blut wird dünnflüssiger und die Sauerstoffaufnahme erhöht. Depressive Stimmungen, Konzentrationsschwäche und nachlassende Gedächtnisleistung werden durch Ginkgo gebessert. Bei der Behandlung der Alzheimer Krankheit hat man mit Ginkgo eindeutige Erfolge erzielt. Kopfschmerzen und Schwindel, die durch eine Durchblutungsstörung hervorgerufen werden, sprechen positiv auf eine Ginkgobehandlung an.

TIP VOM TIERARZT

Ginkgo biloba in homöopathischer Gabe D1 verbessert die akute und chronische Rehe. Vor der Weidesaison zur Vorbeugung zweimal täglich 15 Tropfen Ginkgo biloba verabreichen. Die homöopathische Behandlung sollte immer mit dem Tierarzt abgesprochen werden.

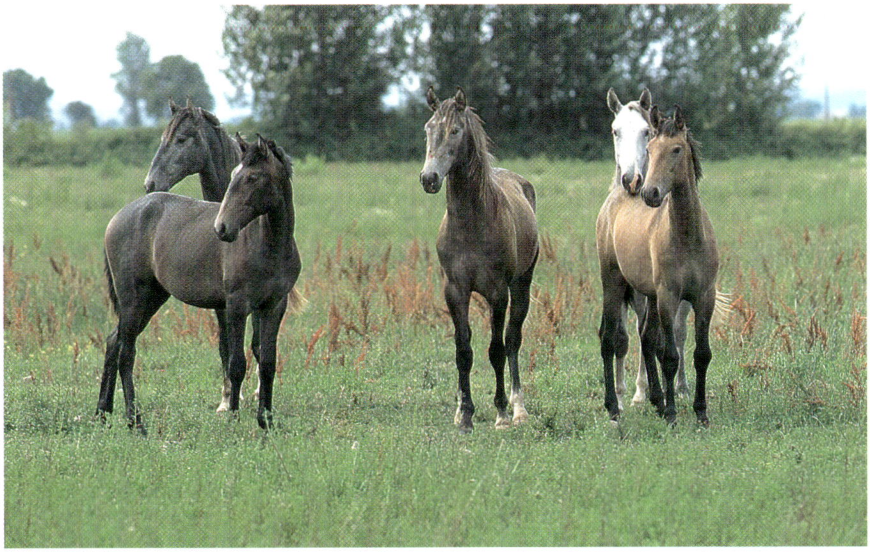

Gesunde und aufmerksame Pferde – Ginkgo biloba hilft dabei

GINKGO BILOBA FÜR PFERDE

Die durchblutungsfördernde Wirkung können wir uns auch bei unseren Pferden zunutze machen. Bei einer erhöhten Sauerstoffaufnahme werden alle Organe besser versorgt. Pferde, die Schwierigkeiten haben, sich bei der Arbeit zu konzentrieren und sich ständig ablenken lassen, können mit Ginkgo behandelt werden. Nachgewiesen ist bei Pferden eine deutlich bessere Durchblutung der Gliedmaßen und eine Wirkung bei Schock jeglicher Art. Persönlich habe ich gute Erfahrungen bei der Hufrehe meiner Stute gemacht.

DIE ANWENDUNG

ANWENDUNG INNERLICH

Ginkgoblätter kann man selbst als Tee zubereiten. Sie haben keine Nebenwirkungen und schmecken würzig und lecker. Für eine intensivere Wirkung muß man allerdings den Extrakt verwenden. Sie können ihn nicht selbst herstellen, aber in Tropfen- oder Tablettenform in der Apotheke oder in Drogeriemärkten kaufen. Ginkgo biloba-Injektionslösung hat der Tierarzt oder Heilpraktiker. Bei Pferden hat sich die hömöopathische Einnahme bewährt.

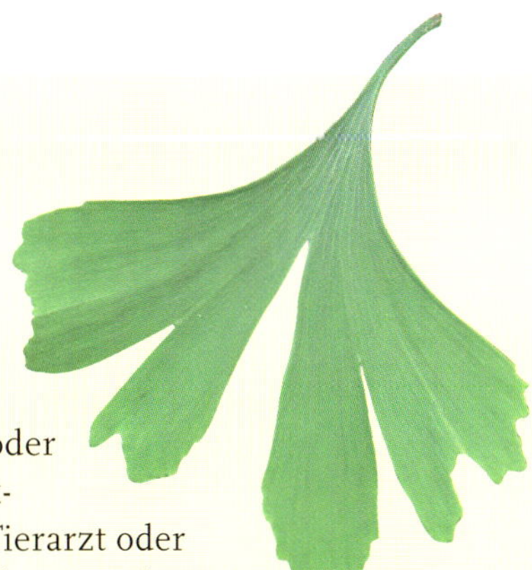

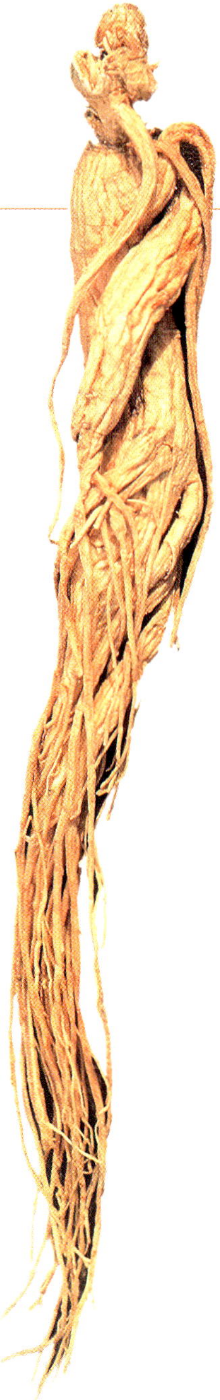

Panax schinseng
Ginseng

G

- *erhöht Konzentration und Leistungsbereitschaft*
- *baut Streß ab*
- *erhöht die Fruchtbarkeit*
- *reguliert Blutdruck und Stoffwechsel*

DIE URSPRÜNGE

Das königliche Heilmittel der chinesischen Kaiser wuchs ursprünglich in den schattigen Gebirgswäldern Ostasiens, von Nordkorea und der Mandschurei bis Nepal. Heute ist die Wildpflanze weitgehend ausgerottet und wird fast nur noch in Kulturen in Korea, China, Japan und der Ukraine zur Arzneigewinnung angepflanzt. Da der Ginsenganbau sehr schwierig ist, gehört die »Wunderwurzel« zu den nicht gerade preiswerten Naturheilmitteln. Eine Fülle von Forschungsergebnissen in Ost und West, an Mensch und Tier, belegen jedoch eindeutig die heilende und regenerierende Kraft der Ginsengwurzel, so daß sich ihr Einsatz bei vielen Leiden auf jeden Fall lohnt.

DIE HEILKRAFT

Die vielen wertvollen Inhaltsstoffe, wie ätherisches Öl, Stärke, Zucker, Pektin, Biotin, die Vitamine B1, B2, B12, Ginsenin, Panaxsäure, Phosphate, Spurenelemente und Ginsenoide, machten den Ginseng zur Wunderdroge. Untersuchungen in aller Welt haben seine Wirksamkeit bestätigt. Ginseng beeinflußt den gesamten Organismus positiv, er regt das Zentralnervensystem an und erhöht die Sauerstoffzufuhr. Streß wird abgebaut und die Leistung nachhaltig gesteigert. Unter dem Einfluß von Ginseng wird die Konzentrations- und Reaktionsfähigkeit angehoben und somit das intellektuelle Leistungsvermögen gesteigert. Vitalitätsverbesserung im höheren Lebensalter, Regulierung von Blutdruck und Stoffwechsel erweitern das Anwendungsspektrum der kleinen Wurzel.

TIP FÜR DEN REITER

Nicht nur Ihrem Pferd auch sich selbst sollten Sie bei hohen Anforderungen oder dauerhaftem Streß eine Ginsengbehandlung gönnen.

DIE ANWENDUNG

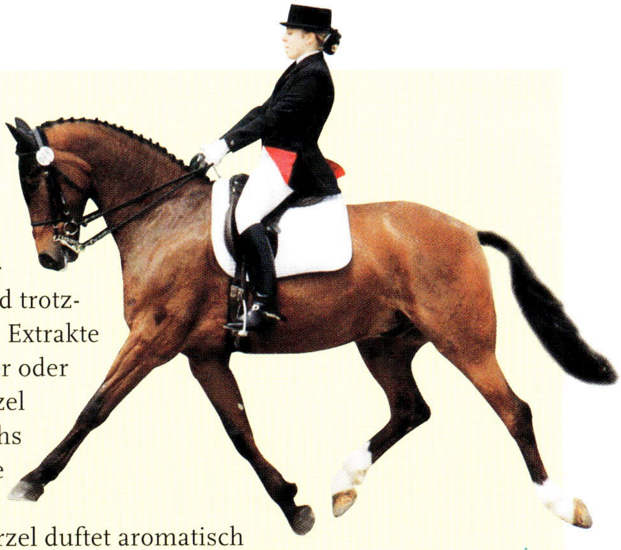

▸ **ANWENDUNG INNERLICH**

Fertige Ginsengprodukte für Pferde gibt es zu kaufen. Sie sind sicher gut, aber nicht ganz billig. Ginseng unterliegt strengen Qualitätskontrollen und trotzdem gibt es große Preisunterschiede. Extrakte sind gut löslich und werden als Pulver oder Granulat angeboten. Je älter die Wurzel war, desto besser ist die Qualität. Sechs Jahre alte Pflanzen haben die höchste Wirksamkeit. Ginseng kann mit dem Futter gegeben werden. Die Wurzel duftet aromatisch und schmeckt gleichzeitig süß und leicht bitter. Ginseng sollte über längere Zeit genommen werden, es hat keine Nebenwirkungen.

▸ **DOSIERUNG**

Täglich Ginseng-Pulver, Granulat oder Ginseng-Wurzel nach Dosierungsanweisung ins Futter geben.

GINSENG FÜR PFERDE

In der Tierheilkunde hat die Ginsengwurzel ihren festen Platz. Geben Sie Ihren Leistungspferden (Turnier, Training, Wanderritte) regelmäßig Ginseng und Sie werden sie kaum wiedererkennen. Zur Behandlung von Erschöpfungszuständen, besonders nach Krankheiten, leistet Ginseng gute Dienste.

Pferde, die im Ausdauertraining stehen, können sich durch Ginseng enorm steigern. Auch junge Pferde, für die das Anreiten hohe Anforderungen an die Konzentration stellt, sind kooperativer mit dem Wurzelextrakt.

Dauerstreß macht immer eine Ginsengbehandlung nötig.

Sibirischer Ginseng wird bevorzugt zur Fruchtbarkeitssteigerung bei Stuten und Hengsten erfolgreich eingesetzt.

Denken Sie auch an Ihre alten Pferde. Mit Ginseng bleiben sie gesund, fit und fröhlich.

Citrus paradisi

Grapefruitkernextrakt

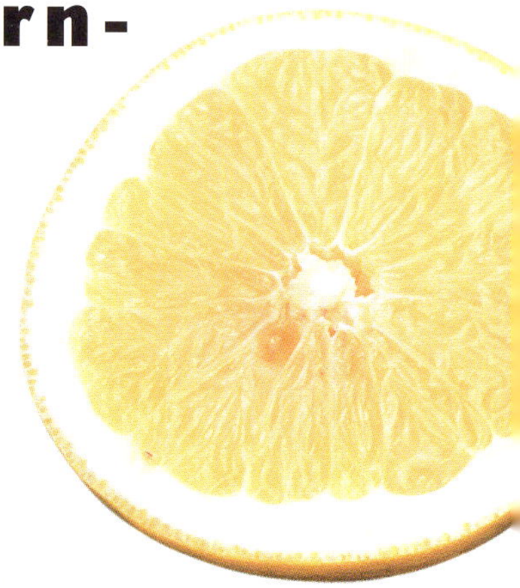

G

- *wirksame Unterstützung von Entwurmungsmitteln*
- *aktiviert das Immunsystem*
- *hilft bei Pilzerkrankungen und Insektenstichen*

DIE URSPRÜNGE

Entstanden ist die Grapefruit auf den Westindischen Inseln. Manche Forscher vermuten als Kreuzung zwischen Pampelmuse und Orange. Nachgewiesen wurde sie erstmals um 1750 auf Puerto Rico. Der botanische Name – Paradiesischer Baum – verspricht, was der wunderbare Inhalt dieser Pflanze hält. Bis vor kurzem war die Grapefruit lediglich als köstlicher Vitaminspender bekannt. Erst in jüngster Zeit wurden weitere außergewöhnliche Wirkstoffe erforscht.

Heute wird Grapefruitsamenextrakt bei einer Vielzahl von Beschwerden und Krankheiten eingenommen. In zahlreichen Untersuchungen wurde dem Grapefruitkernextrakt eine breite antimikrobielle Wirkung bestätigt. Deshalb wird er inzwischen als hochwirksames Naturheilmittel eingesetzt.

DIE HEILKRAFT

Vitamin C ist einer der wichtigsten Wirkstoffe der Grapefruit. Es regt den Zellstoffwechsel an, fördert die Blutbildung und erhöht die körpereigenen Abwehrkräfte, besonders wichtig zur Vorbeugung von Infektionskrankheiten. In unterschiedlichen Laboruntersuchungen in verschiedenen Ländern wurden besonders die Grapefruitkerne unter die Lupe genommen. Man konnte eine starke wachstumshemmende Wirkung auf nahezu alle Bakterien, Viren und Pilze nachweisen.

Der Grapefruitkernextrakt wird bei Magen- und Darmproblemen ebenso eingesetzt wie bei Pilzbefall, Erkältungskrankheiten, Zahn- und Zahnfleischentzündungen.

TIP FÜR DEN REITER

Bürsten, Striegel und andere Utensilien zur Pferdepflege sollten regelmäßig gewaschen und mit Grapefruitkernextrakt desinfiziert werden.

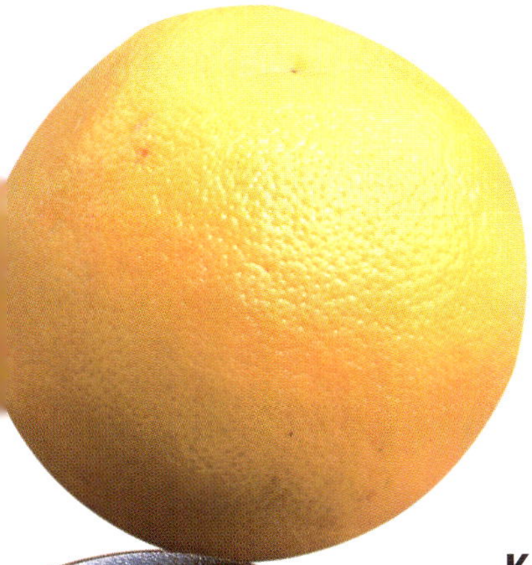

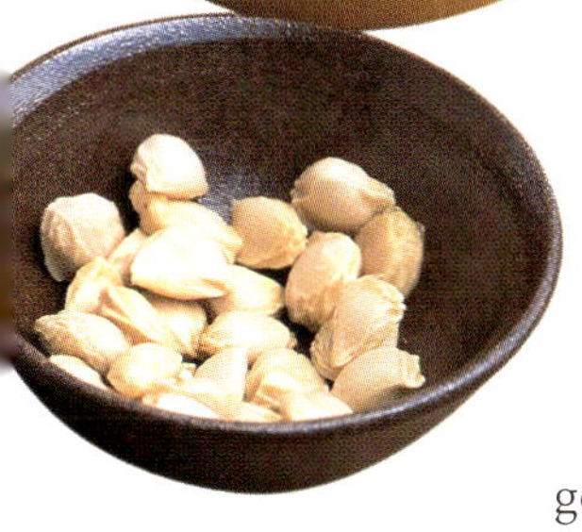

GRAPEFRUIT-KERNEXTRAKT

FÜR PFERDE

Grapefruitkernextrakt ist eine natürliche wirkungsvolle Unterstützung zu den üblichen Entwurmungsmitteln. Er kann innerlich zur Heilung von Pilzerkrankungen eingesetzt werden. Bei äußerem Pilzbefall sollte man täglich einige Tropfen auf die befallenen Stellen reiben, größere Stellen werden täglich abgewaschen. Kleinere Verletzungen und Wunden können ebenfalls mit Grapefruitkernextrakt behandelt werden. Grapefruitkernextrakt auf das Fell versprüht, vertreibt lästige Plagegeister im Sommer. Gibt es trotzdem Insektenstiche, egal welcher Art, können sie mit dem Extrakt eingerieben werden. Im Sommer können sie im Stall eine Mischung von Wasser und Grapefruitkernextrakt versprühen; der Geruch vertreibt Mücken und Fliegen.

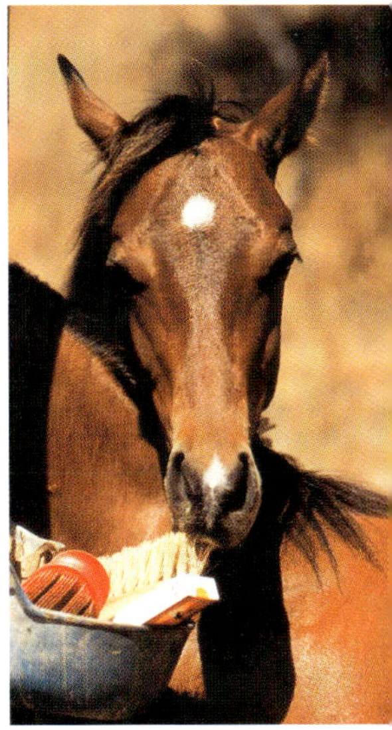

DIE ANWENDUNG

Sie bekommen Grapefruitkernextrakt in pulverisierter oder flüssiger Form in der Apotheke.

- **ANWENDUNG INNERLICH**
  Pulver- oder Flüssigextrakt ins Futter mischen.
- **ANWENDUNG ÄUSSERLICH**
  Äußerlich kann der Extrakt je nach Fall pur oder in Wasser verdünnt angewendet werden.
- **DOSIERUNG**
  Als Faustregel für die innere Anwendung sollte man sich merken: 0,02 ml flüssigen Extrakt bzw. 2,5 mg Pulver pro Kilogramm Körpergewicht. Das heißt, einem durchschnittlich-schweren Warmblutpferd (600 kg) geben Sie 12 ml Flüssigextrakt oder 1,5 g Pulver.

Thea sinensis/camellia sinensis
Grüner Tee
die asiatische Vitalität

G

- *fördert die Abwehrkräfte*
- *zur Erholung nach einer Krankheit*
- *gleicht Mineralienverlust aus*
- *gegen Sommerekzem*

TIP VOM TIERARZT

Grüner Tee
- regt den Blutkreislauf an
- erleichtert die Sauerstoffaufnahme der Organe
- fördert die körpereigenen Abwehrkräfte
- ist antibakteriell
- wirkt regenerierend und ausgleichend

DIE URSPRÜNGE

Grüner Tee ist seit Jahrtausenden ein hochgeschätztes Heilgetränk der asiatischen Länder. Bereits vor 4700 Jahren wurde er zum ersten Mal erwähnt. Vor rund eintausend Jahren haben buddhistische Mönche den Grünen Tee von China nach Japan gebracht. Der Teestrauch wurde ursprünglich nur zu Heilzwecken in chinesischen Klostergärten angebaut. Im Gegensatz zum Schwarzen Tee werden beim Grünen Tee die wirksamen Inhaltsstoffe nicht zerstört. Alle wichtigen Stoffe, der aromatische Duft und die grüne Farbe bleiben erhalten. Nach jüngsten wissenschaftlichen Studien sind für die positiven Eigenschaften des Grünen Tees 130 verschiedene Wirkstoffe verantwortlich, wie zum Beispiel Vitamin A, B, C und E, Aminosäuren, Proteine, Fruchtsäuren und Spurenelemente wie Kalzium und Magnesium.
Der Grüntee-Extrakt gehört heute zu den interessantesten Wirkstoffkomplexen bei den Naturheilmitteln.

DIE HEILKRAFT

Nach chinesischer Überlieferung gehen vom grünen Tee eine Vielzahl heilende, stärkende und vorbeugende Wirkungen aus. Grüner Tee hält jung und beflügelt Körper und Geist. Nach neuesten Forschungen hilft Grüner Tee 20mal mehr bei der Minderung des Alterungsprozesses als das bisher dafür bekannte Vitamin E.

Er wird als geistige Stimulanz geschätzt, steigert die Konzentration und fördert die Ausdauer.

Neben der inneren Wirkung aktiviert der Grüne Tee auch äußerlich alle natürlichen Funktionen der Haut. Besonders empfohlen wird er bei trockener, gereizter, empfindlicher und allergisch reagierender Haut.

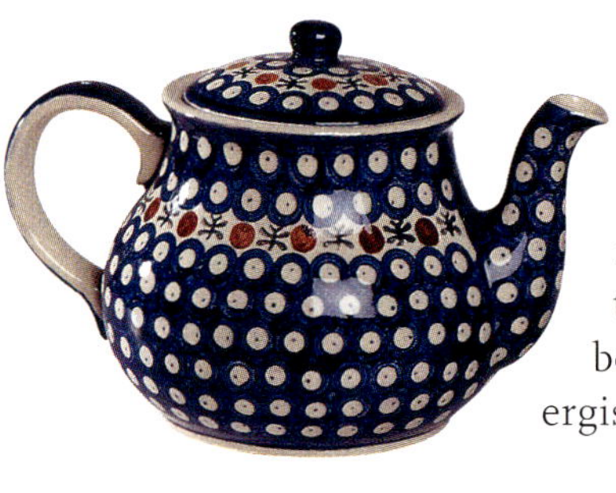

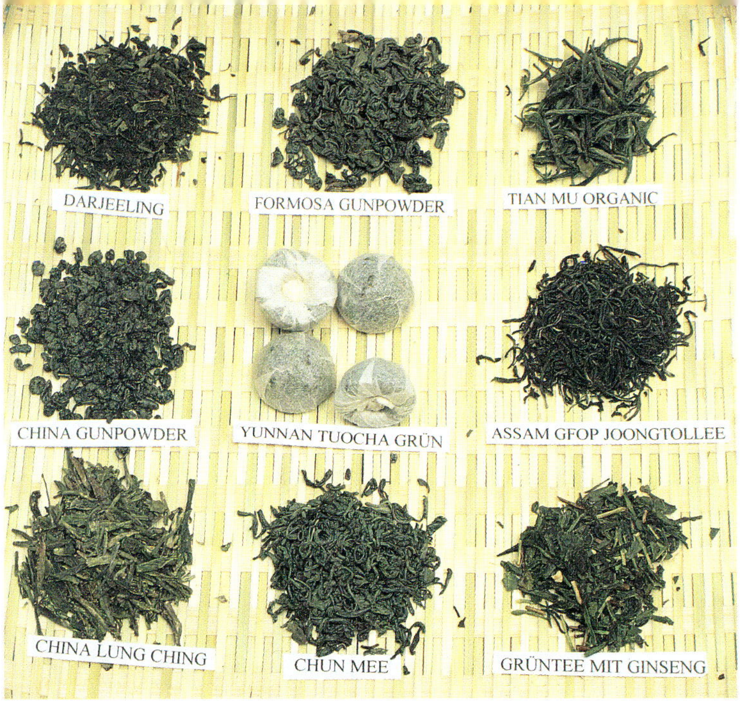

GRÜNER TEE FÜR PFERDE

Wie beim Menschen kann grüner Tee auch bei Pferden vielseitig zur inneren und äußeren Behandlung eingesetzt werden. Besonders ältere und schwache Pferde sollten täglich über einen längeren Zeitraum Grünen Tee bekommen. Auch für Pferde, die sich nach einer Krankheit erholen müssen, ist eine tägliche Ration Grüner Tee ein gutes Stärkungsmittel. Die Bitterstoffe des Tees fördern den Appetit und die Verdauung, können Durchfälle stoppen und den Verlust an Mineralien wieder ausgleichen. Pferde, die unter Leistungsstreß stehen, brauchen den Grünen Tee, um ihre Konzentration und Ausdauer zu verbessern und um Erschöpfungszuständen vorzubeugen.
Äußerlich ist Grüner Tee hervorragend für Waschungen jeder Art geeignet. Zum Beispiel bei Ekzemen, wie dem Sommerekzem, oder trockener und schuppiger Haut. Außerdem kann man ihn als Zusatz zum Shampoo für Mähne und Schweif und im Sommer zur Erfrischung für das ganze Pferd nutzen.

DIE ANWENDUNG

Geben Sie den Tee ins Trinkwasser oder über das Kraftfutter.

- **ANWENDUNG INNERLICH**
zwei Beutel ca. fünf bis sechs Minuten in 0,25 bis 0,5 Liter Wasser ziehen lassen.
- **ANWENDUNG ÄUSSERLICH**
die doppelte Menge an Beuteln ca. zehn bis fünfzehn Minuten ziehen lassen.

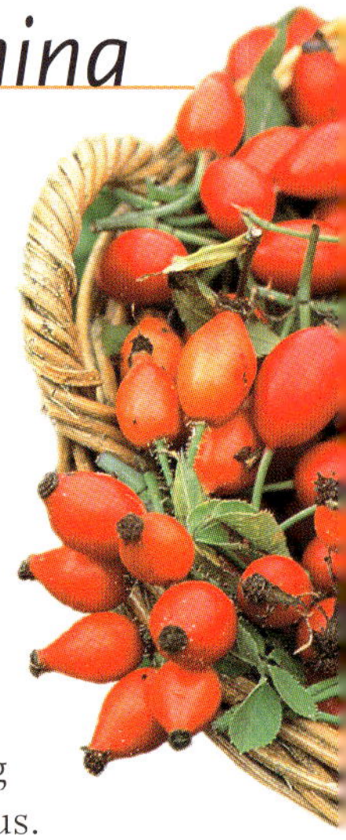

Rosa rugosa / Rosa canina

Hagebutte Heckenrose

H

- *steigert die Abwehrkräfte*
- *stärkt die Leber*
- *unterstützt den Verdauungsapparat*

DIE URSPRÜNGE

Die Wildrose stammt ursprünglich aus dem Mittelmeerraum. Zur Zeit der spanischen Eroberung wurde sie nach Amerika gebracht und wilderte aus.
In Europa finden wir die Heckenrose fast überall, ebenso in Nordafrika und in einigen Gebieten Asiens. Die liebenswerte Pflanze mit ihren hübschen Röschen bevorzugt lichte Wälder, Waldränder, Gebüsche und sonnige Hänge. In der Naturheilkunde finden ihre Früchte, die Hagebutten, Verwendung. Früher sprach man der Wildrose heilende Kräfte gegen Hundebiß (Tollwut) zu, aber auch ohne diese Wirkung ist sie ein begehrtes Heilmittel. In großen Mengen müssen die Hagebutten mit Kämmen aus den dornigen Sträuchern mühevoll geerntet werden.

DIE HEILKRAFT

Besonders bekannt ist der hohe Vitamingehalt der Hagebutte. Außer Vitamin C in großen Mengen (ca. 5000 mg pro Kilo) enthält sie Vitamin A und K, Niazin, Riboflavin und ätherische Öle. Hagebutten unterstützen die Therapie bei Vitamin-C-Mangel, Erkältungen, Frühjahrsmüdigkeit und anderen Infekten. Sehr beliebt ist sie wegen des Geschmackes und der Verträglichkeit in der Kinderheilkunde. Die Chinesen verwenden die Hagebutten als Lebertonikum, sie kann also auch immer zur Entgiftung mit anderen »Leberkräutern« gemischt werden.

TIP VOM TIERARZT

Bei Hufproblemen und schlechtem Hornwachstum längere Zeit Hagebutten füttern.

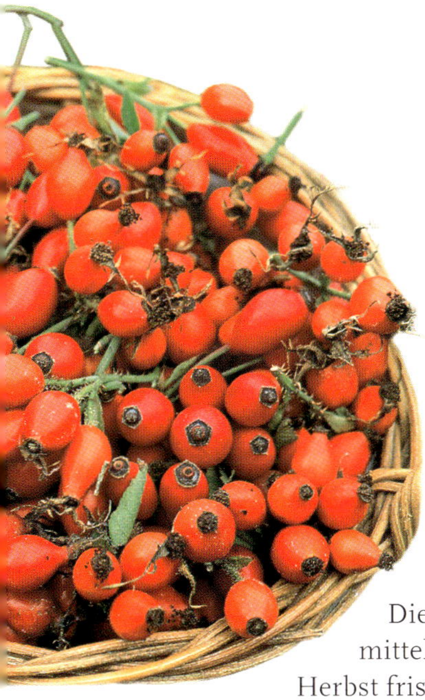

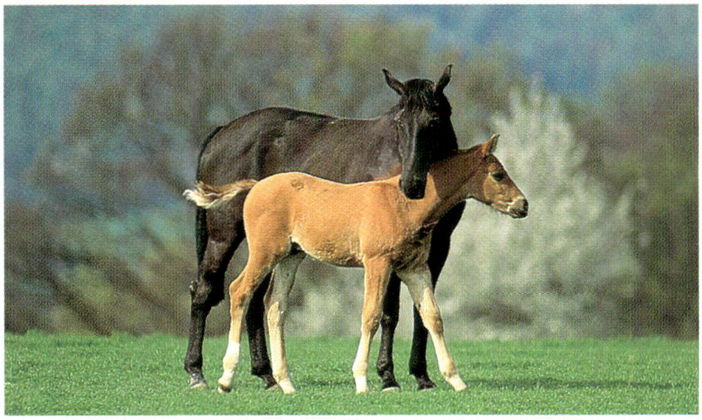

Für Mutterstuten sind die vitaminreichen Hagebutten eine wertvolle Nahrungsergänzung

HAGEBUTTE

FÜR PFERDE

Die Hagebutte gehört zu den Naturheilmitteln, die man leicht beschaffen kann. Im Herbst frisch, das übrige Jahr getrocknet und ständig als Tee sollten Sie den Speiseplan Ihres Pferdes mit Hagebutten verbessern. Nach längeren Krankheiten und zur Infektabwehr mischt man die Hagebutten mit anderen aufbauenden Kräutern. Da sie Biotin, Flavonoide und eben den enorm hohen Vitamin-C-Gehalt haben, fördern sie das Hufwachstum, verbessern das Haarkleid und steigern die Abwehrkräfte.

Die leberstärkende Wirkung können wir uns bei Hufrehe zunutze machen. Hagebutten sorgen für einen gesunden Verdauungsapparat, helfen bei Durchfall und Verstopfung.

DIE ANWENDUNG

- **ANWENDUNG INNERLICH**
  Pferde lieben genau wie Kinder Hagebuttentee. Die kleinen roten Früchte können Sie im Herbst frisch unter das Futter mischen. Getrocknete Hagebutten muß man vor Feuchtigkeit schützen, sie sollten täglich zugefüttert werden (direkt vor dem Füttern zerkleinern).
- **DOSIERUNG**
  Pro Tag können Sie 30-40 g getrocknete Früchte ins Futter geben. Als Frühjahrskur (Fellwechsel, Rehegefahr, Infektanfälligkeit) mischen Sie Hagebuttentee mit anderen Kräutern, z.B. Brennessel, Grünem Tee und Malve.

Flores graminis
Heublumen

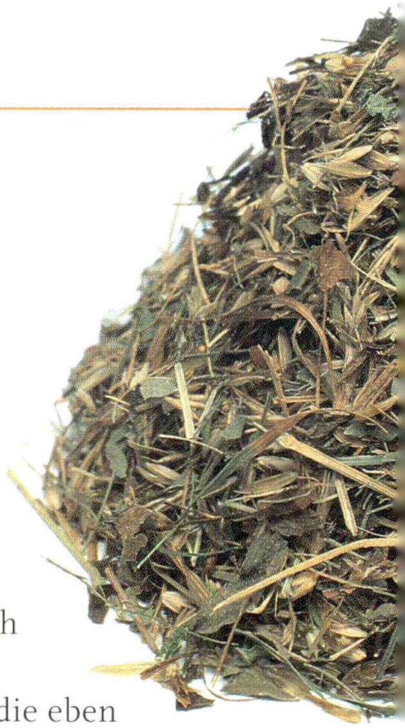

H

- *bei Muskelverspannungen*
- *bei Krampfkoliken und Kreuzverschlag*
- *gute Futterergänzung*

DIE URSPRÜNGE

Wer heute noch Heublumen in „freier Natur" sehen möchte, muß sehr hoch hinaus. Echte Heublumen findet man nur noch in den Alpen, wo die Natur noch relativ unberührt ist. Unter Heublumen versteht man eine Vielzahl von Blumen, die eben die Heublumenwiese ausmachen. Unbedingt dazu gehören Anemonen, Arnika, Habichtskraut und Kreuzblumen. Hinzu kommen noch verschiedene Gräser, Ruchgras, Trespe, sowie Zitter- und Rispengras. Erst wenn die Heublumenmischung die ganze Kraft der aromatischen Alpenwiese vorweist, entfaltet sie ihre volle Wirkung.

DIE HEILKRAFT

In der Naturheilkunde für Menschen findet in erster Linie der Heublumensack Verwendung. Das sind getrocknete Heublumen, die in einen Leinensack gegeben werden. Dieser wird mit Dampf erwärmt und auf den Körper aufgelegt. Ein Heublumensack wird angewendet bei Störungen der Verdauungsorgane, Krampfzuständen, Magen- und Darm-

DIE ANWENDUNG

ANWENDUNG INNERLICH
In vielen Futtermischungen und Kräuterzusätzen sind Heublumen enthalten. Sie können aber auch Heublumen getrocknet kaufen, einen Tee bereiten oder unter das Futter mischen.

ANWENDUNG ÄUSSERLICH
Den Heublumensack kann man selber machen. Einfach ein Leinentuch nähen und mit Heublumen füllen. Für den Pferderücken muß er natürlich groß genug sein. Heublumen sollen nicht älter als ein Jahr sein, dann verlieren sie ihre Wirkung. Es gibt Heublumensamen, sähen Sie auf Ihrer Weide ein Stückchen Kräuterwiese ein.

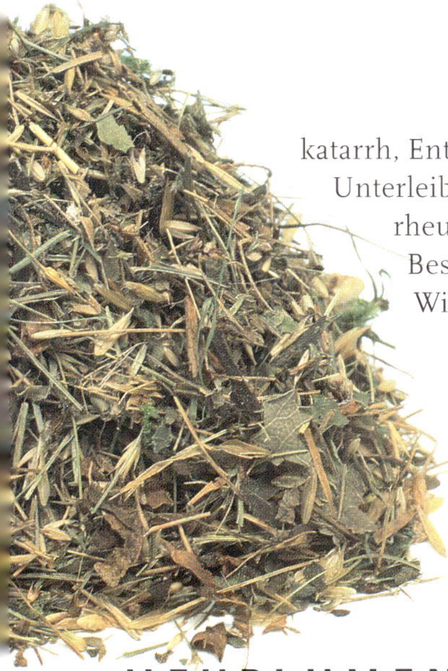

katarrh, Entzündungen der oberen Luftwege, Unterleibsschmerzen, Hexenschuß, Muskelrheumatismus und noch vielen anderen Beschwerden. Durch die Haut dringen die Wirkstoffe in den Körper und regen Nerven und Bindegewebe an. Heublumensäcke sind ein einfaches und preiswertes Hausmittel. Wer schlecht schläft, näht sich aus Leinen ein kleines Kissen und füllt es mit Heublumen. Gute Nacht!

TIP VOM TIERARZT

Bei ersten Anzeichen von Kolik oder Kreuzverschlag sollten Sie sofort den Tierarzt rufen. Die Wartezeit, bis der Tierarzt kommt, können Sie Ihrem Pferd mit einem Heublumensack erleichtern.

HEUBLUMEN FÜR PFERDE

Möchten Sie Ihr Pferd glücklich machen? Fahren Sie mit ihm in die Alpen und gönnen Sie ihm eine Kur auf einer echten Heuwiese. Natürlich ohne Arbeit und in Gesellschaft vieler Artgenossen. Nicht möglich? Na gut, dann kaufen Sie Heublumen, mischen sie unter das Futter und lassen Ihre Pferde von Blumenwiesen träumen. Heublumen verbessern jede Mahlzeit und können das ganze Jahr über, besonders natürlich im Winter, den Speiseplan unserer Pferde bereichern. Sie enthalten viele Wirkstoffe in natürlicher Form und werten jede Futterration auf. Auch die beim Menschen so beliebten warmen Heublumensäcke helfen den Pferden bei vielen Beschwerden, wie zum Beispiel Muskelverspannungen und Krampfzuständen bei Kolik oder Kreuzverschlag.

Bei Muskelverspannungen ist ein warmer Heublumensack eine Wohltat

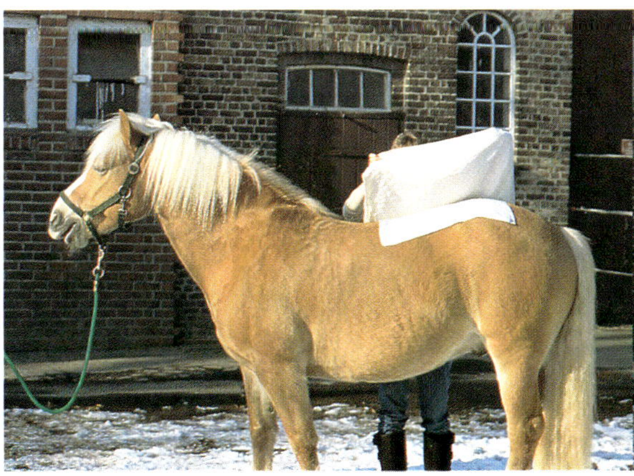

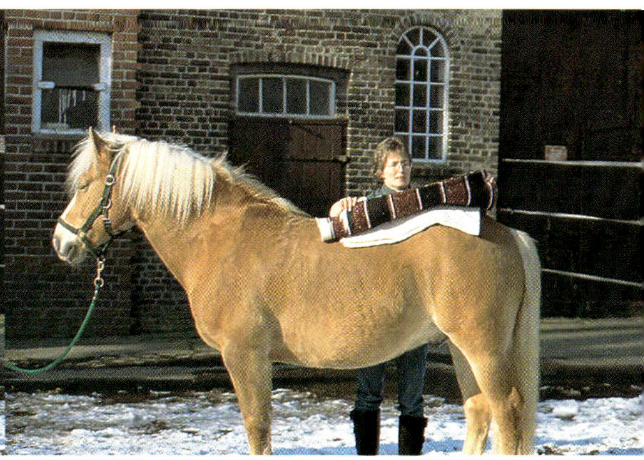

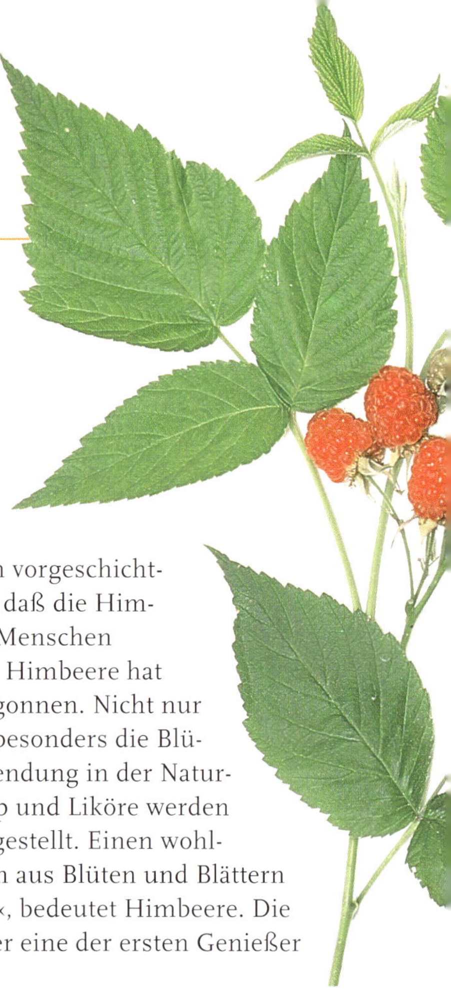

Rubus idaeus
Himbeere

H

- *hilft Stuten beim Abfohlen*
- *wirkt blutreinigend*
- *lindert rheumatische Beschwerden*
- *wirkt entzündungshemmend*

DIE URSPRÜNGE

Funde von Himbeersamen in vorgeschichtlichen Siedlungen beweisen, daß die Himbeere schon sehr lange vom Menschen genutzt wird. Der Anbau der Himbeere hat jedoch erst im Mittelalter begonnen. Nicht nur die schmackhaften Früchte, besonders die Blüten und Blätter, finden Verwendung in der Naturheilkunde. Wein, Essig, Sirup und Liköre werden aus den süßen Früchten hergestellt. Einen wohlschmeckenden Tee kann man aus Blüten und Blättern genießen. »Beere der Hinde«, bedeutet Himbeere. Die Hinde (Hirschkuh) war sicher eine der ersten Genießer der kleinen Beeren.

DIE HEILKRAFT

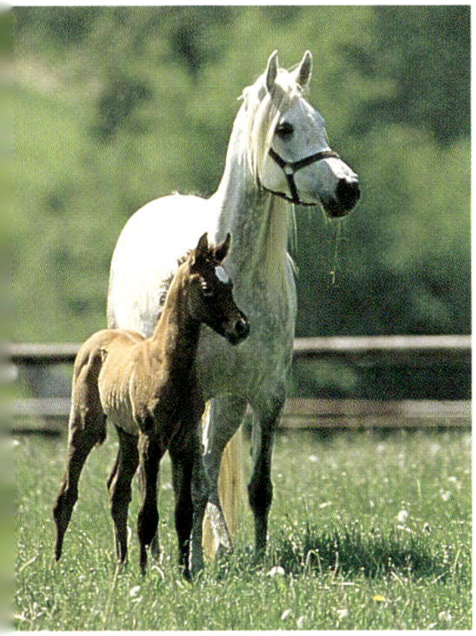

Stute und Fohlen sind gesund und munter

Die pharmazeutische Industrie nutzt die Himbeere, um den Kindern die Arzneimittel zu versüßen. Aber die Beere kann viel mehr. Ihre wohlschmeckenden Inhaltsstoffe sind Zitronensäure, Vitamin C, Zucker und Mineralsalze. Innerlich und äußerlich kann die Himbeere von großem Nutzen sein. Ihre erfrischende, blutreinigende und appetitanregende Wirkung hilft bei Rheuma, Angina und verschiedenen Frauenleiden. Sie wird zur Stärkung der Gebärmutter und zur Anregung des Milchflusses eingesetzt. Durch den hohen Vitamin-C-Gehalt ist die Himbeere ein starkes Mittel gegen Skorbut und andere Vitamin-C-Mängel. Äußerlich hilfreich bei Geschwüren und Entzündungen im Mund und auf der Haut. Selbst die empfindlichen Augen können mit einem Himbeeraufguß behandelt werden.

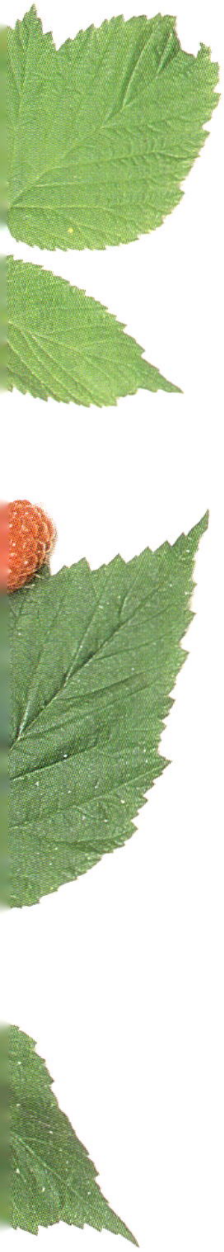

DIE ANWENDUNG

Früchte sind beliebt und ein guter Vitaminspender, sie werden als »Leckerei« aus der Hand gefressen. Die Blätter kann man frisch oder getrocknet dem Futter beimischen.

▸ **DOSIERUNG**
täglich 50 g getrocknete oder bis zu 100 g frische Blätter ins Futter geben oder als Tee kochen.

▸ **ANWENDUNG INNERLICH**
Der Tee aus Himbeerblättern schmeckt auch Pferden gut und wird über das Futter gegeben. Zur Blütezeit der Himbeeren dürfen Sie ruhig ein paar Blüten beimischen, sie verbessern das Aroma.

▸ **ANWENDUNG ÄUSSERLICH**
Bei Augenentzündungen Mullkompresse mit Himbeerblättertee oder -sud verwenden. Mullkompressen erhalten Sie in der Apotheke.

HIMBEERE FÜR PFERDE

Vor allem trächtige Stuten kann man die letzten Wochen vor dem Abfohlen und danach täglich mit Himbeerblättern füttern. Blutungen werden so vermieden und die Gebärmuttermuskeln gestärkt. Die Nachgeburt geht schneller ab, und die Gebärmutter bildet sich zügig zurück.
Bei älteren Pferden, die zu Rheuma neigen, können regelmäßige Gaben von Blättern oder Tee die Schmerzen lindern. Außerdem profitieren sie von der blutreinigenden Wirkung. Entzündungen im Maul und an den Zähnen können Sie mit dem Sud oder Tee behandeln oder die Pferde einfach Blätter fressen lassen. Entzündungen an den Augen lassen sich auch mit Himbeerblättertee behandeln.

TIP FÜR DEN REITER

Auch dem Reiter tut ein Vitamin-C-reicher Himbeerblättertee auf vielfältige Weise gut.

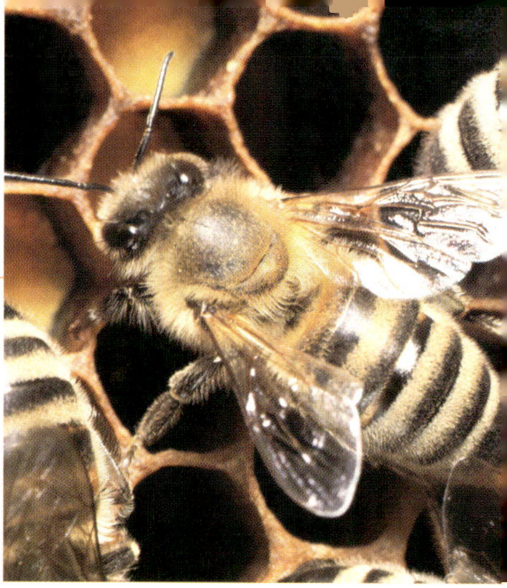

Honig

H

- *Inhalieren bei Husten und Bronchitis*
- *hilft bei Sommerekzem, Pilzflechten und Mauke*
- *Umschläge bei Zerrungen und Prellungen*
- *kräftigt und stärkt die Nerven*

DIE URSPRÜNGE

Honig bedeutet Heilkraft und Genußmittel in einem. Die ersten Hinweise, daß Menschen Honig sammelten, gehen bis in die Vorzeit zurück. Die alten Griechen und unsere germanischen Vorfahren stellten aus Honig ein berauschendes Getränk, den Met, her. Aber auch die heilende Wirkung des Honigs wurde früh entdeckt. Viele Völker schätzten den Honig als Wundheilmittel und setzten ihn bei Erkrankungen der Luftwege und der Lunge ein.

DIE HEILKRAFT

Honig hat viele interessante Eigenschaften. Wer ihn nur als Süßstoff nimmt, wird feststellen, daß Honig süßer ist als die gleiche Menge Zucker und darüber hinaus eine Reihe wertvoller Inhaltsstoffe enthält. Wer Honig statt Zucker verwendet schont damit die Bauchspeicheldrüse und führt seinem Körper zudem wunderbare Begleitstoffe zu. Honig wirkt keimwidrig, er ist ein exzellentes Wundheilmittel, auch bei Entzündungen der Mund- und Magenschleimhaut. Die wichtigsten Inhaltsstoffe im Honig sind die Flavonoide, Frucht- und Traubenzucker, Enzyme, Vitamine der B-Gruppe, Spurenelemente, Mineralstoffe und eine hormonartige Substanz. Alle Eigenschaften des Honigs aufzuführen, würde Seiten füllen, nehmen wir also nur ein paar. Honig wirkt kräftigend, stärkt Nerven und das Immunsystem, fördert die Verdauung, hilft bei Schlafstörungen und Unruhe, verbessert die Durchblutung der Herzkranzgefäße, wirkt antibakteriell und entzündungshemmend. Honig schützt vor Tumoren und ist

Die Araber fütterten ihren Fohlen Honig

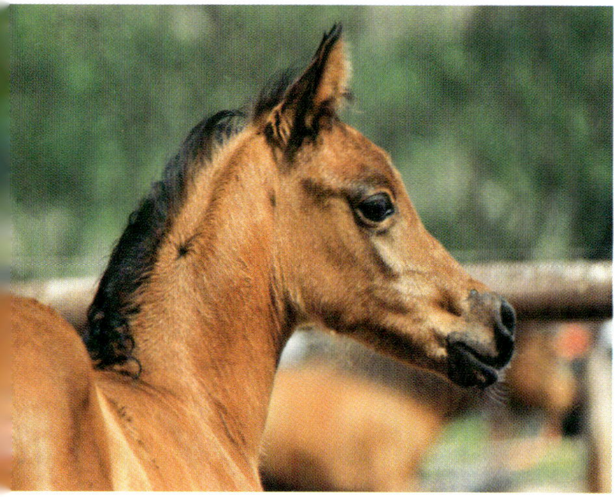

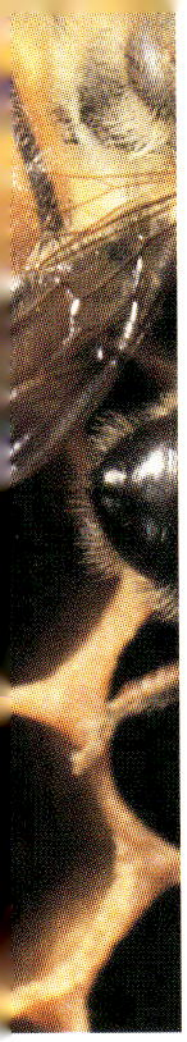

eine hervorragende Altersvorsorge. Honig läßt sich mit vielen anderen Heilkräutern mischen und verbessert deren Wirksamkeit sowie den Geschmack. Ein universales Gesundheitselixier können Sie aus folgenden Zutaten mischen. Obstessig/Apfelessig, Honig, Zitrone, Knoblauch. Täglich getrunken beugen Sie mit diesem Trunk vielen Krankheiten vor.

HONIG FÜR PFERDE

Alle im vorigen Abschnitt beschriebenen Wirkungen treffen auch auf Pferde zu. Sie schätzen den Honig als Leckerei und lassen auch bittere Arznei nicht stehen, wenn sie mit Honig gesüßt ist. Schon die Araber, die ja sehr viel von Pferdezucht verstehen, gaben ihren Fohlen Honig ins Futter. Da Honig ein ausgezeichnetes Wundheilmittel ist, wird er auch äußerlich gern angewandt. Verbrennungen, kleine Schürfwunden oder alte Narben können mit Honig bestrichen werden. Honig gilt auch als Antibiotikum. Wenn Ihr Tierarzt den Einsatz von Antibiotika für nötig hält, können Sie Ihr Pferd zusätzlich mit Honig stärken. Besonders alte und schwache Tiere kommen mit Honig wieder zu neuen Kräften.

DIE ANWENDUNG

Versuchen Sie Honig aus Ihrer Gegend zu bekommen, wenn Sie den Imker kennen, um so besser. Importhonig ist zwar billig, könnte aber von verseuchten Bienenstöcken kommen. Für unterschiedlichste Leiden sollte man entsprechende Honigsorten nehmen. Bei Erkältungen: Eukalyptus-, Tannen- oder Wildblütenhonig. Zur Stärkung: Lindenblütenhonig. Für Pferde wie für Menschen ist die beste Vorbeugung gegen Krankheiten, täglich Apfelessig mit Honig einnehmen.

DOSIERUNG
täglich 2 Eßlöffel Honig mit 2 Eßlöffeln Apfelessig und 200 ml Wasser einnehmen.

ANWENDUNG INNERLICH
Honig mit Apfelessig und Wasser verdünnt dem Futter beimischen, Honig pur ins Futter geben.

ANWENDUNG ÄUSSERLICH
Wunden oder Narben mit Honig bestreichen.

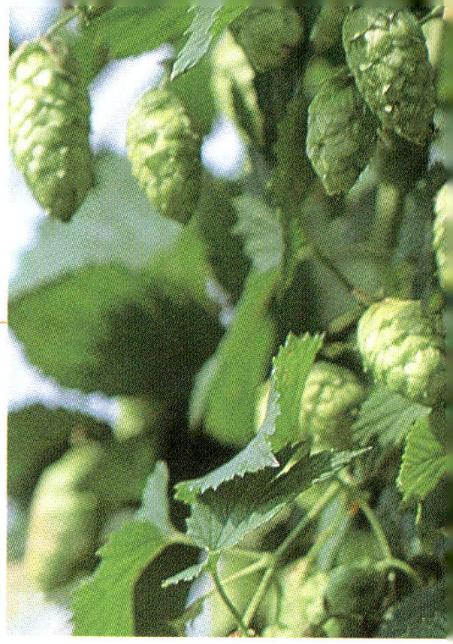

Humulus lupulus
Hopfen

H

- *wirkt beruhigend bei nervösen Pferden*
- *hilft bei Blähungen und Verdauungsstörungen*

DIE URSPRÜNGE

»Hopfen und Malz, Gott erhalt´s«, wünschen nicht nur die Liebhaber eines guten Bieres.
Der wilde Hopfen kommt in Gebüschen und Wäldern in der Nähe von Gewässern vor.
Kultiviert wird der Hopfen hauptsächlich in Europa, wird aber auch in Nord- und Mittelasien angebaut. Seine zapfenähnlichen Blütenstände werden sowohl medizinisch als auch zur Bierherstellung verwendet. Die Vermehrung des kultivierten Hopfens erfolgt durch Wurzelstockstücke. Sie können den Anbau im Garten versuchen. Blüten und Blätter des Hopfens sind eine reizvolle Dekoration.

DIE HEILKRAFT

Berühmt ist der Hopfen wegen seiner beruhigenden Wirkung, er hat aber auch noch andere Vorzüge. In seinen Blüten befinden sich Bitterstoffe, Gerbstoffe, ätherische Öle, zusammengefaßt als Sekret Lupulin. Dieses Sekret wirkt antiseptisch, appetitanregend (merkt man beim Bier), krampflösend, verdauungsfördernd und schmerzlindernd. Hopfen kann innerlich und äußerlich seine wohltuende Wirkung entfalten. Er verträgt sich hervorragend mit anderen Heilpflanzen und wird oft gemischt angeboten mit Melisse, Baldrian, Lavendel und ähnlichen Beruhigungs- und Schmerzmitteln. Ein Kräuterkissen mit Hopfen und Lavendel sorgt für einen erholsamen Schlaf.

TIP VOM TIERARZT

In den Hopfenblüten haben Wissenschaftler hormonelle Wirkstoffe entdeckt. Darum ist die Pflanze für Hengste und Zuchtstuten nicht geeignet.

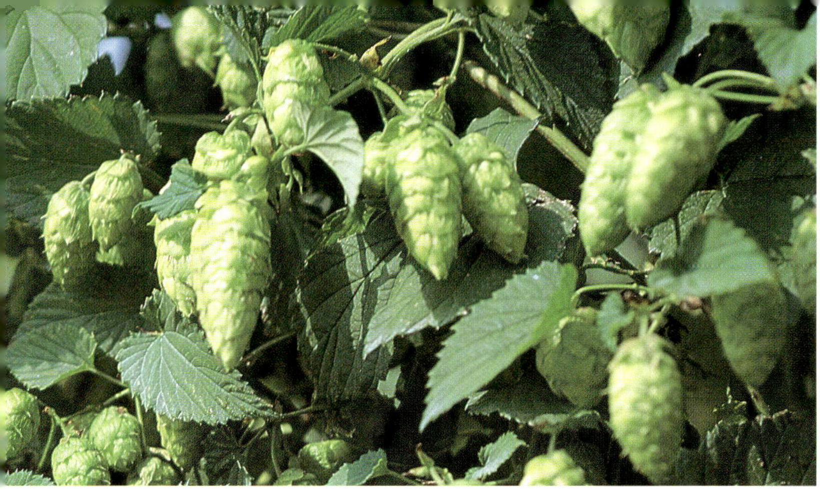

HOPFEN FÜR PFERDE

Bei Pferden sind hauptsächlich die beruhigenden und magenfreundlichen Einflüsse des Hopfens hilfreich. Versuchen Sie Ihr launisches, reizbares oder unruhiges Pferd mit Hopfentee oder Tonikum zur Ruhe zu bringen. Treten Sie mit Ihrem Pferd eine längere, ungewohnte Reise an? Dann gönnen Sie ihm ein paar Tage vorher einen Tee mit Hopfen, Baldrian und Lavendel. Kurz vor dem Verladen tropfen Sie ihm noch ein paar Notfalltropfen (Bachblüten) ins Maul, und Reiter und Pferd können die Reise ruhig genießen. Hopfen und Kamillenblüten sind ein bewährtes Mittel bei Blähungen und Verdauungsstörungen. Sie können die Blüten frisch, getrocknet als Mehl oder Tee mit dem Futter geben.

DIE ANWENDUNG

ANWENDUNG INNERLICH

In kommerziellen Kräutermischungen für Pferde ist häufig Hopfen enthalten. Die Anwendung richtet sich nach der jeweiligen Beschreibung. Hopfentee gibt es lose und in Beuteln zu kaufen, oft als Teemischung mit Baldrian und Melisse. Hopfenblüten können Sie auch einzeln bekommen, sie werden mit heißem Wasser übergossen und nach 15 Minuten durch ein Teesieb gegeben. Dann können Sie den Tee mit den Blüten übers Futter gießen.
Wir haben einen sehr temperamentvollen Warmblüter, der sich über alles, was neu und ungewohnt ist, sehr aufregt. Besonders wenn ihm viele Pferde entgegenkommen wird er schwierig. Ich habe ihm jetzt eine Tee-Kur verordnet. Er bekommt täglich einen Tee aus Johanniskraut, Baldrian und Hopfen. Warten wir die nächste Turniersaison mal ruhig ab.

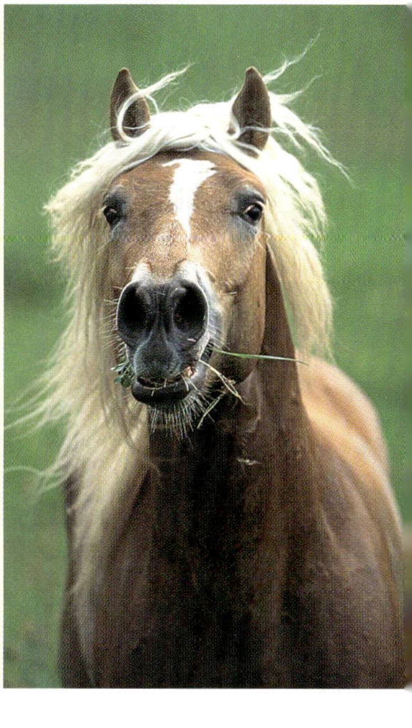

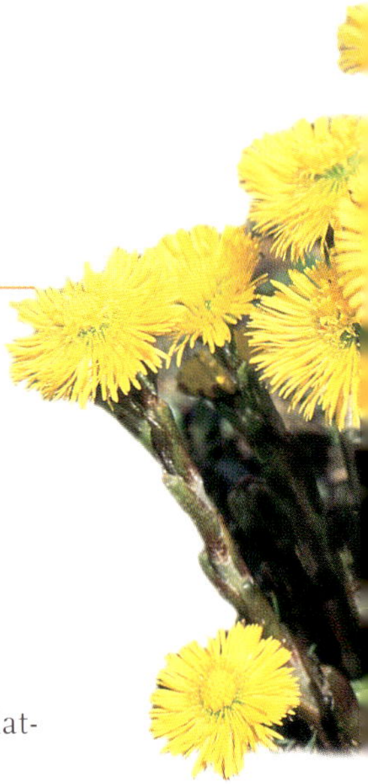

Tussilago farfara

Huflattich

H

- *wirkt schleimlösend bei Husten*
- *hilft bei Verstauchungen*
- *wirkt entzündungshemmend bei Abszessen*

DIE URSPRÜNGE

Einer der ersten Frühlingsboten ist der Huflattich. Seine gelben Blüten finden wir an Straßenrändern und an vielen verwilderten Stellen. Obwohl er eine nützliche Heilpflanze ist, wird er oft als Unkraut verschrien. Sein Name Tussilago (Hustenvertreiben) zeigt seine wichtigste Eigenschaft an, ein Kraut gegen Husten und Bronchitis. Da er äußerst genügsam ist, kommt er fast überall in Europa, Asien und Nordafrika vor. Seine in der Naturheilkunde wichtigsten Teile sind die Blätter, teilweise werden jedoch auch Blütenköpfe und Wurzeln verwendet.

Huflattich ist ein sehr wirksames Hustenmittel

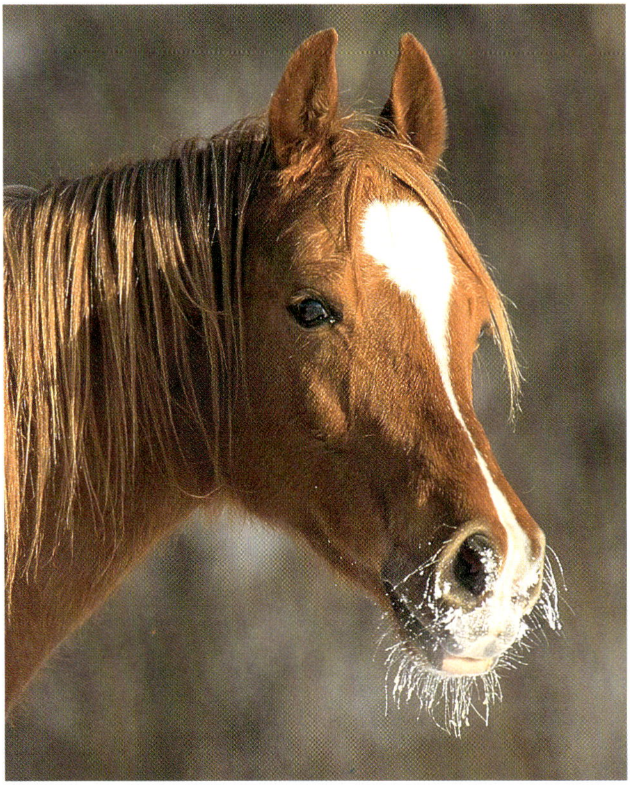

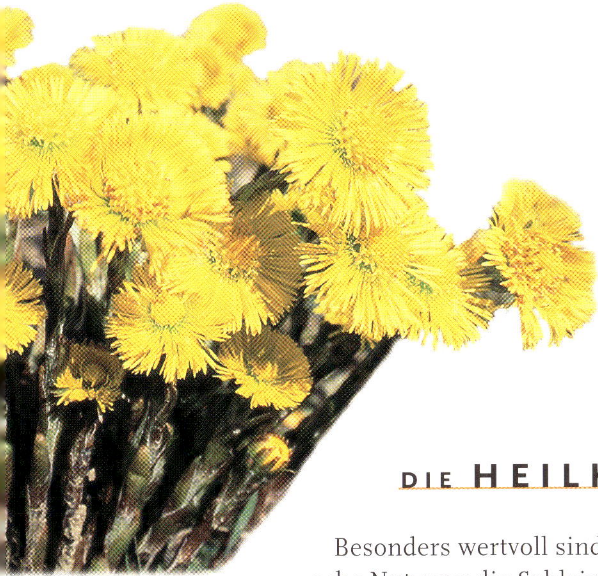

DIE HEILKRAFT

Besonders wertvoll sind für die medizinische Nutzung die Schleimstoffe, Gerbstoffe, Gallussalze und Mineralsalze. Huflattichblätter fördern den Hustenauswurf, sind blutreinigend, schweißtreibend und beruhigend. Angeboten wird Huflattich als Tee und Hustensaft. Der reine Pflanzensaft kann auch äußerlich von Nutzen sein. Bei Verstauchungen und Wunden, aber auch bei Abszessen nutzen wir seine entzündungshemmende Wirkung. Während der Schwangerschaft und Stillzeit sollte Huflattich nicht eingenommen werden. Huflattich ist ein Akutmittel und eignet sich nicht zur Langzeittherapie.

TIP VOM TIERARZT

Huflattich ist sehr wirksam, aber auch für Pferde kein Langzeitmittel.

HUFLATTICH FÜR PFERDE

In erster Linie ist Huflattich für Pferde ein Hustenmittel. Er ist in Säften und Pulvern für Husten und Bronchitis enthalten. Bei Schleimhautentzündungen im Maul wird er zur Reizlinderung eingesetzt. Ich habe zwar keine Erfahrungswerte, würde aber Huflattich nicht bei tragenden und säugenden Stuten einsetzen.

DIE ANWENDUNG

Huflattich ist Bestandteil von Kräutermischungen für Atemwegserkrankungen und in vielen Hustensäften und Pulvern enthalten.

▸ **ANWENDUNG INNERLICH**
Hustensaft für Menschen hilft auch unseren Tieren und kann über das Futter oder mit einer Spritze ins Maul gegeben werden. Der Tee aus Huflattichblättern kann mit dem Futter verabreicht werden.

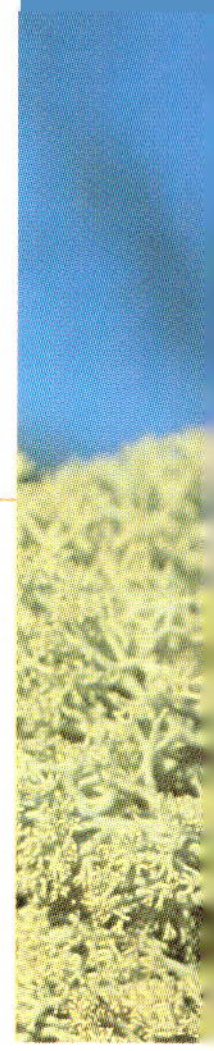

Cetrania islandica
Isländisch Moos

I

- *wirkt reizlindernd bei Bronchitis*
- *wirkt krampflösend bei Koliken*
- *dient zur allgemeinen Kräftigung*

DIE URSPRÜNGE

Der Name Isländisch Moos ist nicht korrekt, bei der blatt- und wurzellosen Pflanze handelt es sich um eine Flechte, und kein Moos. Es wächst auf mageren, kargen Böden, in lichten Wäldern und Mooren. Verbreitet ist es hauptsächlich in nördlichen Breiten, Nordeuropa, Nordamerika, Nordasien und sogar in der Antarktis. Für die Tiere des Nordens ist Isländisch Moos eine wichtige Nutz- und Heilpflanze.

DIE HEILKRAFT

Isländisch Moos findet bei verschiedenen gesundheitlichen Störungen Verwendung. Flechtensäuren, Bitter- und Schleimstoffe und Kohlenhydrate sind die wichtigsten Inhaltsstoffe. Die medizinischen Eigenschaften sind antiseptisch, appetitanregend, krampflösend und erweichend. Bei Reisekrankheit und anderer Übelkeit werden seine brechreizstillenden Vorzüge genutzt. Bei schwachen, kranken Menschen werden die Verdauungsdrüsen angeregt und der Appetit gesteigert. Auch Husten und Lungenkrankheiten sprechen positiv auf Isländisch Moos an.

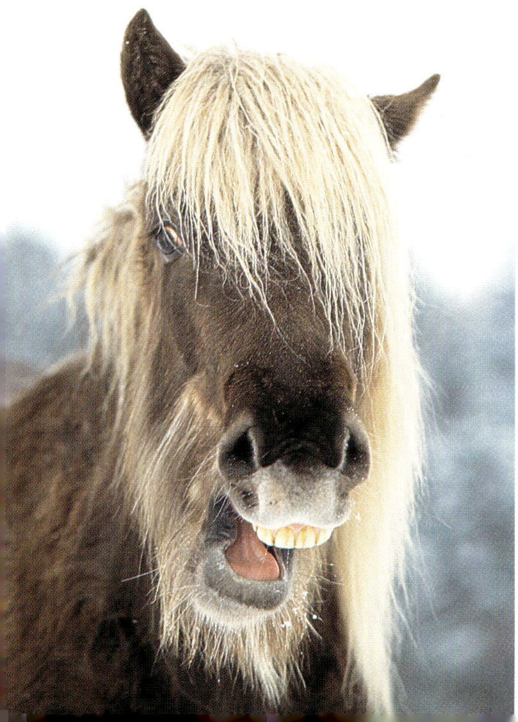

Vor allem im Winter husten viele Pferde

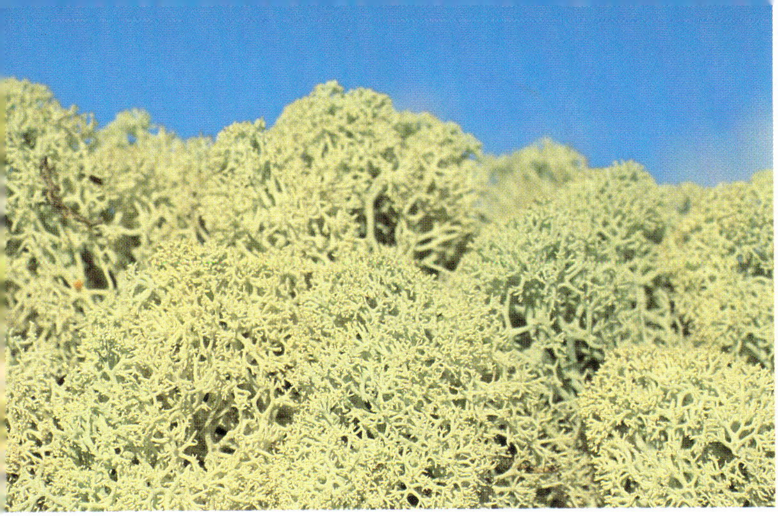

ISLÄNDISCH MOOS

FÜR PFERDE

Isländisch Moos wird bei Pferden gerne zur allgemeinen Kräftigung eingesetzt. Bei Katarrhen der oberen Luftwege hat es sich zur Reizlinderung bewährt. Nach Koliken oder bei Pferden, die zu Magen-Darm-Problemen neigen, wirkt es krampflösend und ausgleichend. Wegen seines leicht bitteren Geschmackes ist zu empfehlen, den Aufguß mit etwas Honig zu süßen. Eine gern gebotene Mischung bei Husten oder Bronchitis ist Isländisch Moos, Eibisch, Fenchel und Thymian.

DIE ANWENDUNG

Fertigprodukte und Kräutermischungen für Pferde enthalten Isländisch Moos, wenn sie gegen Husten und Bronchitis wirken sollen. Auch in Kräftigungsmitteln ist dieses Kraut zu finden. Im Handel können Sie Tee und getrocknete Flechtenkörper kaufen. Wegen des Geschmacks ist es günstig, wenn Sie Ihr Pferd mit dem Duft anderer Kräuter überlisten. Alle Hustenkräuter und Honig, natürlich auch unser geliebter Apfelessig, eignen sich zur Geschmacksverbesserung und zur Verstärkung der positiven Wirkung.

▸ **DOSIERUNG**
Täglich bis zu 50 g Kräutermischung füttern.

▸ **ANWENDUNG INNERLICH**
Kräutermischung mit einem Eßlöffel Honig und einem Eßlöffel Apfelessig ins Futter geben oder als Tee aufgebrüht und mit Honig gesüßt übers Futter geben.

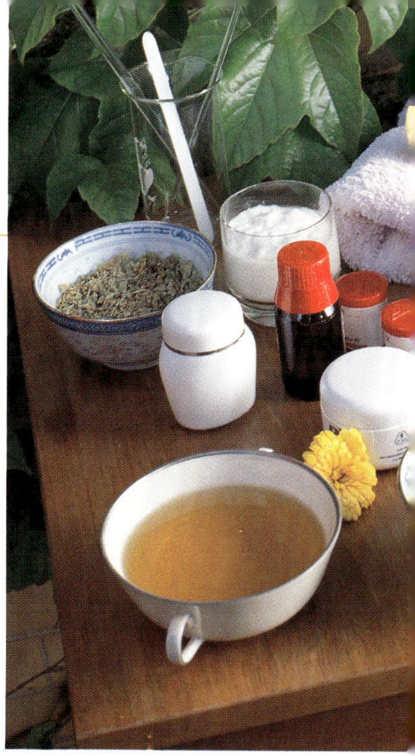

Joghurt und Molke

J

- *sorgt für Gleichgewicht im Darm*
- *sorgt nach Antibiotika-Gabe für eine gesunde Darmflora*
- *gut für ältere Pferde*

DIE HEILKRAFT

Probleme mit Leib und Magen, mit Darm und Verdauung, sind so alltäglich wie lästig und quälend. In einigen Nahrungsmitteln sind nützliche Bakterien, die den Verdauungsapparat und das gesamte Immunsystem günstig beeinflussen. Im Sauerkraut, Joghurt, Kefir und Dickmilch tummeln sich Bakterien, die im Darm eine segensreiche Wirkung entfalten. Milchsäurebakterien kann jeder ganz einfach zu sich nehmen, indem er Molke oder Joghurt ißt. Wichtig ist es, Joghurt mit Lebendkulturen zu verwenden, man kann ihn auch selbst herstellen.

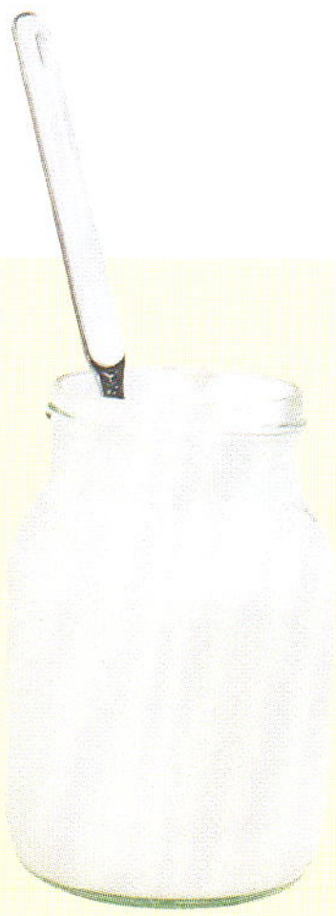

DIE ANWENDUNG

DOSIERUNG
Sollten sie den Joghurt nicht mögen, kann er mit gewohntem Tee oder Honig ins Futter gereicht werden. Auch alte Pferde, die nicht mehr so gut fressen können und lieber Brei schlabbern, bekommen bei mir täglich Joghurt mit Bananen und Honig gemixt ins Futter. Kleie eignet sich auch gemischt mit warmem Wasser und Joghurt. Sie dürfen zweimal täglich ca. 200 - 250 ml Joghurt füttern.

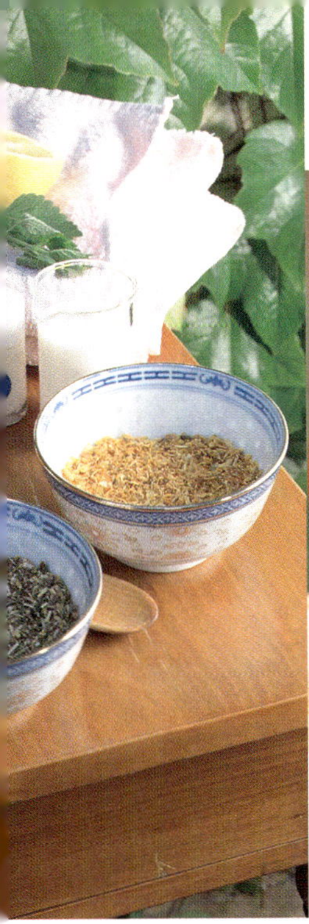

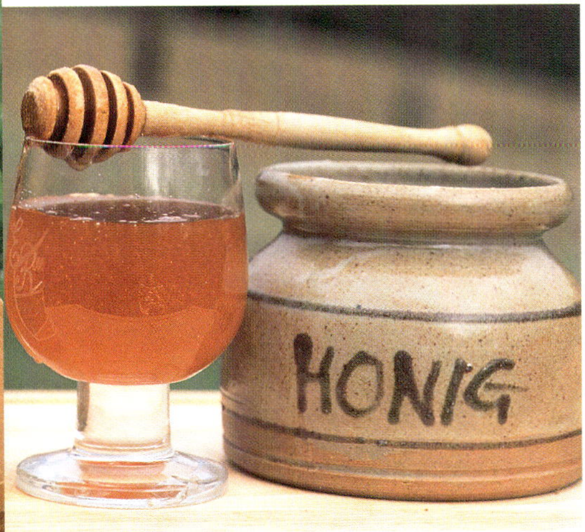

Mit Joghurt, Honig und Kräutertee bleiben ältere Pferde fit

JOGHURT FÜR PFERDE

Jahrelang war ich der Meinung, daß Milch und Milchprodukte nicht unbedingt in den Speiseplan unserer Pferde gehören, doch man lernt wirklich nie aus.
Dr. Sander und ich überlegten mal wieder was man alten, schon etwas zahngeschädigten Pferden im Winter noch Gutes zukommen lassen könnte. Neben Mash, Kleie, Bananen, Leinöl, roter Bete, unseren zahlreichen Kräutern, Tees und Vitaminen kam der Vorschlag Joghurt. Etwas skeptisch wartete ich auf die Zustimmung unserer Polly. Unter die übliche Futtermischung gab ich einen Becher Joghurt. Mit lautem Schmatzgeräusch gab Polly ihr Okay. Inzwischen würde sie Joghurt auch pur fressen. Probieren Sie einfach aus was Ihrem Pferd schmeckt.
Leider ist das Gleichgewicht im Darm auch bei unseren Pferden nicht immer in Ordnung. Antibiotika müssen bei manchen Krankheiten eingesetzt werden, um Schaden von unseren Pferden abzuhalten oder sogar das Leben zu retten. Antibiotika zerstören die natürliche Darmflora. Hier kann nun der Reiter verantwortungsbewußt seinem Pferd helfen. »Lebender« Joghurt hilft, und die Pferde fressen ihn gerne.

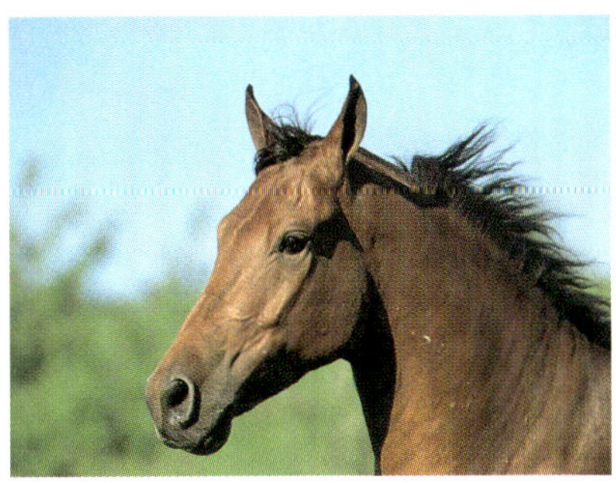

Joghurt schlabbern auch Pferde gerne

Hypericum perforatum
Johanniskraut

J

- *für nervöse und unruhige Pferde*
- *fördert die Wundheilung*
- *hilft bei rheumatischen Beschwerden*

DIE URSPRÜNGE

In der Antike wurden Johanniskraut-Kränze über den Figuren der Götter aufgehängt, um böse Geister abzuhalten. Viele Legenden berichten über die Kraft dieses Krautes, das – so munkelte man – dunklen Zauber bannte, den Teufel vertrieb und Hexen beeinflußte.
Vor 450 Jahren lobte Paracelsus die Wirkung des Johanniskrauts. Es wurde eingesetzt zur Heilung von Wunden und Knochenbrüchen. Seine besondere Wirkung zeigte es jedoch bei Schwermut und Melancholie.
Das echte Johanniskraut gedeiht fast überall in Europa, Nordamerika und Asien. Im eigenen Garten erfreut uns die Pflanze mit ihren goldgelben Blüten. Um Johanni, am 24. Juni, enthält sie die meisten Wirkstoffe und sollte geerntet werden.

DIE HEILKRAFT

Heute ist der Hexenzauber rund ums Johanniskraut vorbei, die moderne Wissenschaft hat dieses Kraut eingehend unter die Lupe genommen. Man fand heraus, daß die Wirkstoffe der Heilpflanze direkt in die Signalübertragung des

DIE ANWENDUNG

- **ANWENDUNG INNERLICH**
Es ist wichtig, Johanniskraut zur Nervenberuhigung über einen längeren Zeitraum zu geben. Ich habe sehr gute Erfahrungen mit Johanniskrauttee oder Hypericum in homöopathischen Dosen gemacht.
- **ANWENDUNG ÄUSSERLICH**
Johanniskraut-Tinktur und Johanniskraut-Öl bekommen Sie in der Apotheke fertig zu kaufen. Bei Wunden und Insektenstichen sollten Sie die Tinktur verdünnen, Johanniskraut-Öl können Sie pur auftragen.
Sie können auch einen Johanniskraut-Sud zubereiten: Getrocknetes Johanniskraut klein schneiden und mit kochendem Wasser übergießen.

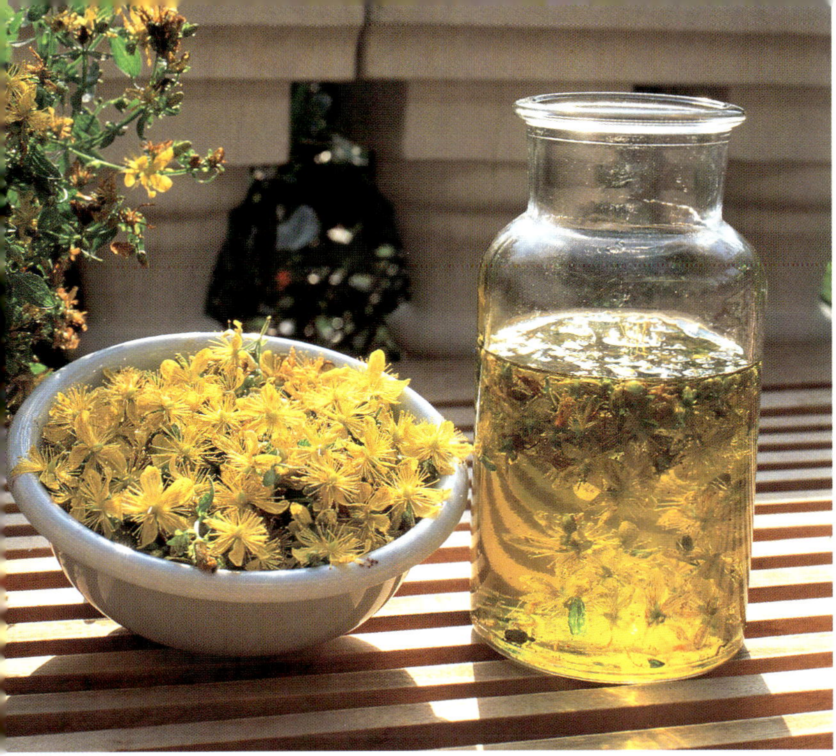

78

Gehirns eingreifen und somit bestimmte Botenstoffe, die die Stimmung maßgeblich beeinflussen, erhöhen. Johanniskraut wird gezielt bei nervlichen Verstimmungen, Schlafstörungen und nervöser Unruhe eingesetzt. Es wirkt auch entzündungshemmend, wundheilend, beruhigend und adstringierend. Besonders bei Rheumaschmerzen und Verbrennungen spürt man eine schnelle Linderung der Beschwerden. In der Homöopathie ist Johanniskraut das bevorzugte Mittel bei Nervenverletzungen.

TIP VOM TIERARZT

Johanniskraut enthält Hypericin. Dies bewirkt, daß Mensch und Tier empfindlicher auf Sonneneinstrahlung reagieren. Deshalb Vorsicht bei lichtempfindlichen Pferden, die den Tag über auf der Weide stehen. Es können durch Johanniskraut Sonnenbrand oder Hautirritationen auftreten.

JOHANNISKRAUT FÜR PFERDE

Immer mehr Reiter denken bei Krankheiten und Untugenden ihres Pferdes auch an eine mögliche psychische Ursache. Konzentrationsschwäche beim Reiten, Nervosität, Ängstlichkeit und Streß können den Umgang mit Pferden nicht nur unerfreulich sondern auch gefährlich machen. Reiter und Pferd sollten locker und entspannt miteinander die Zeit verbringen. Wenn alle äußeren Voraussetzungen wie Haltung, Futter und Bewegung stimmen, und Ihr Pferd dennoch nervös und unausgeglichen ist, dann versuchen Sie es doch einmal mit Johanniskraut. Nicht nur das Pferd, auch der Reiter wird ruhig und ausgeglichen.
Äußerlich angewandt fördert Johanniskraut in Form von Öl oder Tinktur die Wundheilung und hilft bei rheumatischen Beschwerden. Johanniskraut sollte in keiner Stallapotheke fehlen.

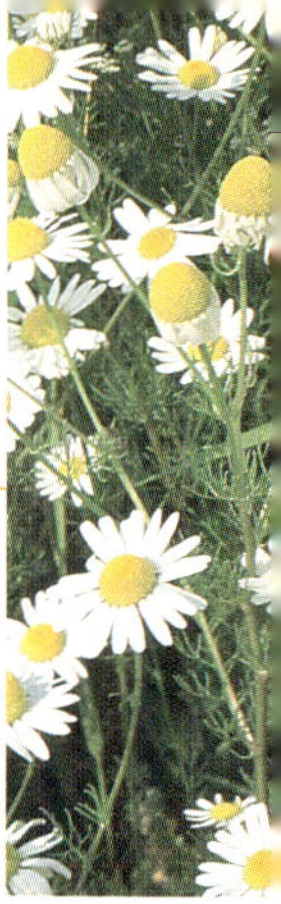

Matricaria chamomilla
Echte Kamille

K

- *krampflindernd bei Koliken*
- *bei Zahn- und Maulentzündungen*
- *für entzündete Wunden*

DIE URSPRÜNGE

Erinnerungen an die Kindheit werden wach. Wer hat nicht schon krank im Bett gelegen und Mutter tröstete mit Kamillentee und Honig. Unsere bekannteste Heilpflanze ist ein echter Dauerbrenner und wurde früher wie heute vielseitig eingesetzt.
Seit Jahrtausenden begleitet die Kamille die Menschen von der Geburt bis ins hohe Alter.
Im alten Ägypten war sie die Blume des Sonnengottes, und sicher haben schon die Neandertaler ihre Wirkung geschätzt.
Heute gehört sie zu den am besten erforschten Heilpflanzen und unser Platz reicht nicht aus, um alle ihre Vorzüge aufzuzählen.
Die Kamille wächst fast überall, und im Garten sollte man ihr ein kleines Eckchen freihalten.

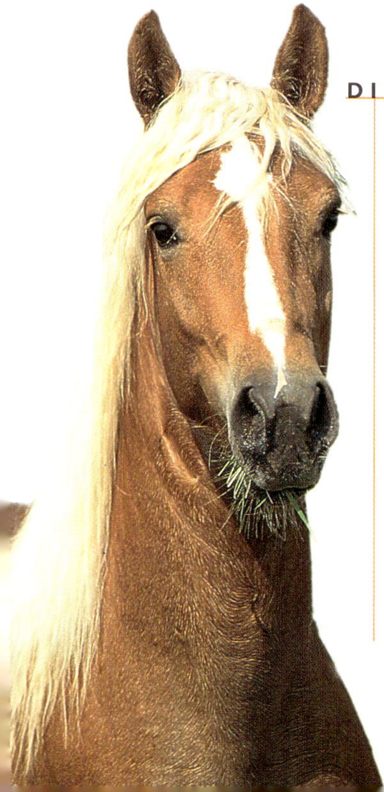

DIE HEILKRAFT

Ein Grund der Beliebtheit der Kamille ist, daß sie so gut wie keine Nebenwirkungen hat. Ihre medizinschen Eigenschaften beruhen auf den ausgewogenen Inhaltsstoffen, ätherische Öle mit blauem Chamozulen, Flavonoide, Fettsäuren und Kalium.
Die Wirkung ist innerlich wie äußerlich hervorragend bei Schmerzen aller Art. Die Kamille ist antiseptisch, entzündungshemmend, krampflösend, sedativ, tonisch, verdauungsfördernd, beruhigend, entspannend und gefäßerweiternd.
Sie fördert einen ruhigen Schlaf und hilft schon dem Säugling bei Koliken. Die besonderen Schleimstoffe lindern Reizungen des Magen-Darm-Traktes. Außerdem wirkt sie regulierend und beruhigend bei Gallenkoliken und Menstruationsstörungen.

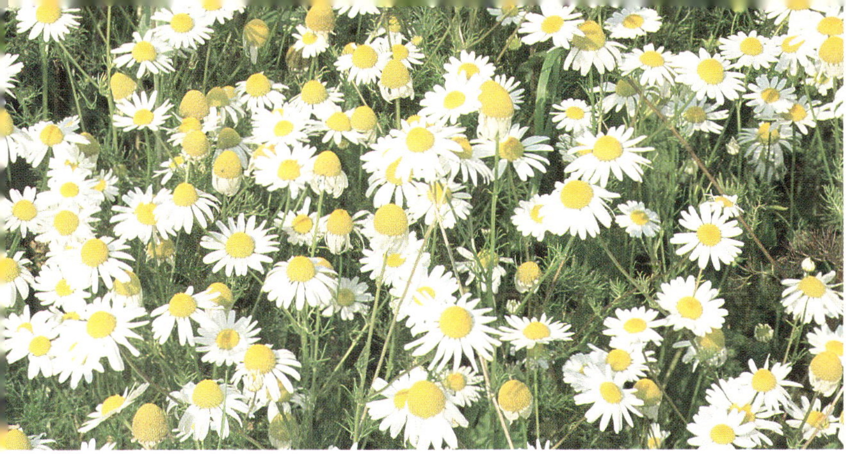

KAMILLE FÜR PFERDE

Ein Naturheilmittel, das jeder Reiter im Haus hat. Wenn Ihr Pferd unter Streß, Unruhe oder Anspannung leidet, können Sie es mit Kamille beruhigen. Bei Koliken und vor allem nach Magen-Darmbeschwerden und anderen Krankheiten wirkt warmer Kamillentee krampflindernd und entzündungshemmend.
Wenn mein Tierarzt einem unserer Pferde Flüssigkeit einflößen muß, habe ich Kamillentee bereit, den wir dazugeben.
Wunden jeder Art lassen sich mit Kamille auswaschen. Entzündungen, z.B. Euterentzündung, Scheidenentzündung, können neben tierärztlichen Maßnahmen behandelt werden. Ich habe schon häufig bei sehr gereizten und aufsässigen Pferden Chamomilla homöopatisch erfolgreich eingesetzt.

TIP VOM TIERARZT

Manchmal wird Kamille bei entzündeten Augen empfohlen. Das sollten Sie nicht nachmachen, dafür eignet sich viel besser Augentrost.

DIE ANWENDUNG

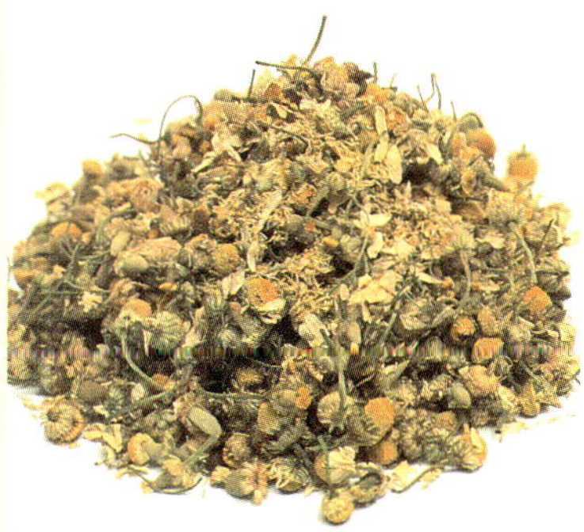

- **ANWENDUNG INNERLICH**
  Als einfachste Anwendung empfiehlt sich Tee. Frisch aufgebrüht kann er mit den Blüten verfüttert werden. Sie können auch täglich eine Handvoll getrockneter Blüten über das Futter geben. Besonders im Winter bekommen meine Pferde ihre Abendmahlzeit mit Tee serviert (immer mal abwechseln).
- **ANWENDUNG ÄUSSERLICH**
  Für die äußere Anwendung koche ich ebenfalls Tee, schütte aber die Blüten weg.
  Bei Entzündungen der Maulschleimhaut oder der Zähne ist er eine wirkliche Wohltat für die Pferde.

K

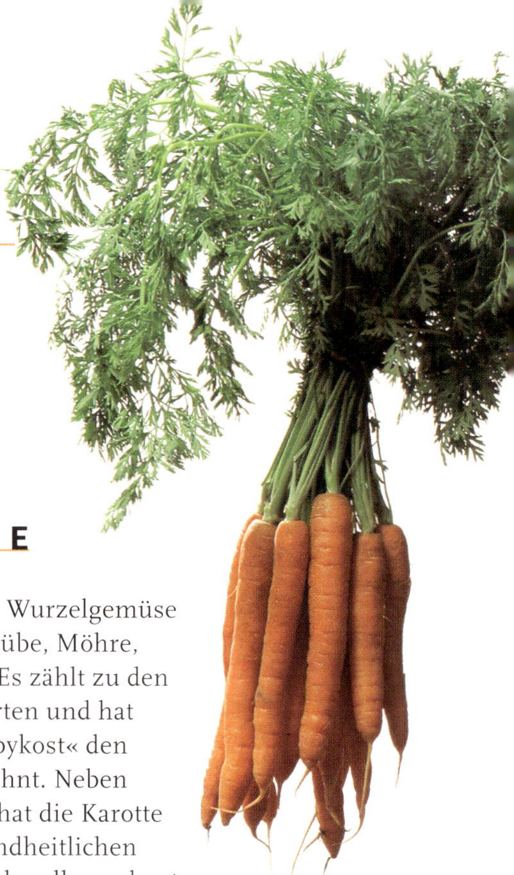

Karotte
Möhre

- *hoher Energiegehalt*
- *wichtiges Saftfutter für Pferde*
- *leicht verdaulich*
- *sollte immer mit etwas Leinöl gefüttert werden*

DIE URSPRÜNGE

Das gelb-orangefarbene Wurzelgemüse hat viele Namen, Mohrrübe, Möhre, Gelbrübe oder Karotte. Es zählt zu den beliebtesten Gemüsesorten und hat sich längst von der »Babykost« den Weg in jede Küche gebahnt. Neben dem guten Geschmack hat die Karotte auch einen hohen gesundheitlichen Wert. Möhren können überall angebaut werden und sind in vielen Formen zu kaufen. Die leicht verdauliche Möhre harmoniert mit vielen anderen Gemüsesorten und ist roh wie gekocht eine wichtige Nahrung. Möhren lassen sich gut lagern und können darum das ganze Jahr angeboten werden.

TIP VOM TIERARZT

Die Futtermöhren haben im Winter und Frühjahr nicht mehr die hohen Gehalte an ß-Carotin, so daß man dann auf Pulverprodukte ausweichen kann.

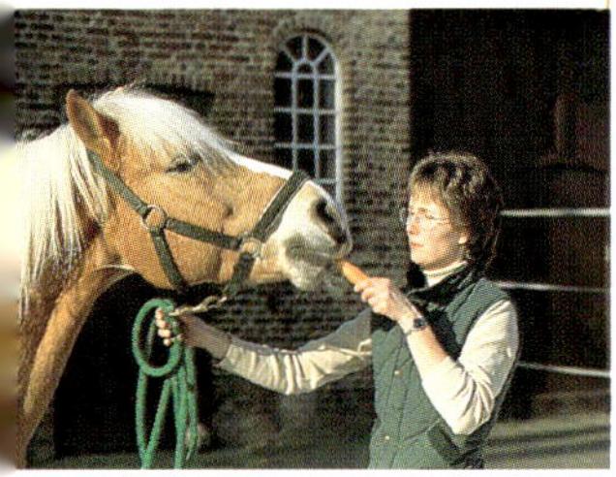

DIE HEILKRAFT

Der wichtigste und bekannteste Wirkstoff in der Möhre ist das Carotin, der gelbe Farbstoff. Es wird als Provitamin A bezeichnet und mit Hilfe von Fett in unserem Körper in Vitamin A umgewandelt. Es ist besonders heilkräftig und hilft bei Sehstörungen, Entzündungen, Nachtblindheit und Ermüdung der Augen nach langer Bildschirmarbeit oder Lesen in schlechtem Licht. Karotten sorgen für frisches Aussehen und sind gut für die Schleimhaut. Am besten genießt man Karotten roh oder als Salat mit etwas Öl. Sie sollten nur sehr vorsichtig gedünstet werden, um Vitamine und Vitalstoffe zu erhalten.

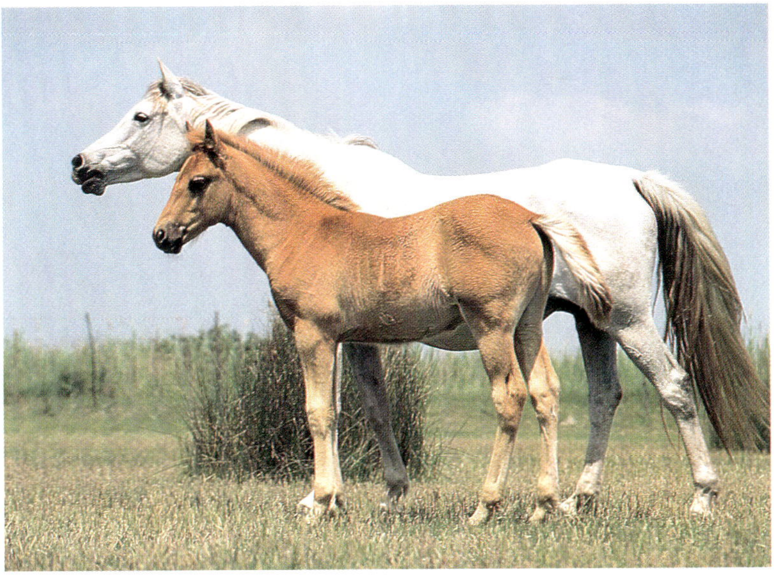

Für Zuchtstuten sind Möhren besonders wichtig wegen ihres hohen Carotingehaltes

KAROTTEN FÜR PFERDE

Möhren gelten als Saftfutter und sind der Hit im Pferdestall. Jeder Pferdebesitzer, Reiter oder Pfleger hat sein Pferd schon mit Möhren verwöhnt, belohnt oder gar geködert. Möhren werden von Pferden sehr gerne gefressen, der Energiegehalt entspricht etwa dem von Rüben. 6-7 kg Möhren entsprechen 1 kg Hafer im Energiegehalt. Besonders im Winter sind Möhren ein wichtiges Beifutter, da anderes Saftfutter, wie das Weidegras, fehlt. Wichtig für Pferde ist auch, daß Möhren leicht verdaulich sind und schon fast zu den diätischen Futtermitteln gehören.

DIE ANWENDUNG

ANWENDUNG INNERLICH

Möhren bekommt man das ganze Jahr. Sie können Ihrem Pferd ruhig mehrere Kilo geben und sie nicht nur als Leckerli betrachten. Es ist immer besser, das Saftfutter Möhre extra zu füttern und nicht einfach ins Kraftfutter zu geben. Außerdem freuen sich unsere Boxenpferde über jede Zwischenmahlzeit. Günstig ist auch für Pferde, wenn man ein wenig Leinöl zugibt, damit im Körper Vitamin A aufgebaut werden kann. Alten Pferden, die nicht mehr gut kauen können, reiben oder quetschen Sie die Möhren mit etwas Öl. Am besten sind auch für Pferde Möhren aus biologischem Anbau oder dem eigenen Garten. Ist dies nicht möglich, waschen Sie die Möhren vor dem Verfüttern, um Schadstoffe abzuspülen.

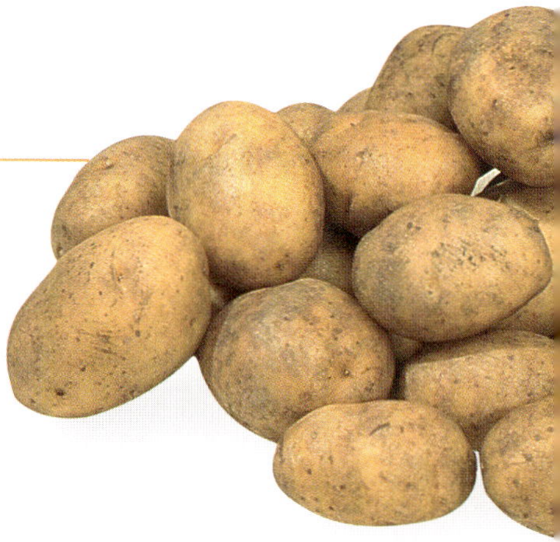

Kartoffel

K

- *hilft bei Rückenschmerzen und Muskelverspannungen*
- *hilft als Zusatzmaßnahme bei Kreuzverschlag*
- *auch wirksam bei Hufgeschwür, Kolik und Druse*

DIE URSPRÜNGE

Bei der Eroberung von Peru und Chile lernten die Spanier die Kartoffel als Kulturpflanze der Anden-Indianer kennen. Um 1555 kamen die ersten rotschaligen, violettblühenden Pflanzen auf die Iberische Halbinsel. Etwa zehn Jahre später gelangten gelb-schalige Sorten nach England und Irland. Doch die Attraktion der Kartoffel bestand nicht in der etwas mickrigen Knolle, sondern in den anmutigen Blüten, als exotische Zierde der Gärten. Als Lebensmittel hatte die Kartoffel zuerst einen ziemlich schlechten Ruf. Erst Hungersnöte gaben dem Kartoffelanbau erste Impulse. Wirtschaftliche Bedeutung erlangte die tolle Knolle um die Mitte des 18. Jahrhunderts. Neben Irland gehörte Preußen zu den Kartoffel-Pionieren.

DIE HEILKRAFT

Frisch zubereitet ist die vielseitige Kartoffel nicht nur eine wohlschmeckende, sondern auch sehr gesunde Speise. 100 g rohe Kartoffeln enthalten etwa 78 g Wasser, 15 g Kohlenhydrate, 2,5 g Ballaststoffe, 2 g Eiweiß, organische Säuren und Mineralstoffe (Kalium, Phosphor, Chlorid, Magnesium usw.).
Kartoffeln sind ein ideales und gesundes Nahrungsmittel für alle, nicht zuletzt wegen ihrer basischen Wirkung auf das Blut. In der Naturheilkunde werden Kartoffeln gegen chronische Übersäuerung gegeben. Roher Kartoffelsaft empfiehlt sich bei Entzündungen der Magenschleimhäute und Magengeschwüren. Er hilft bei Sodbrennen, Übelkeit und Aufstoßen. Wegen ihrer entwässernden Wirkung wird die Knolle zur Ödembehandlung eingesetzt.
Ißt man pro Tag ein Kilo Kartoffeln ohne Fett und Salz, bessern sich schon nach einer Drei-Tage-Kur die Wasseransammlungen in Organen und Geweben. Besonders beliebt ist in der Volksmedizin die Verwendung von Kartoffeln in

TIP VOM TIERARZT

Auf keinen Fall dürfen Sie vergessen, bei Kreuzverschlag schnellstens einen Tierarzt zu rufen. Die heißen Umschläge sind eine Zusatzmaßnahme.

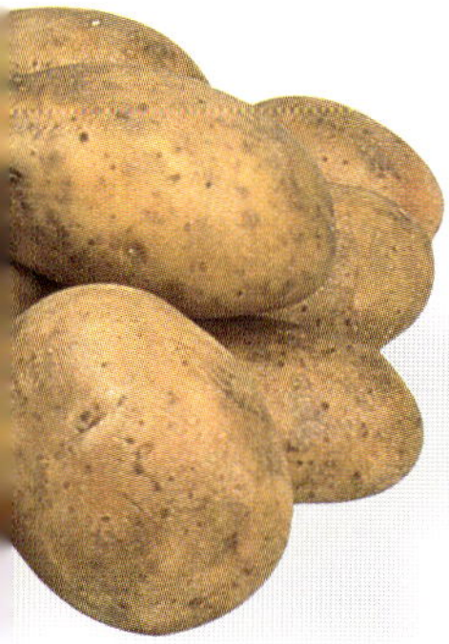

Form von Wickeln. Feuchtwarme Kartoffelwickel eignen sich überall dort, wo Wärme erwünscht ist und gleichzeitig die Ausscheidung angeregt werden soll. Als Brustwickel lindern sie Husten und Bronchitis und fördern das Schwitzen. Gekochte und in einem Tuch zerquetschte Kartoffeln wirken auch bei Rückenschmerzen, Nackenverspannungen, Kopfschmerzen, Blasenentzündungen und Arthrosen.

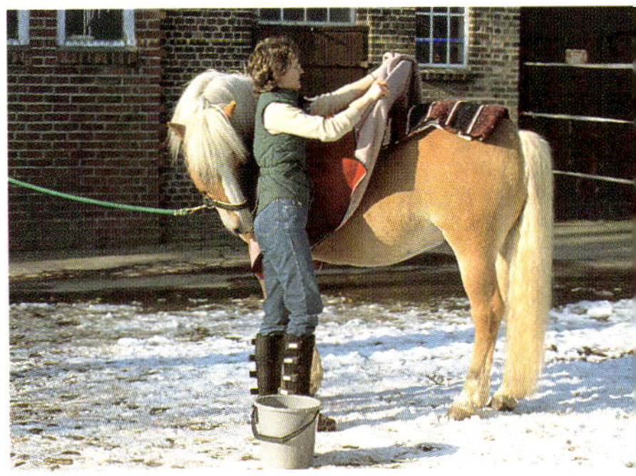

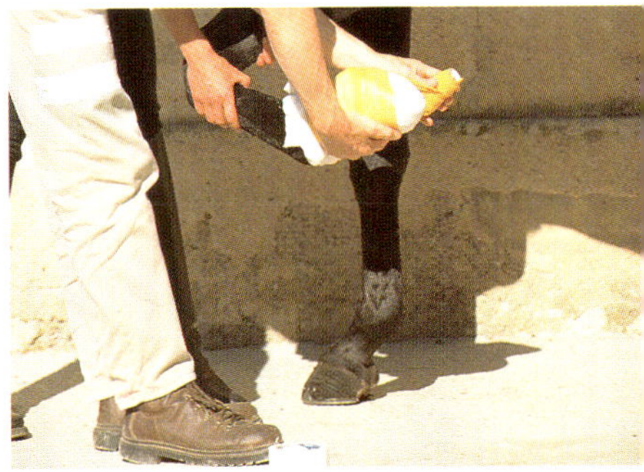

Warme Kartoffel-Umschläge sind eine gute Zusatzmaßnahme

KARTOFFELN FÜR PFERDE

Heute spielt die Kartoffel in der Pferdefütterung keine große Rolle mehr. Früher wurde sie teilweise als Ersatz des Körnerfutters bei Arbeitspferden gegeben. In größeren Mengen konnten gekochte Kartoffeln dem Futter beigemischt werden.
Als junges Mädchen ritt ich in einem kleinen Stall auf Schulpferden. Der Besitzer hatte aus Geldmangel im Winter kaum Futter für die Tiere, und ich besorgte Kartoffelschalen aus Gaststätten und schleppte sie im Sack in unseren Stall. So kamen sie leidlich durch die kalte Jahreszeit.
Umschläge mit heißen Kartoffeln sind aber auch heute noch eine beliebte Maßnahme für Pferde. Bei Kreuzverschlag legt man im Rücken-Nieren-Bereich einen Sack mit gekochten, zerstampften heißen Kartoffeln auf und legt eine Wolldecke darüber. Hufgeschwüre können ebenfalls mit einem Kartoffelumschlag behandelt werden.

DIE ANWENDUNG

- **ANWENDUNG INNERLICH**
Wenn man Kartoffeln füttern möchte, werden sie von Pferden gerne genommen. Vorsicht bei grünen und gekeimten Kartoffeln, sie sind für Pferde auf gar keinen Fall geeignet.
- **ANWENDUNG ÄUSSERLICH**
Heiße Kartoffelsäcke als Umschläge sind ein beliebtes Mittel auch bei Koliken und Druse.

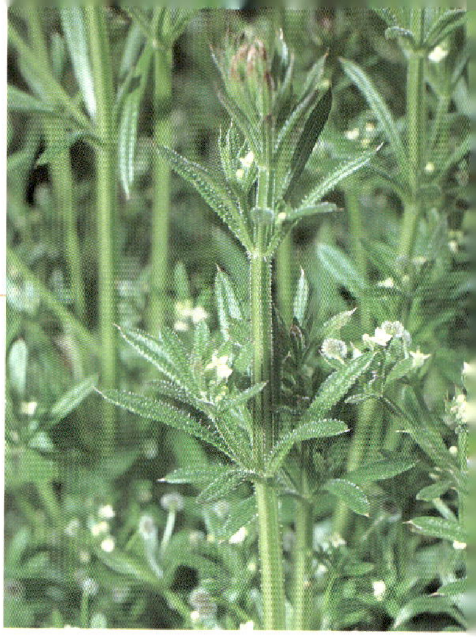

Galium oparine
Klebkraut

K

- *hilft bei dicken Beinen*
- *hilft bei Hufrehe*
- *wirkt blutstillend bei kleinen Wunden*

DIE URSPRÜNGE

Wenn mein Hund aus dem Gestrüpp gelaufen kommt, und sein Fell hängt voller »Kletten«, kann ich diesem Kraut nicht viel Gutes abgewinnen. Das Klebkraut ist jedoch viel besser als sein Ruf. Schon bei den alten Griechen wird es als nützliche Pflanze beschrieben. Dieser üppig wuchernde Kletterkünstler kommt in ganz Europa vor. Er wächst in Äckern, Gebüschen, Wäldern und rankt sich an Zäunen hoch. Verwendung zu Heilzwecken finden die Blätter und Stengel des Krauts.

DIE HEILKRAFT

Auf den Blutkreislauf und das Lymphsystem hat das Klebkraut einen positiven Einfluß. Es enthält viel Kieselerde und kräftigt daher Haut und Haar. Hautgeschwüre, Gelbsucht und Ödeme gehören zu seinen Anwendungsgebieten. Der frische Saft der Pflanze oder ein Umschlag aus zerquetschten Blättern wirkt blutstillend. Auch zur Behandlung von Wunden und Geschwüren wird es eingesetzt.

Klebkraut fressen Pferde gern

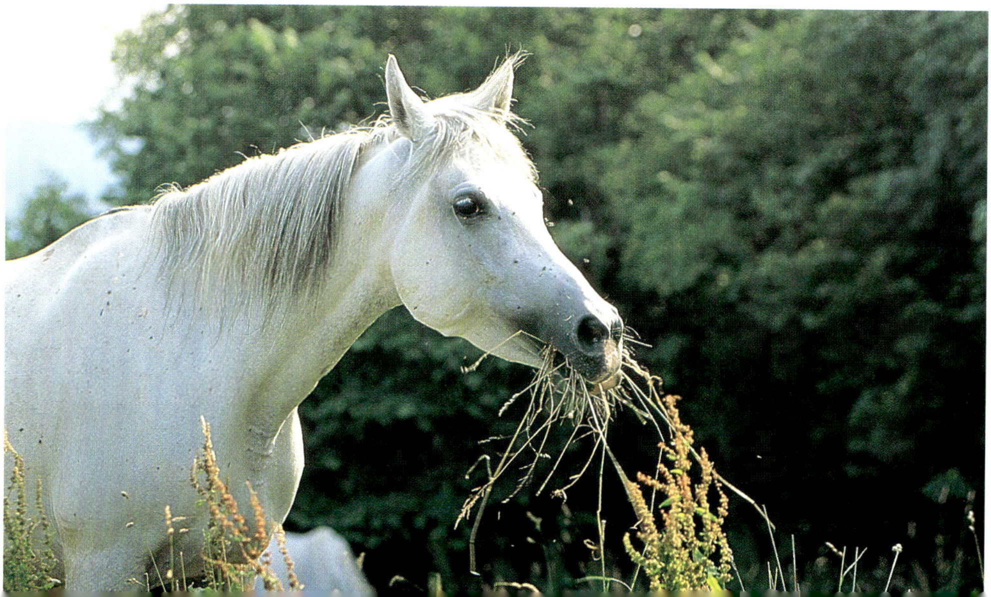

KLEBKRAUT FÜR PFERDE

Landwirte und Gärtner sind nicht die Freunde des Klebkrauts, aber wenn es eine Ecke auf Ihrer Weide hat, gönnen Sie ihm ein Fleckchen. Für Pferde ist das Klebkraut sehr nützlich, und Sie werden feststellen, daß Ihre Pferde es an manchen Tagen bevorzugt fressen. Artgerecht gehalten, wissen Pferde oft, was ihnen guttut, und nehmen die Nährstoffe, wenn sie ihnen zur Verfügung stehen, oft selbständig zu sich. Dies gilt natürlich nicht im Stall vor der offenen Futterkiste.
Besonders wenn Ihre Pferde dicke Beine oder Ödeme haben, mähen Sie ein bißchen Klebkraut und verfüttern es. Rehekranke Ponys und Pferde sollten ebenfalls Klebkraut fressen. Die Kieselerde im Klebkraut ist besonders wichtig für das Fell und die Hufe. Äußerlich können die gequetschten Blätter eine erste Hilfe für kleine Wunden sein.

TIP VOM TIERARZT

Dicke Beine können verschiedene Ursachen auch im Sehnen- und Gelenkbereich haben, die per Röntgen und mit Ultraschall untersucht werden müssen.

DIE ANWENDUNG

Klebkraut finden Sie wirklich überall, sogar in der Stadt auf alten Grundstücken und an Zäunen. Es gibt davon reichlich, und Sie dürfen es überall pflücken. Jeder Landwirt freut sich, wenn Sie sein Feld von Klebkraut befreien. Das Kraut läßt sich auch für den Winter trocknen.

DOSIERUNG

Täglich drei Hände voll frisches Klebkraut kann jedes Pferd vertragen. Getrocknet verfüttern Sie wie immer ca. 30 g . Auf der Weide wissen Ihre Pferde selbst, wieviel sie davon mögen.

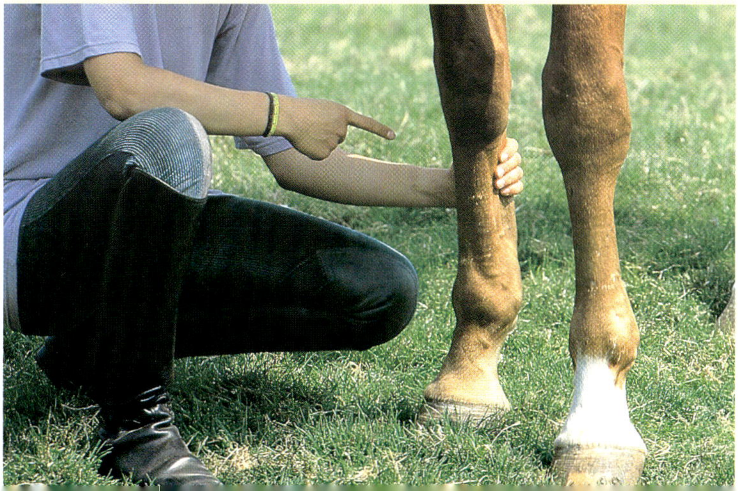

Allium sativum

Knoblauch

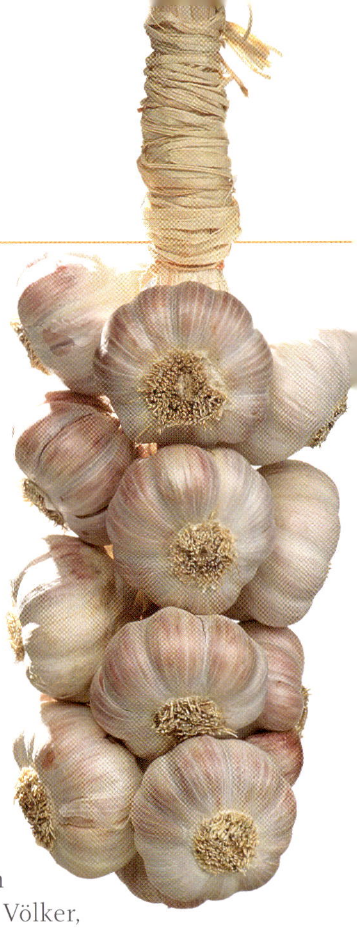

K

- *zur Besserung des Allgemeinbefindens*
- *schützt vor Insekten und starkem Wurmbefall*
- *bringt den Darm nach Antibiotikagabe wieder ins Gleichgewicht*

DIE URSPRÜNGE

Knoblauch an die Tür und ins Fenster gehängt vertreibt Vampire, Hexen und Dämonen. Auch wenn wir daran nicht mehr glauben, sollte der Knoblauch in keinem Pferdestall fehlen. Er zählt zu den ältesten Heilpflanzen, und seine Ursprünge lassen sich 5000 Jahre zurückverfolgen. Römer, Griechen und die alten Germanen verwendeten Knoblauch als Würz- und Heilmittel. Völker, die viel Knoblauch essen, sind gesünder und leben länger. Aus dem Orient kommend, wird er heute auch in Europa, Asien und Afrika angebaut.

DIE HEILKRAFT

Im Knoblauch konnten viele verschiedene Wirkstoffe nachgewiesen werden. Dazu zählen Aminosäuren, Enzyme, Allicin sowie hormonähnliche Substanzen.

Besonders seine bakterientötende Wirkung macht den Knoblauch zu einem nützlichen Heilmittel. Knoblauch erweitert die Blutgefäße und verbessert die Fließeigenschaft des Blutes. Er tötet krankheitserregende Keime, Bakterien und Pilze im Darm ab und verhindert so Gärungsprozesse. Außerdem wirkt er entspannend bei krampfartigen Schmerzen. Man sagt dem Knoblauch nach, daß er das Wachstum von Tumoren hemmt und Gifte aus dem Körper schwemmt. Äußerlich kann man mit Knoblauch kleinere Wunden desinfizieren, Pilze bekämpfen und Insektenstiche lindern.

TIP VOM TIERARZT

Bei säugenden Stuten sollte Knoblauch in geringen Dosen gegeben werden. Die Milch darf nicht den Geschmack annehmen, da das Fohlen ansonsten irritiert wird und die Stutenmilch eventuell sogar ablehnt.

KNOBLAUCH FÜR PFERDE

Selbst ausgesprochene Kräutermuffel haben bei ihren Pferden schon Knoblauch eingesetzt. Er ist heute in vielen Futtermischungen, Kräutertees oder natürlichen Insektenvertreibern enthalten. Knoblauch sollte über einen längeren Zeitraum gefüttert werden, dann kann er seine Wirkung voll entfalten, denn der Duft, den wir Menschen nicht so mögen, ist auch in Fliegen- und Mückenkreisen unbeliebt. Und genau das kommt unseren Pferden zugute. Der Schwefel, der durch die Haut und das Maul ausgeströmt wird, hält die lästigen Plagegeister fern.

Zudem beugt der Knoblauch Atemwegserkrankungen vor, gleicht die Darmflora aus und schützt vor Insekten und zu starkem Wurmbefall. Nach einer notwendigen Antibiotikabehandlung bringt Knoblauch den Darm und alle anderen Organe wieder ins Gleichgewicht.

Sie werden bei Ihrem Pferd eine deutliche Besserung des Allgemeinbefindens bemerken. Aktivität und Konzentration verbessern sich. Nervosität, Ängstlichkeit und Empfindlichkeit nehmen ab.

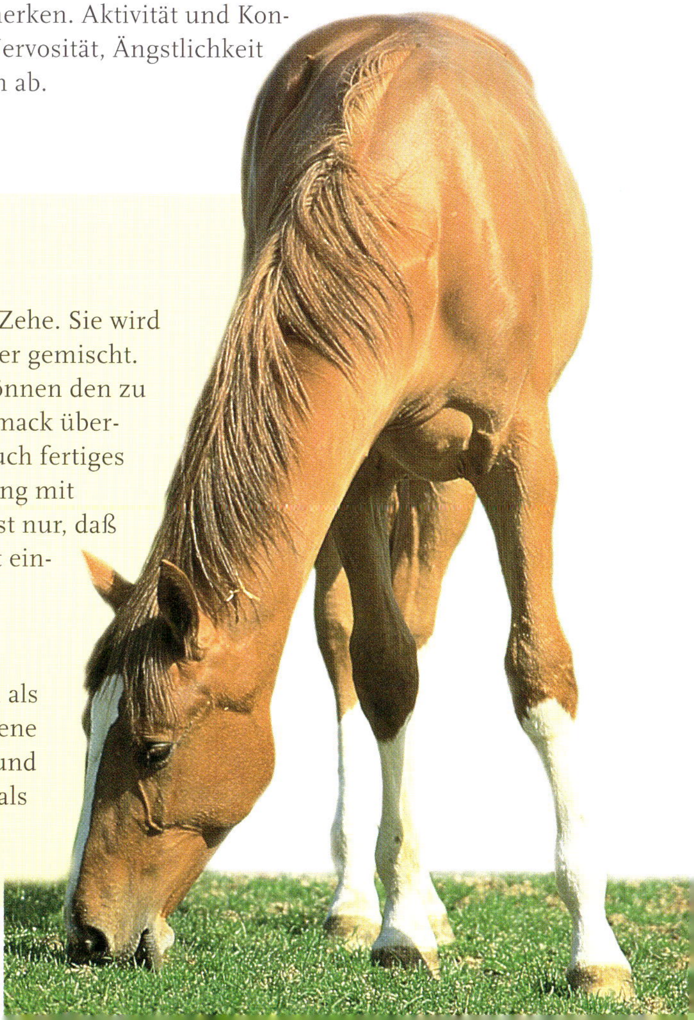

DIE ANWENDUNG

- **ANWENDUNG INNERLICH**
  Am wirksamsten ist die frische Zehe. Sie wird kleingehackt und unter das Futter gemischt. Ein wenig Obstessig oder Tee können den zu Beginn ungewöhnlichen Geschmack überdecken. Natürlich können Sie auch fertiges Pulver oder eine Kräutermischung mit Knoblauch verfüttern. Wichtig ist nur, daß Sie Knoblauch über längere Zeit einsetzen und die Dosis bei Bedarf erhöhen.
- **ANWENDUNG ÄUSSERLICH**
  Äußerlich kann man Knoblauch als Saft oder die frisch aufgeschnittene Zehe auf Pilze, kleine Wunden und Insektenstiche auftragen. Auch als Mittel gegen Zecken und Läuse hat sich Knoblauch bewährt.

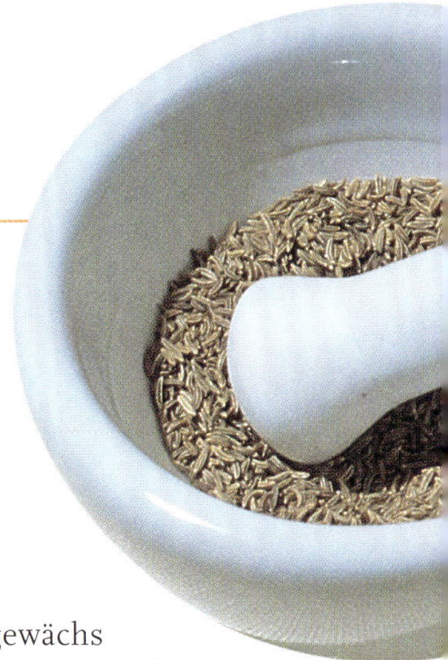

Carum carvi
Kümmel

- *hilft bei Futterumstellung*
- *wirkt positiv auf die Verdauung*
- *beugt Kolik vor*

DIE URSPRÜNGE

Den alten Griechen war ein Doldengewächs bekannt, das wohl ähnliche Eigenschaften wie der Kümmel hatte und diesem später auch seinen lateinischen Namen gab. Der Kümmel ist ein Gewürz, das in Europa und in den gemäßigten Zonen Nordamerikas und Nordasiens vorkommt. Er wächst auf Wiesen, Weiden und an Böschungen und gilt als gute Futterpflanze. Bei Kühen und Schafen, und sicher auch bei Pferden, fördert er die Milchsekretion.

DIE HEILKRAFT

Kümmel ist ein beliebtes Gewürz und macht viele Speisen bekömmlicher. Er enthält ätherische Öle, vor allem mit Carvon und Limonen, Fettsäuren, Eiweißstoffe und Gerbstoffe. Bekannt ist seine krampflösende Wirkung auf den Magen-Darm-Trakt. Er hilft bei Blähungen und Völlegefühl, besonders nach unverträglichem Essen. Kümmel regt die Milchsekretion an und kann die Menstruation regulieren.

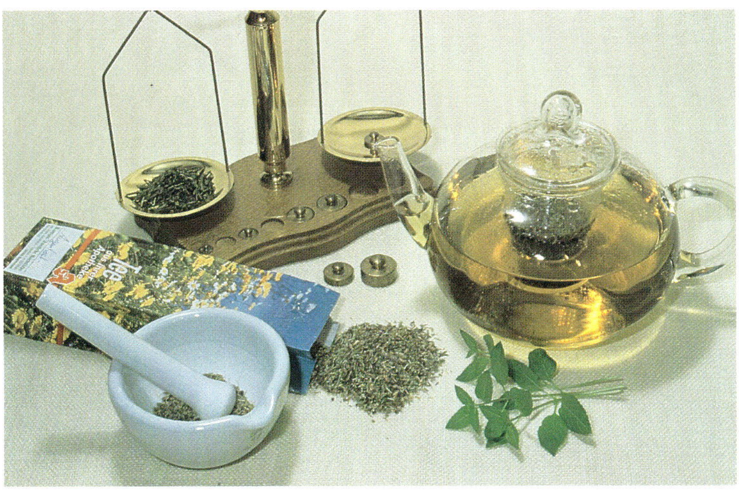

Die Wirkstoffe entfalten sich besser, wenn man Kümmel, Fenchel und Anis im Mörser leicht zerstößt

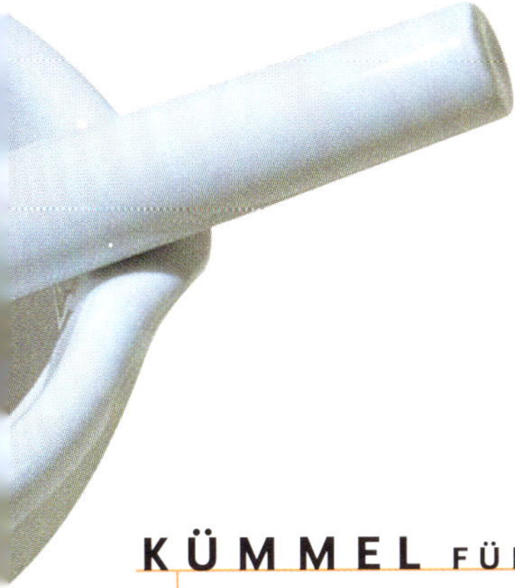

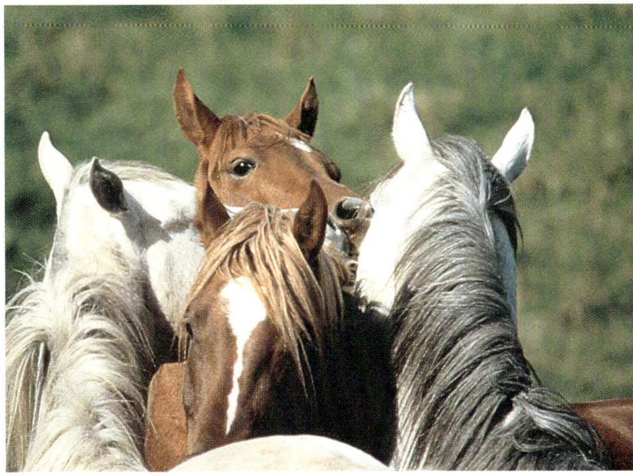

KÜMMEL FÜR PFERDE

Für Pferde besonders hilfreich ist die Wirkung des Kümmels auf die Verdauungsorgane. Pferde, die zu Koliken neigen, können neben anderen Heilkräutern täglich ein wenig Kümmel bekommen. Bei Futterumstellung, Krankheiten, Streß, allen Situationen, die die Verdauung negativ beeinflussen, wird ein wenig Kümmel den Pferdemagen entlasten. In den ersten Tagen der Weidezeit gleicht der Kümmel die veränderte Futterbeigabe wieder aus. Blähungen sollten Sie immer mit Kümmel behandeln, sie sind auch den Pferden nicht angenehm.

TIP VOM TIERARZT

Lang anhaltende Fütterungsprobleme sollten anhand einer Futteranalyse gelöst werden.

DIE ANWENDUNG

ANWENDUNG INNERLICH

Kümmel kann man Pferden unterschiedlich anbieten. Bei unseren Ponys ist die Teemischung Anis-Fenchel-Kümmel der absolute Renner.

Bei starken Blähungen versuchen Sie es mal mit Kümmelfrüchten. Sie werden frisch gemahlen oder gestampft unter das Futter gemischt. Eines unserer Pferde neigt bei zu viel Silage zu starken Blähungen. Ich stampfe frischen Kümmel und übergieße ihn mit heißem Wasser, lasse ihn stehen und gieße den Tee dann einfach mit Körnern in die Krippe. Es bleibt kein Tropfen und kein Körnchen übrig.

Lavandula officinalis
Lavendel

L

- *hält Fliegen fern*
- *wirkt beruhigend auf nervöse Pferde*
- *schnelle Hilfe bei Insektenstichen*

DIE URSPRÜNGE

Wer je in Südfrankreich Urlaub gemacht hat, kann sich an die wunderschönen blauen Lavendelfelder erinnern, ein Fest für Augen und Nase. Wie bei so vielen Pflanzen, sind auch hier die ersten Aufzeichnungen bei der heiligen Hildegard von Bingen zu finden. Der Lavendel wurde im 12. Jahrhundert gegen Krämpfe, Schwindel, Zittern, bei Mundfäule und zur Stärkung des Gehirns empfohlen. Er ist im Mittelmeerraum zu Hause, hat sich aber auch in unseren Gärten, besonders in Verbindung mit Rosen (er vertreibt Läuse), durchgesetzt. Verwildert trifft man den Lavendel nur selten an, in der Provence wird er jedoch großflächig zur Gewinnung von Lavendelöl angebaut.

DIE HEILKRAFT

Bekannt sind die ätherischen Öle des Lavendels. Er enthält außerdem Gerb- und Bitterstoffe. Im Tee und in Badezusätzen bevorzugt man seine außerordentlich beruhigende Wirkung. Er ist das bewährteste Mittel bei Schlafstörungen und Unruhe. Lavendel hat gallentreibende Eigenschaften und wirkt bei Magenkrämpfen und anderen Verdauungsbe-

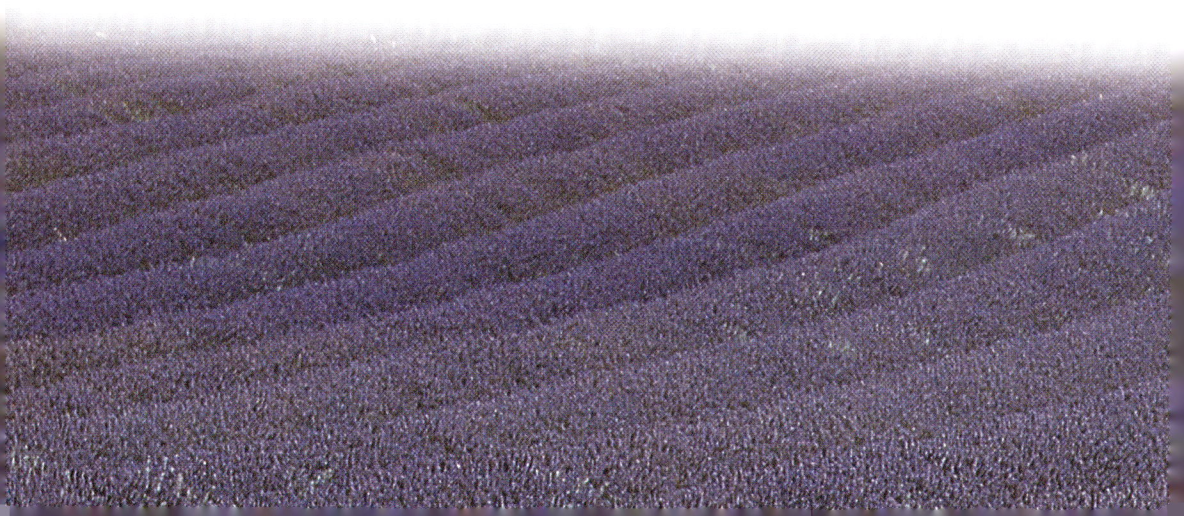

schwerden. Äußerlich hilft er bei Insektenstichen, Wunden, Kopfflechten, Läusebefall und Rheuma.
Zur Insektenvertreibung wird er in vielen natürlichen Mitteln eingesetzt.

LAVENDEL FÜR PFERDE

Um den Stall fliegenfrei zu halten, kann man Lavendelblüten überall aufhängen. In Verbindung mit Knoblauch wirkt er noch intensiver und verdrängt den Knoblauchgeruch. In Winterdecken und anderen Pferdeutensilien hält Lavendel Motten fern. Bei aufgeregten, nervösen Pferden wirkt Lavendelöl ebenso beruhigend wie bei Menschen. Lavendelöl wirkt schmerzlindernd, antibakteriell und fördert das Wachstum neuer Zellen. Da es sehr mild ist, kann es sogar in kleinen Mengen pur auf die Haut aufgetragen werden. Nach Insektenstichen ist Lavendelöl eine schnelle Hilfe.

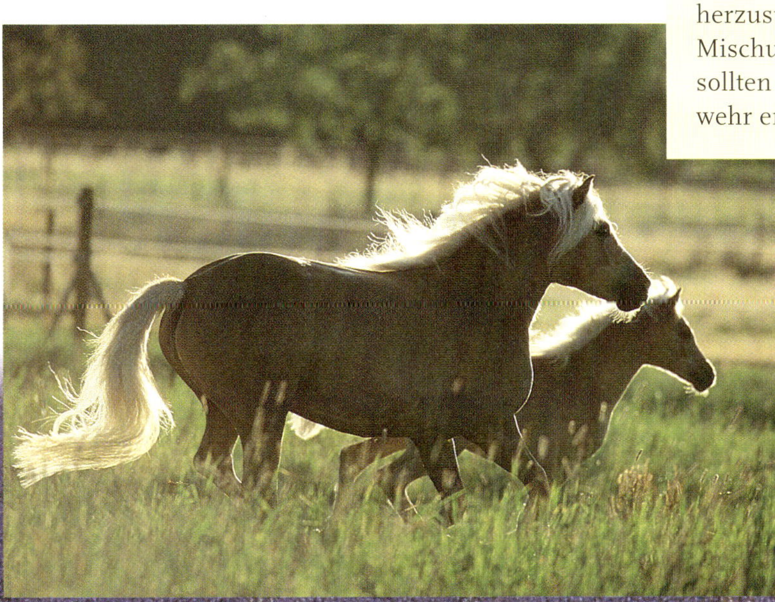

DIE ANWENDUNG

Lavendelöl kann man überall kaufen. Es eignet sich gut zum Mischen mit anderen Ölen, z.B. Teebaumöl. Lavendelöl macht jede Ölverbindung sanfter und milder. Lavendelblüten aus dem Garten werden getrocknet und vorsichtig gelagert.

ANWENDUNG INNERLICH
Inzwischen gibt es viele Futtermischungen, die Lavendel enthalten. Tee aus Lavendelblüten können Sie mit vielen Kräutern oder anderen Teesorten zusammen geben.

ANWENDUNG ÄUSSERLICH
In zahlreichen Salben, Sprays und Lotionen ist Lavendel enthalten. Zur beruhigend wirkenden Inhalation mit Lavendelöl ist es sinnvoll, eine Mischung mit anderen Ölen herzustellen.
Mischungen für Sommerekzemler sollten Lavendel zur Mückenabwehr enthalten.

Linum usitatissimum

Leinsamen

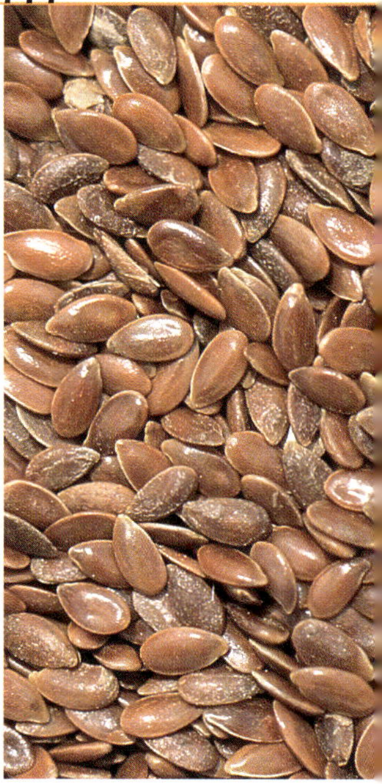

L

- *stärkt den Verdauungsapparat*
- *stärkt nach Krankheiten*
- *unterstützt den Fellwechsel*
- *bringt glänzendes Fell und stabile Hufe*

DIE URSPRÜNGE

Der Leinsamen ist eine der ältesten Kulturpflanzen der Welt, die schon in der Jungsteinzeit vor etwa 10.000 Jahren als Faser-, Nahrungs- und Heilpflanze verwendet wurde. Bereits im fünften Jahrhundert v. Chr. läßt sich der Flachsanbau bei vielen Völkern des Altertums nachweisen. Selbst in der altindischen Medizin des Ayurveda wird der Lein als Heilmittel beschrieben. Die Chinesen nutzten die Pflanze bei hartnäckiger Verstopfung sowie als Mittel gegen frühes Altern und graue Haare. Auch diente sie als allgemeines Kräftigungsmittel. Heute wird der Lein in Süd- und Mitteleuropa kultiviert.

DIE HEILKRAFT

Die Naturheilkräfte des Leins stecken in seinem Samen. Der Leinsamen schmeckt schleimig und ölig, ist jedoch geruchlos und enthält eine Reihe verschiedener Inhaltsstoffe. Schleimstoffe, Pektin und bis zu 40% Öl, außerdem Proteine, Lineine, Zucker und Sterine. Das Samenöl wird wertvoll durch die Linolensäure. Die klinische Wirksamkeit des Leinsamens kommt zur Geltung bei Magenschleimhautentzündung, Verdauungsstörungen, Geschwüren und Verstopfung. Seine entzündungshemmenden Eigenschaften helfen auch bei Husten, Heiserkeit und Harnwegserkrankungen. Auch äußerlich kann man sich auf den Leinsamen verlassen. Als Breiumschlag hilft er bei Verbrennungen, Verletzungen und Abszessen.

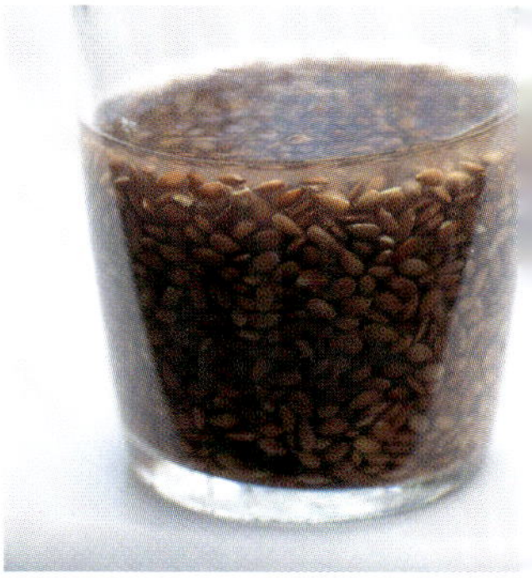

VORSICHT

Leinsamen enthält Blausäure und darf nicht in großen Mengen gefüttert werden.

DIE ANWENDUNG

Natürlich können Sie heute alle Arten von Leinsamen fertig zubereitet kaufen. Die Mischungen sind meistens gut und für die Pferde wertvoll. Aber alles hat seinen Preis, und wer Zeit hat und Geld sparen will, kocht und schrotet selbst. Möglichst frisch vor dem Verfüttern wird der Leinsamen mit einer alten Kaffeemühle oder Nußmühle geschrotet. Auch vor dem Abkochen soll er frisch geschrotet werden, abkühlen und mit Kleie vermischen, dann lauwarm füttern. Nach anstrengender Arbeit ein Genuß für Ihre Pferde.

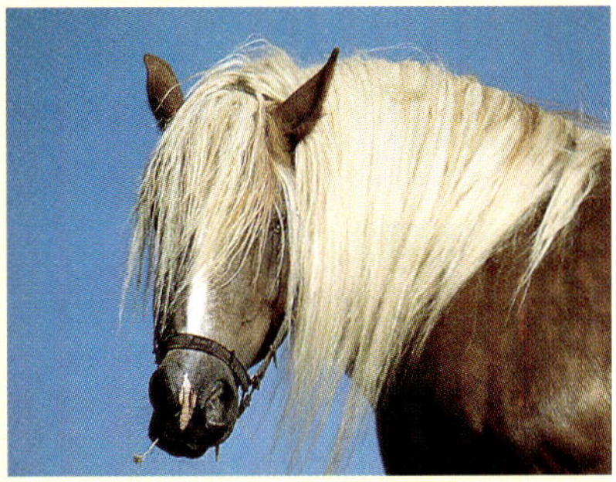

▸ DOSIERUNG

Täglich eine Handvoll frisch geschroteten Leinsamen ins Kraftfutter mischen oder eine Handvoll gekochten Leinsamen mit Kleie vermischen und als Mash beifüttern.
Einen Eßlöffel Leinöl den Karotten beigeben oder unter das Futter mischen.

LEINSAMEN FÜR PFERDE

Es gibt kein Naturheilmittel für Pferde, dessen Bekanntheitsgrad an den Leinsamen heranreicht. Schon der »alte Stallmeister« kannte unzählige Anwendungen. Jeder Pferdebesitzer oder Pfleger hat seinem Pferd schon einmal Lein in irgendeiner Form gegeben. Die Zufütterung von Leinsamen oder Leinöl sollte heute selbstverständlich sein. Der Verdauungsapparat der Pferde wird gestärkt und stabilisiert. Nach Koliken und anderen Krankheiten kommen die Pferde wieder schneller zu Kräften. Nach schweren Koliken und sehr beanspruchtem Magen-Darm-System wird nur Leinsamenschleim verfüttert.
Die Muskulatur wird positiv beeinflußt. Der Fellwechsel läuft schneller und problemloser ab, wenn regelmäßig Leinsamen gefüttert wird. Stuten nach dem Abfohlen haben ein gutes Mash verdient. Leinöl ist wohl das am besten geeignete Öl für Pferde. Normale Speiseöle sind für Pferde schwer verdaulich, denn Pferde haben keine Gallenblase. Bei Haut- und Fellproblemen können Sie eine Kur mit Leinöl versuchen, die Haut wird geschmeidiger und der Juckreiz könnte nachlassen. Leinsamenumschläge sind ein bewährtes Mittel bei Kreuzverschlag, Kolik und Hufgeschwüren.

Taraxacum officinale
Löwenzahn

L

- *wirksam bei Hufrehe*
- *hilft bei Rheuma*
- *wirkt blutreinigend*
- *hilft bei Haut- und Fellproblemen*

DIE URSPRÜNGE

Ab dem 15. Jahrhundert wird der Löwenzahn erwähnt, vermutlich war er im Altertum nicht als Heilpflanze bekannt. Er galt als unvergleichliches Wundkraut und seine harntreibende Wirkung wurde von alten Apothekern beschrieben. Heute ist der Löwenzahn sehr beliebt und in Europa stark verbreitet. Man findet ihn aber auch in Asien und Nordamerika. In der Naturheilkunde verwendet man den Wurzelstock und die gezackten Blätter. Im Frühling freuen wir uns über die schönen gelben Blüten, und die Kinder lieben die »Pusteblume«. In schlechten Zeiten wurden die Löwenzahnwurzeln geröstet und aufgebrüht als Kaffee-Ersatz getrunken.

DIE HEILKRAFT

Bei vielen Krankheiten und Beschwerden wird der Löwenzahn herangezogen. Er enthält Gerbstoffe, Bitterstoffe, ätherische Öle, Provitamin A, Vitamin B und C sowie wichtige Mineralsalze. Erwiesen ist seine Wirkung als blutreinigendes und magenwirksames Mittel, bei Leberleiden, Rheumatismus und chronischen Ekzemen. Löwenzahnsa-

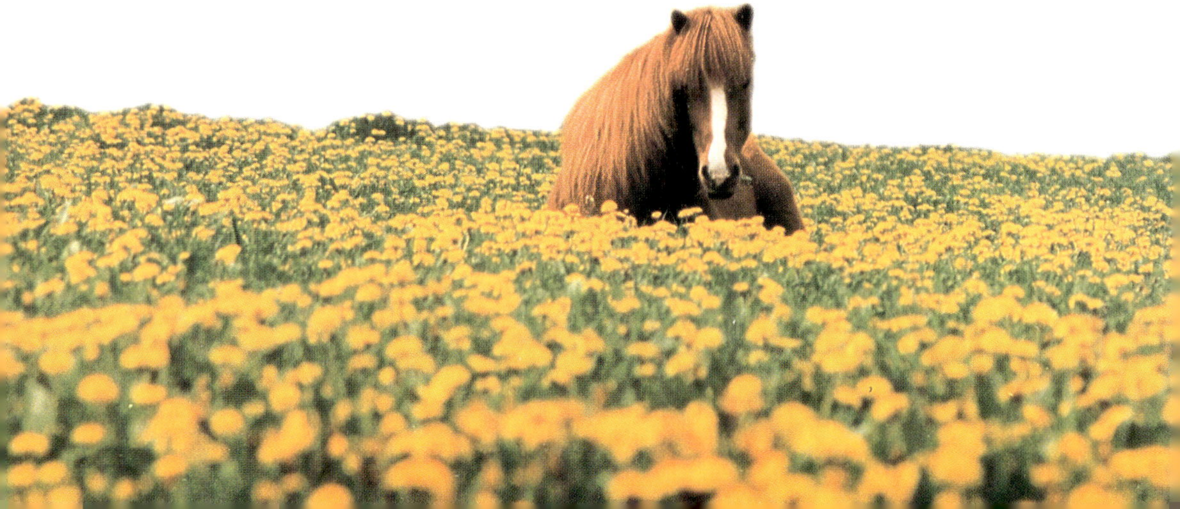

DIE ANWENDUNG

Frisch von der Wiese ist der Löwenzahn am besten. Manche Pferde graben sogar die Wurzeln aus, helfen Sie Ihrem Pferd dabei. Löwenzahn kann getrocknet werden und wird dann als Tee verabreicht. Auch die Wurzeln finden frisch oder getrocknet Verwendung. In vielen Kräutermischungen ist Löwenzahn enthalten, und auch Tee kann man in Apotheken oder Drogerien kaufen. Als Mittel gegen Warzen muß der Saft der Blume möglichst frisch sein.

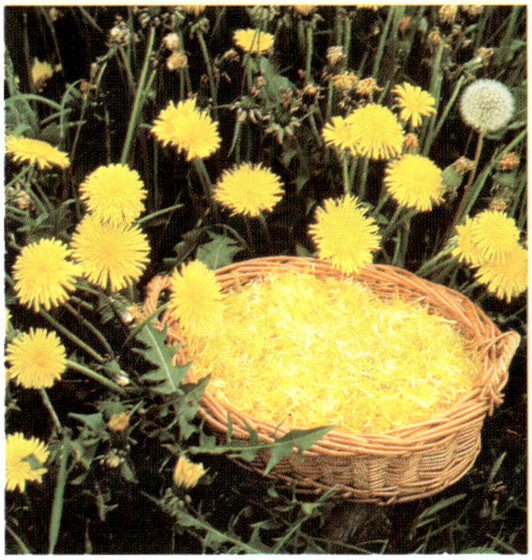

▸ **DOSIERUNG**
täglich ca. 30 g frischen Löwenzahn ins Futter geben oder mit ca. 50 g getrocknetem Löwenzahn einen Tee kochen.

▸ **ANWENDUNG INNERLICH**
frischen Löwenzahn oder Tee dem Futter beimischen.

▸ **ANWENDUNG ÄUSSERLICH**
Warzen mit frischem Löwenzahnsaft beträufeln. Löwenzahnsaft am besten auf eine sterile Mullkompresse geben.

lat kommt wieder in Mode und bereichert unsere Mahlzeiten. Eine Frühjahrskur mit Löwenzahn ist ein altes Hausmittel. Sie verbessert die Cholesterinwerte, wirkt entschlackend, lindert Krampfadern und Hämorrhoiden. Warzen können bekämpft werden, indem man den Saft des Löwenzahns auf die Stellen träufelt.

LÖWENZAHN FÜR PFERDE

Löwenzahn sollte auf keiner Pferdeweide fehlen. Die meisten Pferde fressen ihn gerne, nicht nur die Blätter sondern auch die Blüten und gönnen sich damit selbst eine Frühjahrskur zur Blutreinigung. Löwenzahn hat einen größeren Vitamin-A-Gehalt als die beliebte Möhre, wirkt appetitanregend und ist eine gesunde Futterergänzung. Bei rheumatischen Beschwerden, Hautproblemen und Hufrehe sollten Sie Löwenzahn in den täglichen Speiseplan mit einbauen. Wenn Ihr Pferd von Warzen befallen ist, versuchen Sie äußerlich Löwenzahnsaft und Thuja, es hilft in fast allen Fällen.

Filipendula ulmaria

Mädesüß
Wiesengeißbart

- *hilft bei Rheuma*
- *wirkt gegen Lahmheiten*
- *hilft bei Muskel- und Gelenkschmerzen*
- *gut für ältere Pferde*

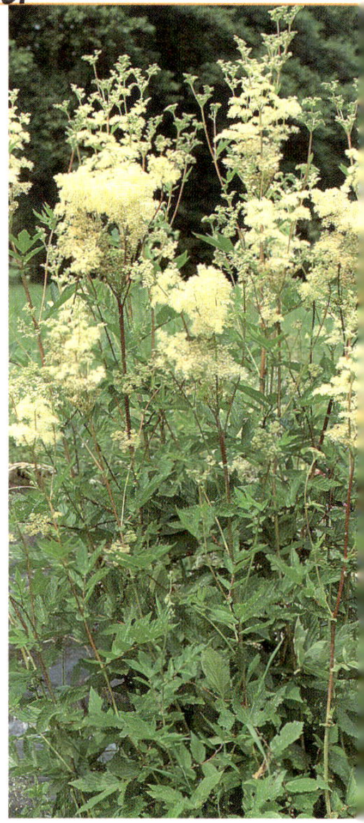

DIE URSPRÜNGE

Schon den Botanikern des Mittelalters war die Pflanze gut bekannt, doch ihre medizinischen Eigenschaften wurden erst in späteren Kräuterbüchern beschrieben. Man schätzte ihre gallenreinigende und blasenziehende Wirkung.
Heute kennt man vor allem ihren Gehalt an Salicylsäureverbindungen, dem modernen Schmerzmittel.
Mädesüß findet man in ganz Europa und Asien in feuchten Gräben, Böschungen und Wiesen.
Vom griechischen Namen Spinia, den das Kraut auch trägt, hat übrigens Aspirin seinen Namen, auch bei Aspirin handelt es sich um eine Salicylsäureverbindung.

DIE HEILKRAFT

Neben seinem Hauptwirkstoff Salicylsäure enthält Mädesüß Flavonoidverbindungen, Gerbstoffe und Mineralsalze. Seine Teeauszüge wirken adstringierend, harntreibend, krampflösend und stark schmerzstillend.
Das Kraut ist eines der ausgezeichneten Mittel bei Magen- und Darmstörungen und hilft bei Durchfall und Krämpfen. Fieber und Rheumaschmerzen werden gelindert und seine entzündungshemmende Wirkung kommt bei Grippe, Glieder- und Muskelschmerzen sowie Ischiasbeschwerden voll zur Geltung. Mädesüß wirkt gefäßerweiternd und stärkt die Herzfunktion.

TIP VOM
TIERARZT

Die Pflanze niemals aufkochen, Blüten nur mit kochendem Wasser übergießen. Bei Salicylüberempfindlichkeit Vorsicht!

MÄDESÜSS FÜR PFERDE

In der Naturheilkunde für Pferde hat Mädesüß schon lange einen festen Platz.
Besonders die Wirkung auf die empfindlichen Verdauungsorgane unserer Pferde wird immer wieder hervorgehoben. Gerade alte Pferde leiden oft unter Rheuma, die Herzfunktionen könnten unterstützt werden und das Magen-Darm-System ist empfindlicher geworden. Hier zeigt Mädesüß seine weitgefächerte Wirkung auf alle diese Leiden.
Äußerlich kann unser Heilkraut zur Wundheilung und Schmerzlinderung eingesetzt werden.
Die Wirkstoffe des Mädesüß werden besonders gern bei Erkältungen und in sogenannten Blutreinigungstees genutzt. Sie gelten als wassertreibend und können ohne Bedenken vor Nebenwirkungen als Tee verabreicht werden.

DIE ANWENDUNG

ANWENDUNG INNERLICH
Arzneilich verwertet werden die Blüten, seltener die Wurzeln. Die übliche Darreichungsform ist Tee. Die Pferde sollten bei Beschwerden mehrmals täglich Tee über das Futter bekommen. Sie können aber auch getrocknete Blüten unter den Hafer mischen. Mädesüß eignet sich ausgezeichnet für Mischungen mit anderen Teesorten, da es die Wirkung anderer Mittel erhöht.
In vielen fertigen Kräutermischungen wird das Heilkraut angeboten.

ANWENDUNG ÄUSSERLICH
Äußerlich zur Wundheilung oder bei Rheuma wird ein starker Tee genommen.
Bei der Anwendung von Sud oder Tee zur Wundheilung sollten Sie die Blüten aussieben und die Wunde nur mit der Flüssigkeit vorsichtig abtupfen

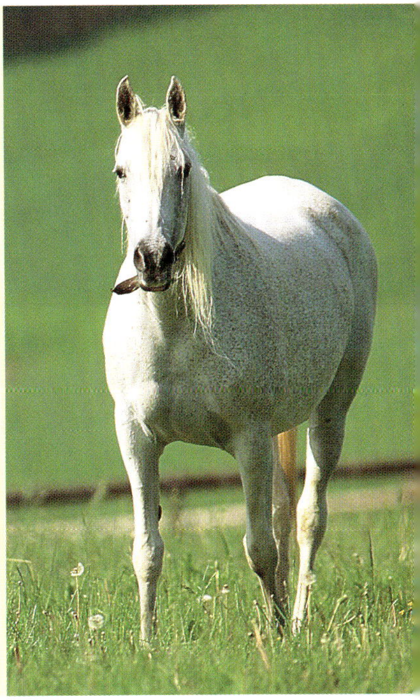

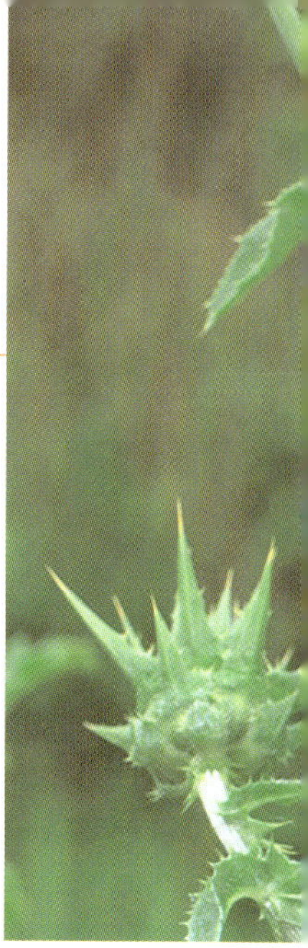

Silybum marianum
Mariendistel

M

- *regt die Tätigkeit der Leber an*
- *schützt die Leber bei starker Verwurmung und Medikamenteneinnahme*

DIE URSPRÜNGE

Die Mariendistel ist ursprünglich beheimatet im Mittelmeerraum und im Orient. In Mitteleuropa trifft man sie nur gelegentlich an. Bekannt ist die Mariendistel nicht nur als Heilpflanze, früher wurde sie auch als Futter genutzt. Aus den jungen Blättern kann man einen schmackhaften Salat bereiten. In einigen Ländern werden Wurzeln und Köpfe gekocht und als wilde Artischocke bezeichnet. Die heilende Wirkung spricht man den Blättern, Samen und Köpfen zu.

DIE HEILKRAFT

Die Mariendistel enthält ätherische Öle, Histamin, Flavonoide und Bitterstoffe. Besonders bei Leberleiden schätzt man ihre gallentreibende Wirkung. Bestimmte Stoffe der Pflanze haben eine günstigen Einfluß bei Vergiftungen. In neuester Zeit hat man herausgefunden, daß die Distel bei Herz- und Kreislaufbeschwerden wirksam eingesetzt werden kann. Tee aus den Früchten der Mariendistel wirkt positiv auf die Verdauung. Nebenwirkungen sind keine bekannt.

VORSICHT

Die Mariendistel steht unter Naturschutz und darf in der Natur nicht gepflückt werden.

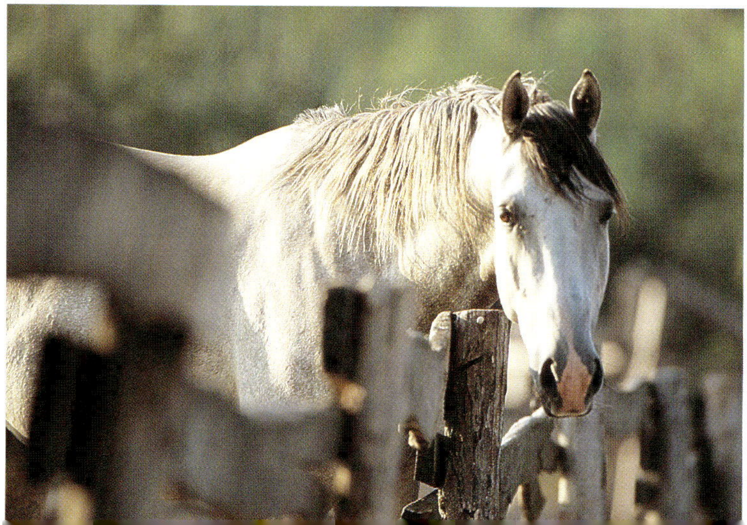

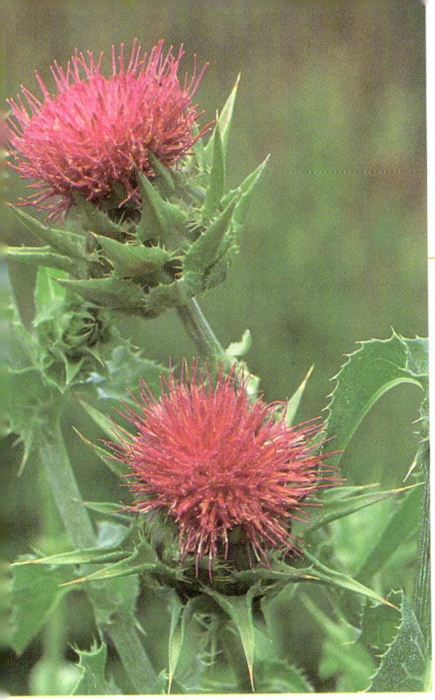

DIE ANWENDUNG

Auf meiner Weide hatten sich Disteln selber angesiedelt und zu meinem Erstaunen konnte ich feststellen, daß unsere Pferde ausgezeichnet mit den stacheligen Dingern fertig wurden und sie fraßen. Besonders für unseren Kaltblüter Alma scheinen sie ein Leckerbissen zu sein. Vielleicht hat sie Disteln besonders nötig.

DOSIERUNG
Geben Sie täglich ca. 15 g frische Distelsamen ins Futter.

ANWENDUNG INNERLICH
Der Distelsamen wird in der Kaffeemühle zerkleinert und an die Pferde verfüttert. Sie können auch einen Tee bereiten und zur Teestunde den Pferden über das Futter geben. Besonders zu empfehlen ist auch eine Frühjahrskur. Pflanzen Sie Disteln auf der Weide oder im Garten an, Ihre Pferde freuen sich.

MARIENDISTEL FÜR PFERDE

In erster Linie ist die Mariendistel auch für Pferde ein Lebermittel. Sie regt die Leber zur vermehrten Produktion von Gallensaft an und wirkt schützend. Sie ist in den letzten Jahren gründlich erforscht worden, und ihre Wirkung, die Leber bei Medikamentenmißbrauch oder Giften zu schützen, ist erwiesen. Versuche bei Ponys und Pferden, die durch starke Verwurmung oder Medikamenteneinnahme einen Leberschaden hatten, konnten die positive Wirkung der Distel bestätigen. Auch für Stuten ist die Pflanze von Bedeutung, sie enthält Linolensäure, die für die Produktion der weiblichen Hormone wichtig ist.

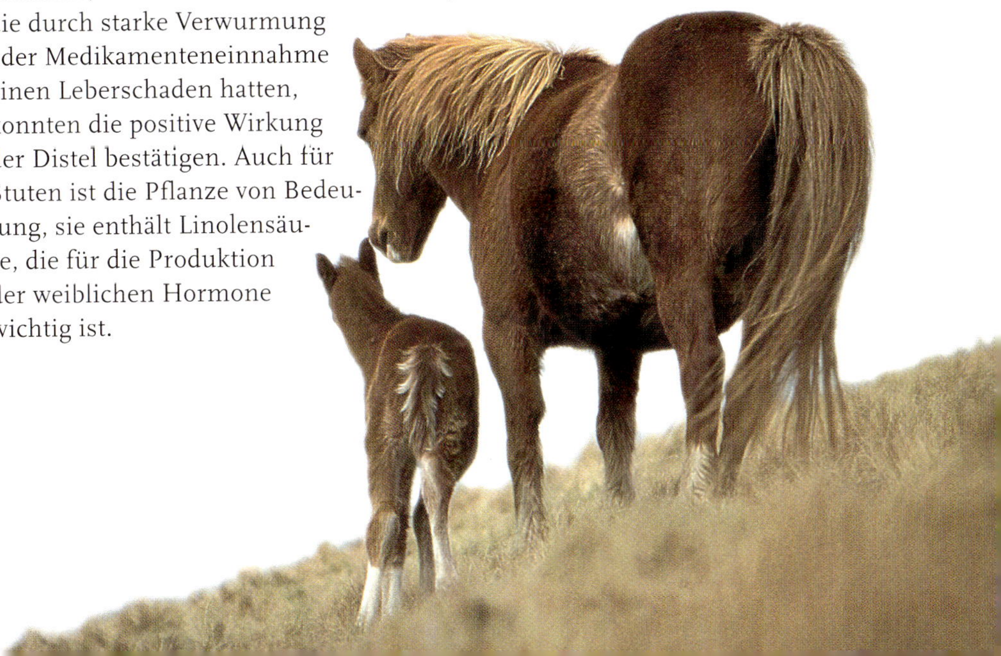

Armoracia rusticana

Meerrettich

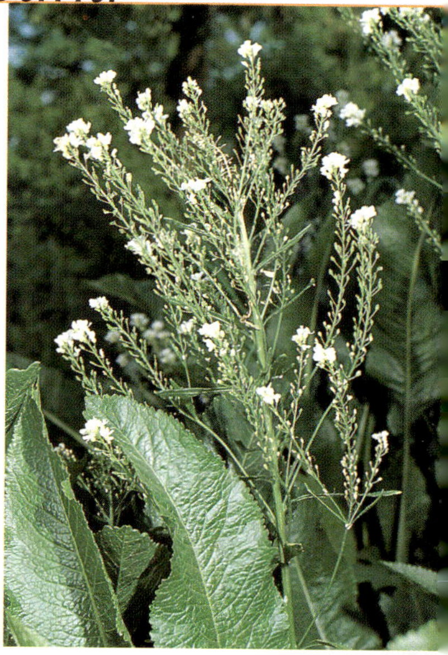

M

- *wirkt wurmtreibend als Unterstützung zur Wurmkur*
- *verbessert den Allgemeinzustand*
- *hilft gegen Gallen*

DIE URSPRÜNGE

Wieder war es die heilige Hildegard von Bingen, die die Vorzüge des Meerrettichs hervorhob. Er wurde schon damals bei Fieber und Grippe eingesetzt, auch vorbeugend bei Husten, Schnupfen und Heiserkeit. Wild wächst der Meerrettich in Osteuropa, Großbritannien und den USA, wird aber inzwischen überall angebaut. Für Heilzwecke kann man im Herbst die Wurzeln sammeln. Die Blätter des Meerrettichs können jederzeit gepflückt werden.

DIE HEILKRAFT

Meerrettich ist ein beliebtes Gewürz, das viele Speisen schmackhafter macht. Seine medizinische Wirkung sollte man dabei nicht unterschätzen. Meerrettich enthält ein natürliches Antibiotikum, das Allyl-Isothiocyanat, das Pilze, Viren und Bakterien angreift. Meerrettich fördert die Sekretion von Gallensaft und macht somit Speisen bekömmlicher und unterstützt damit die Fettverdauung. Er wirkt leicht abführend, anregend und wurmtreibend. Seine anregende, durchblutungssteigernde Wirkung merkt man schon in kleinen Mengen. Breiauflagen mit Meerrettich helfen bei Nervenschmerzen und Rheuma.

MEERRETTICH FÜR PFERDE

Meerrettich ersetzt keine Wurmkur, sollte aber immer unterstützend bei Wurmkuren oder zwischendurch als wurmtreibendes Mittel gegeben werden. Meerrettich verbessert auch bei Pferden den Appetit und regt alle Organfunktionen an. Die Pferde werden frisch und munter. Bei Infekten kann er deutlich den Allgemeinzustand verbessern. Hilary Page Self empfiehlt ihn im Kosmos-Buch »Heilkräuter für Pferde« gegen hartnäckige Gallen.

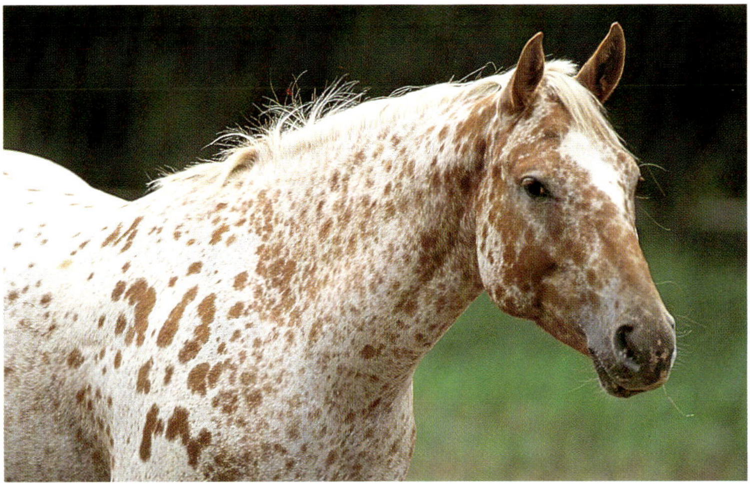

Schlecht fressende Pferde bekommen mit Meerrettich wieder Appetit

DIE ANWENDUNG

Meerrettich kann man wunderbar im Garten ziehen. Die Pferde mögen Blätter und auch pulverisierte Wurzeln.

- **ANWENDUNG INNERLICH**
Meerrettich wird, wie viele Kräuter, frisch oder getrocknet über das Futter gegeben. Natürlich können Sie ihn auch als Gewürz überall kaufen.
- **ANWENDUNG ÄUSSERLICH**
Für Schwellungen jeder Art und Gallen wird äußerlich aus dem Sud ein Umschlag gemacht, der mit einer Bandage fixiert wird.

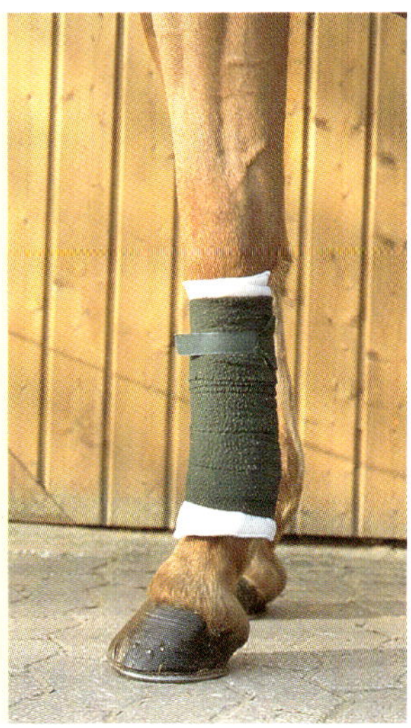

Mentha piperita
Minze

M

- *wirkt vorbeugend gegen Koliken*
- *wirkt schleimlösend bei Husten und Bronchitis*
- *hilft bei Insektenstichen und Pilzbefall*

DIE URSPRÜNGE

Schon im Altertum schätzte man die Minze als Heilpflanze und Gewürz. Die Chinesen rühmten ihre beruhigenden und krampflösenden Eigenschaften. Hippokrates und Plinius lobten ihre schmerzlindernde und anregende Wirkung. Minzen gibt es in den unterschiedlichsten Formen und Arten, in ihrer Wirkungsweise sind sie sich jedoch alle sehr ähnlich. Die Minzen wachsen in nahezu allen gemäßigten Klimazonen der Erde, auf feuchten, humusreichen Böden.

DIE ANWENDUNG

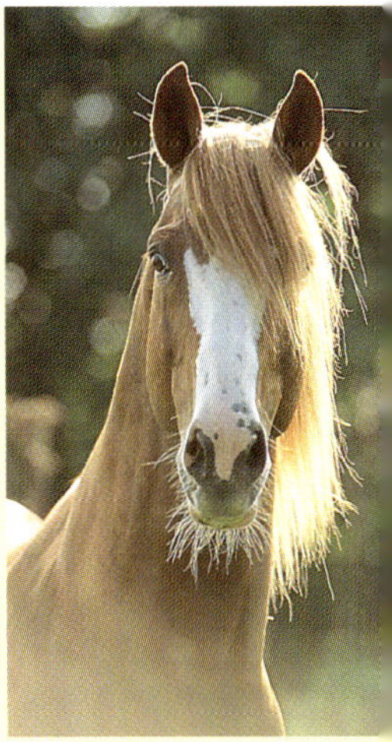

Wollen Sie Ihren Pferden etwas Gutes tun, dann pflanzen Sie Minze auf die Weide. Pferde fressen sie gerne und helfen sich selbst. Im Garten und sogar im Blumentopf kann man Minze ziehen. Durch die ätherischen Öle ist die frische Minze im Vergleich zur getrockneten am wirksamsten. Trotzdem sollten Sie Ihre Minze für den Winter in Büscheln trocknen und dann regelmäßig verfüttern. Haben Sie eine Stallziege? Gönnen Sie ihr auch etwas Minze, Ziegen lieben dieses Gewürz. Wenn Sie keine Möglichkeit haben, frische Minze anzubauen, können Sie überall Pfefferminztee kaufen. In fast allen Kräutermischungen und vielen Fertigfuttersorten für Pferde ist Minze beigemischt.

- **DOSIERUNG**
  täglich bis zu 50 g getrocknete Minze ins Futter geben oder einen Tee kochen.
- **ANWENDUNG INNERLICH**
  frische beziehungsweise getrocknete Minze oder Tee dem Futter beigeben.
- **ANWENDUNG ÄUSSERLICH**
  Sud auf die betroffenen Stellen auftragen. Zum Inhalieren Minze mit heißem Wasser aufgießen.

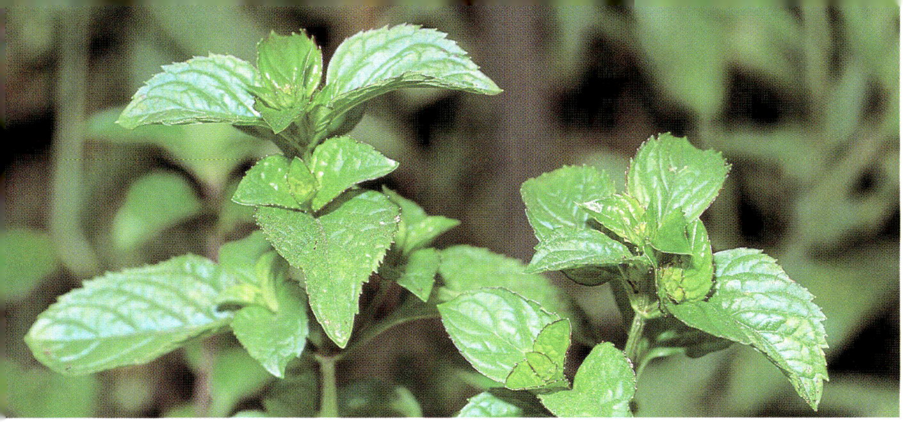

DIE HEILKRAFT

Die Haupteigenschaften der Minze beruhen auf ihren ätherischen Ölen mit Mentholverbindungen und Gerbstoffen. Minzen werden innerlich bei Koliken, Magenkatarrh, Blähungen und Unterleibskrämpfen verwendet. Außerdem wirken sie schleimlösend bei Husten und Bronchitis. Bei der Inhalation verbessern sie die Nasenatmung und machen den Kopf frei, z.B. bei Migräne. Minzen werden sehr vielseitig angeboten, in Tee, Inhalaten, Bädern, Salben und Bonbons. Bei Pfefferminztee gibt es keine unerwünschten Nebenwirkungen. Minzöl oder Menthol dürfen auf keinen Fall bei Säuglingen und Kleinkindern angewandt werden.

MINZE FÜR PFERDE

Pferde lieben den Geschmack der Minze und sind daher schnell von ihrer Eingabe zu überzeugen. Minze macht das Futter verdaulicher, beruhigt und entspannt Magen und Darm. Das Menthol wirkt gegen Bakterien und Parasiten, und die ätherischen Öle helfen vorbeugend bei Blähungen, Koliken und sogar Magengeschwüren. Pferde, die zu Koliken neigen, sollten täglich eine kleine Dosis Minze oder Pfefferminztee über das Futter bekommen. Bei jeder Futterumstellung, Frühjahr, Herbst, Heu auf Silage und umgekehrt, sollten Sie immer an Minze denken. Minze zum Inhalieren ist für hustende Pferde eine große Erleichterung. Äußerlich hilft sie bei Insektenstichen, Pilzflechten und ist eine juckreizstillende Linderung beim Sommerekzem. Bei Stuten fördert die Minze nach dem Absetzen des Fohlens die Rückbildung des Euters.

Minze hilft bei der Futterumstellung

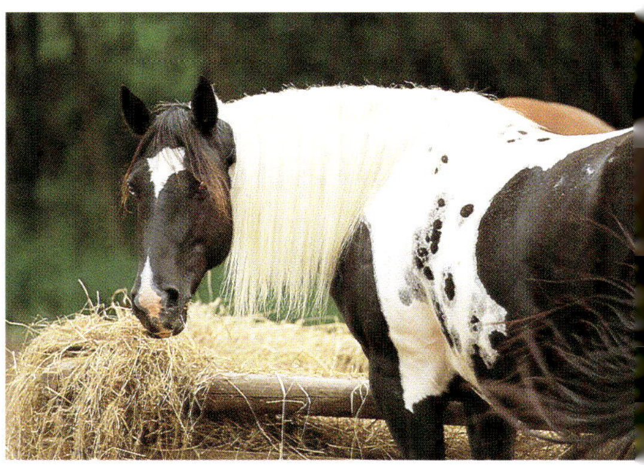

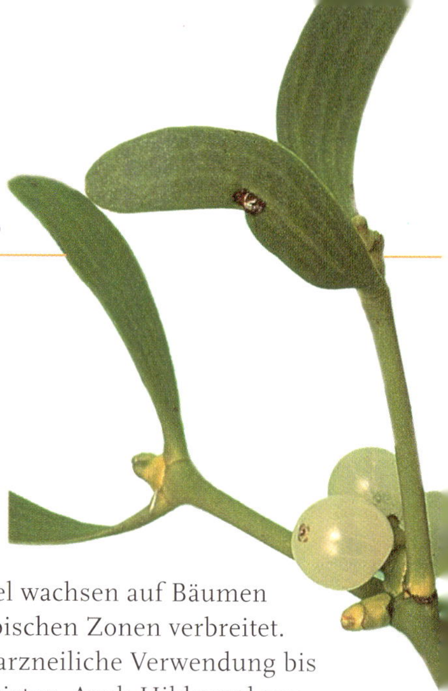

Viscum album

Mistel

M

- *steigert die Herzleistung*
- *gut für alte Pferde*
- *gegen Arthrose*

DIE URSPRÜNGE

Die rund 1400 Arten der Mistel wachsen auf Bäumen und sind hauptsächlich in tropischen Zonen verbreitet. Zurückverfolgen läßt sich die arzneiliche Verwendung bis ins fünfte Jahrhundert vor Christus. Auch Hildegard von Bingen empfahl die Mistel gegen Asthma und Epilepsie. Rudolf Steiner, der Begründer der Anthroposophie, entwickelte eine Behandlungsmethode mit Mistelkraut gegen Krebs. Auch heute noch spielt die Mistel in der naturheilkundlichen Medizin eine Rolle bei der Behandlung von Tumoren.

DIE HEILKRAFT

Die arzneilich wirksamen Teile der Mistel sind junge Blätter, frisch oder getrocknet. Die Mistel soll das Tumorwachstum hemmen und das Immunsystem anregen, dafür sind Flavonoide, Harze, Alkaloide und Schleimstoffe verantwortlich. Die Herzleistung wird gesteigert, der Blutdruck gesenkt und das Nervensystem ausgleichend beeinflußt. In der Pflege des Altersherzens hat sich Mistel in vielen Kombinationspräparaten einen Namen gemacht. Rheumatische Erkrankungen sprechen ebenfalls positiv auf die Mistel an.

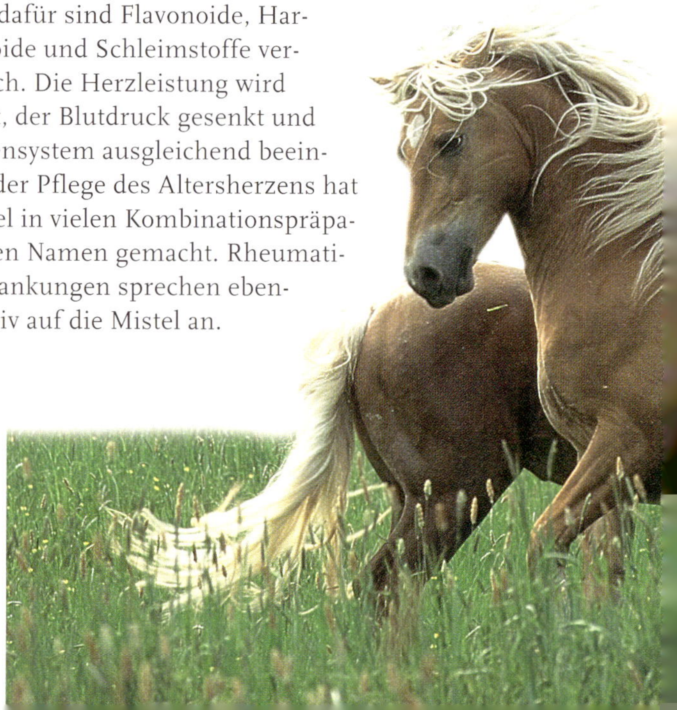

DIE ANWENDUNG

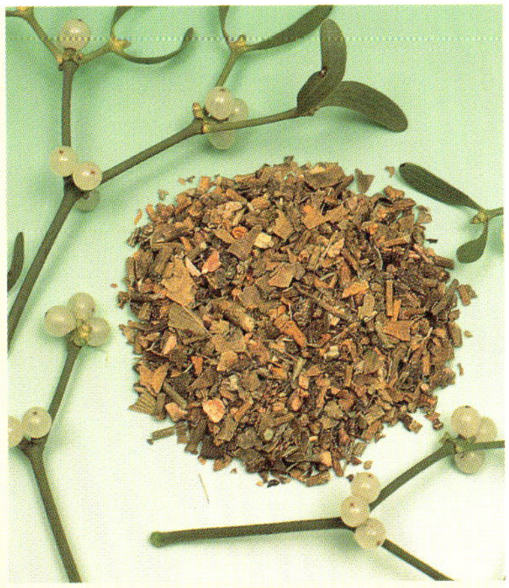

ANWENDUNG INNERLICH

Injektionen werden grundsätzlich nur von einem versierten Therapeuten, dem Tierarzt oder Heilpraktiker, gesetzt. Hömöopathisch kann Viscum album als Tropfen gegeben werden. Misteltee kann man überall kaufen und den Pferden mit dem Futter zukommen lassen. Sie können aber auch Mistelkraut selber sammeln, trocknen und als Tee zubereiten. Misteltee kann über einen längeren Zeitraum gegeben werden, er läßt sich gut mit anderen Teesorten mischen. Fertige Präparate sind im Pferdefachhandel erhältlich.

DOSIERUNG

täglich ca. 50 g als Tee übers Futter geben. Homöopathische Dosierung nach Anweisung des Tierarztes.

MISTEL FÜR PFERDE

Besonders für ältere Pferde gilt die Mistel als Stärkungsmittel für Herz und Kreislauf. Pferde, die nach langer Krankheit oder zu viel Training erschöpft sind, können mit Mistelextrakt wieder aufgebaut werden. Eine vierwöchige Kur gegen Arthrose kann für jedes ältere Pferd von Nutzen sein. Für die Tumor- und Krebstherapie muß die Mistel von einem erfahrenen Tierarzt gespritzt werden. Doch der Tee zusätzlich ist auf keinen Fall schädlich und kann unterstützend wirken. Hömöopathisch kann die Mistel unter ihrem Namen, Viscum album, bei Bronchitis, Dämpfigkeit, Tumoren, Arthrosen und zur Pflege des Altersherzens von großem Nutzen sein.

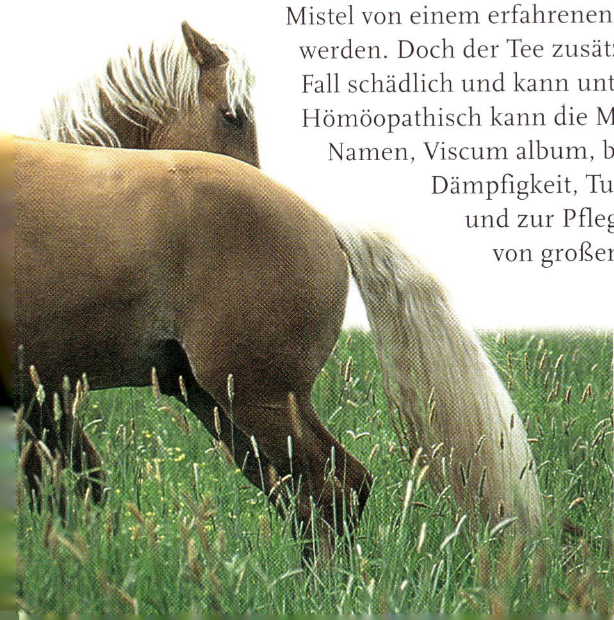

Mistel ist ein Aufbaupräparat und stärkt Herz und Kreislauf

Vitex agnus castus
Mönchspfeffer
Keuschlamm

M

- *hilft bei hormonellen Störungen*
- *fördert die Rosse*

DIE URSPRÜNGE

Als Heilpflanze ist der Mönchspfeffer seit dem 4. Jahrhundert bekannt. Man findet ihn hauptsächlich im nördlichen Mittelmeerraum und in Zentralasien. Den Namen hat der Mönchspfeffer tatsächlich von den Mönchen. Die Pflanze soll den Geschlechtstrieb unterdrücken, und so bekamen ihn früher Nonnen und Mönche vor die Tür gelegt, wenn sie ins Kloster eintraten.

DIE HEILKRAFT

Der Mönchspfeffer wurde in den letzten Jahren gründlich getestet. Ganz eindeutig wirkt er normalisierend auf die Hormonproduktion. Seine Inhaltsstoffe – Iridoide und Flavonoide – haben einen positiven Einfluß auf Menstruationsstörungen und zyklusbedingtes Anschwellen der Brust. Verwendung finden Samen und Früchte, die als Tropfen im Handel erhältlich sind.

DIE ANWENDUNG

- **DOSIERUNG**
  Man gebe vier bis acht Wochen 15 g Mönchspfeffer über das Futter. Während der Trächtigkeit keinen Mönchspfeffer füttern.

- **ANWENDUNG INNERLICH**
  Wenn die Stute nicht rossig wird, kann die Pflanze den Zyklus regulieren und stabilisieren.

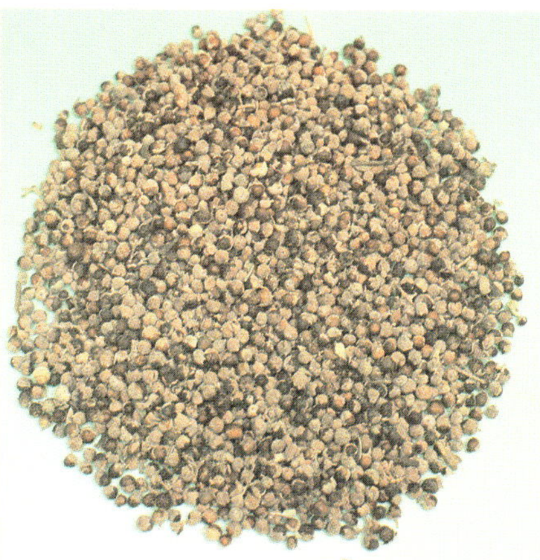

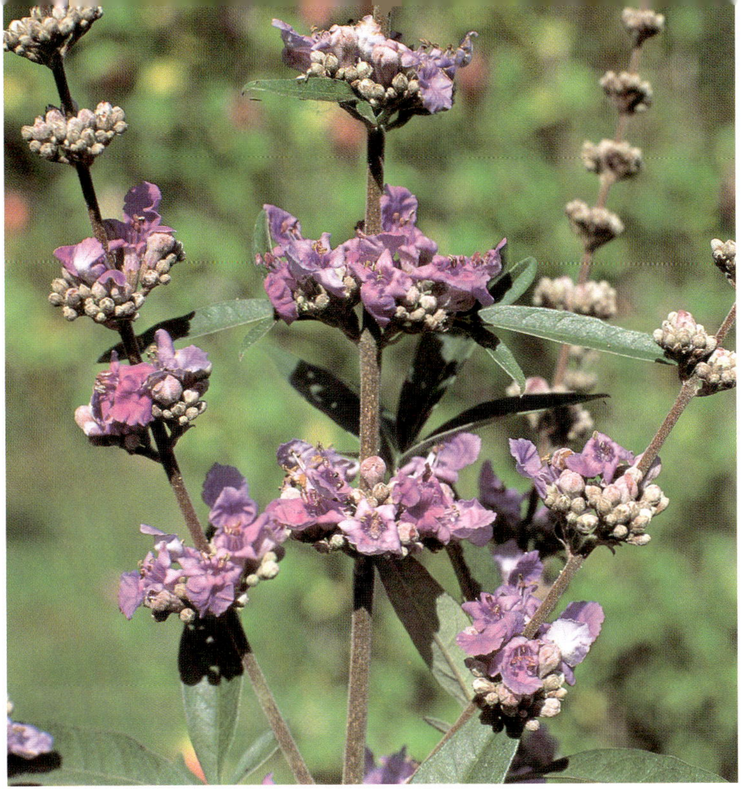

MÖNCHSPFEFFER FÜR PFERDE

Hengste, Stuten und auch spätgelegte Wallache können durch hormonelle Schwankungen zu unberechenbaren und gefährlichen Tieren werden. Ich selbst erlebte es einmal bei einer zauberhaften Stute. Sie war ein Pferd mit großartiger Veranlagung. Vorsichtig und behutsam wurde sie longiert, und meine damals 13-jährige Tochter war – auch aufgrund ihres leichten Gewichts – der erste Mensch, der sie reiten durfte. Die Stute war aufmerksam und sehr lieb. Bei der ersten Rosse nach dem Anreiten entpuppte sie sich als gefährlich und unreitbar. Hormonbehandlungen brachten keine Veränderungen. Leider hatte ich zu der Zeit noch nichts von Mönchspfeffer gehört, vielleicht wäre er eine Lösung gewesen. Die Stute wurde als unreitbar zur Zucht verkauft.

Wenn Sie Probleme mit Ihren Pferden haben, die auf Störungen im Hormonhaushalt zurückzuführen sind, sprechen Sie mit Ihrem Tierarzt und versuchen Sie Mönchspfeffer. Es lohnt sich immer, bei hormonbedingten Verhaltensstörungen bei Stuten, Wallachen und Hengsten vier bis acht Wochen Mönchspfeffer zu geben und etwas Geduld zu haben.

TIP VOM TIERARZT

Vorsicht bei trächtigen Stuten. Mönchspfeffer nur nach Rücksprache mit dem Tierarzt verabreichen.

Muschelextrakt
Glykosaminoglykane

M

- *lindert Schmerzen in den Gelenken*
- *wirkt vorbeugend bei Extrem-belastungen*
- *hilft bei Sehnen-verletzungen*

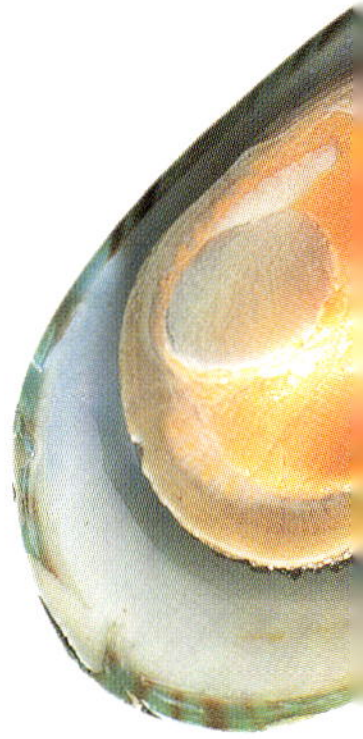

DIE URSPRÜNGE

Muscheln gehören seit Generationen zu den Hauptnahrungsmitteln der Maori, den Ureinwohnern Neuseelands. Wissenschaftler stellten fest, daß diese so gut wie nie an Rheuma erkranken und führten dieses Phänomen auf die positive Wirkung von Muschelextrakten zurück.
Glykosaminoglykane sind natürliche Bestandteile des Bindegewebes und werden seit 1974 erfolgreich zur Behandlung von Arthritis und Arthrose eingesetzt.

DIE HEILKRAFT

Muschelextrakte wirken besonders auf Knochen, Sehnen und Bänder. Das Bindegewebe wird stabilisiert und Verschleißerscheinungen wird vorgebeugt. Rheumatische Erkrankungen können positiv beeinflußt werden, die Beweglichkeit bleibt erhalten. Bei Sportverletzungen wird eine schnellere Regeneration erreicht. Stoffwechselfunktionen können angeregt und gefördert werden.

Bei Sehnenverletzungen ist Muschelextrakt das richtige Mittel

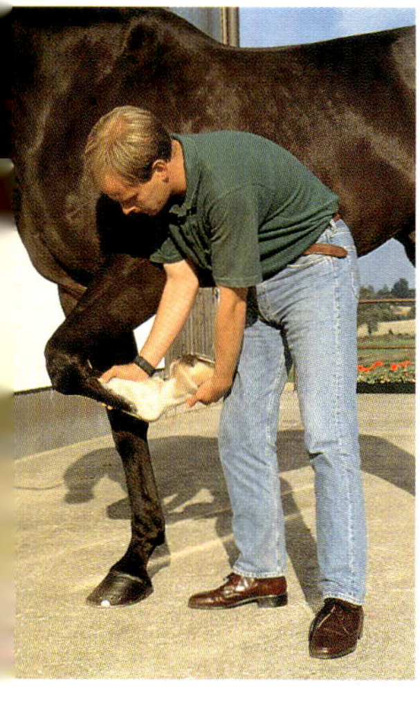

MUSCHELEXTRAKT FÜR PFERDE

Knochen, Sehnen, Bänder und das gesamte Bindegewebe werden beim Pferd besonders belastet. Lahmheiten, Sehnenverletzungen, Gelenkschmerzen und Hufrollenentzündungen sind oft die Folge. Schlechte Stoffwechselfunktionen können zusätzlich zu Rheuma oder übermäßigem Gelenkverschleiß führen.
Muschelextrakte stabilisieren den Bewegungsapparat, beugen Lahmheiten vor und erhöhen die Leistungsfähigkeit. Versuche haben gezeigt, daß Muschelextrakt nicht nur Schmerzen in Gelenken vermindern kann, sondern auch

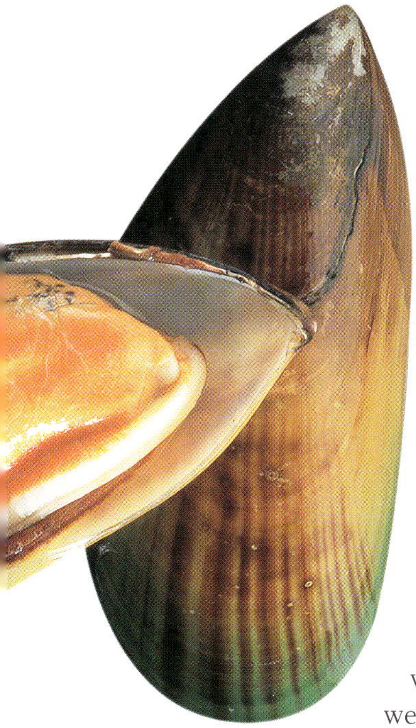

Heilungszeiten nach Sehnen- und Gelenksverletzungen deutlich verkürzt. Er hemmt offensichtlich die Bildung und Freisetzung von Prostaglandinen und wirkt so schmerzlindernd und entzündungshemmend.

Besonders beanspruchte Sportpferde sollten regelmäßig mit Muschelextrakten versorgt werden. So ist eine optimale Versorgung mit Glykosaminoglykanen gewährleistet, die bei intensiver Arbeit für den Stoffwechsel von Gelenken und Sehnen notwendig sind.

Auch Bagatellverletzungen, die sich das Pferd im Training schnell zuziehen kann, heilen mit Muschelextrakten schnell und problemlos ab. Einem größeren Sehnenschaden kann so vorgebeugt werden.

TIP VOM TIERARZT

Bei Lahmheit oder größeren gesundheitlichen Schäden sollten Sie natürlich Ihren Tierarzt zu Rate ziehen, um das Ausmaß der Verletzung zu diagnostizieren. Begleitend zu den tierärztlichen Maßnahmen können Sie immer Muschelextrakt füttern.

DIE ANWENDUNG

ANWENDUNG INNERLICH

Muschelextrakte sind im Fachhandel in vielen Formen erhältlich. Meist werden sie als Pulver oder Pellets angeboten. Sehr häufig werden sie auch mit anderen Wirkstoffen kombiniert. Kräuter, Algen, Vitamine und Mineralstoffe sind ideale Begleiter des Muschelextraktes. Wichtig ist eine längere Anwendungszeit, um eine optimale Wirkung zu erzielen. Bei Problempferden ist auch eine Dauerfütterung möglich.

Muschelextrakte werden mit dem Kraftfutter nach Dosierungsanleitung verabreicht.

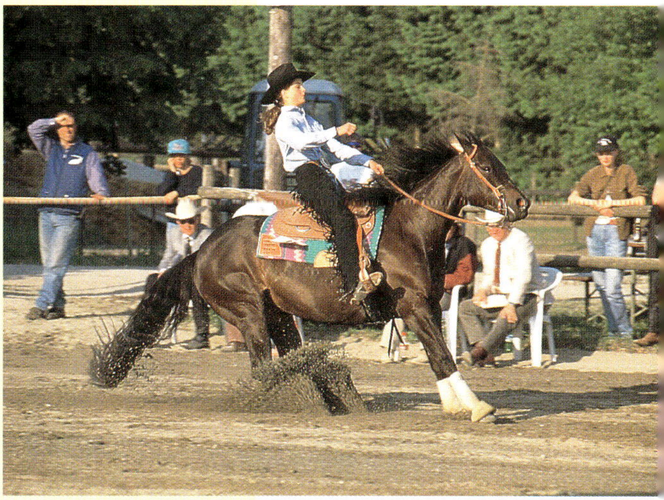

Oenothera biennis

Nachtkerze

N

- *hilft gegen Sommerekzem*
- *wohltuend bei Schuppen und Hautschorf*
- *gut bei Druckstellen und Fellblessuren*

DIE URSPRÜNGE

In Europa ist die Nachtkerze erst seit 1612 beheimatet, wo sie im botanischen Garten zu Padua gezogen wurde und von dort nach Mitteleuropa wanderte. Ursprünglich stammt sie aus Nordamerika. Die Indianer verehrten die Nachtkerze als Heilmittel und behandelten die verschiedensten Krankheiten mit ihr. Infektionen, Frauenkrankheiten, Fettleibigkeit und sogar Schlangenbisse gehörten zu ihrem Anwendungsgebiet.
In Europa wurde die Nachtkerze als schmackhaftes Gemüse zubereitet und ähnlich wie die Schwarzwurzel mit Essig und Öl angemacht.

DIE HEILKRAFT

Die Heilwirkung der Nachtkerze auf die Haut wurde erst in den letzten Jahren bekannt.
Die Wurzel, Stengel und Blätter enthalten Gerbstoffe, Flavonoide und Schleimstoffe, die Magen und Darm beruhigen und zur Wundheilung eingesetzt werden. Das hochgeschätzte Öl der Nachtkerze ist jedoch in den Samen enthalten und hat einen großen Anteil an der wertvollen Gamma-Linolensäure. Es wird hauptsächlich bei Hautproblemen wie Neurodermitis, Ekzemen, Juckreiz und Schuppen angewendet.
Nachweislich senkt Nachtkerzenöl den Cholesterinspiegel, wirkt blutreinigend und krampflösend.

TIP VOM TIERARZT

Nachtkerzenöl kann als Alternativmittel bei Sommerekzem eingesetzt werden.

DIE ANWENDUNG

- **ANWENDUNG ÄUSSERLICH**
  Nachtkerzenöl auf die saubere, trockene Haut oder das Fell auftragen. Über eine kleine Massage freuen sich auch die Pferde.

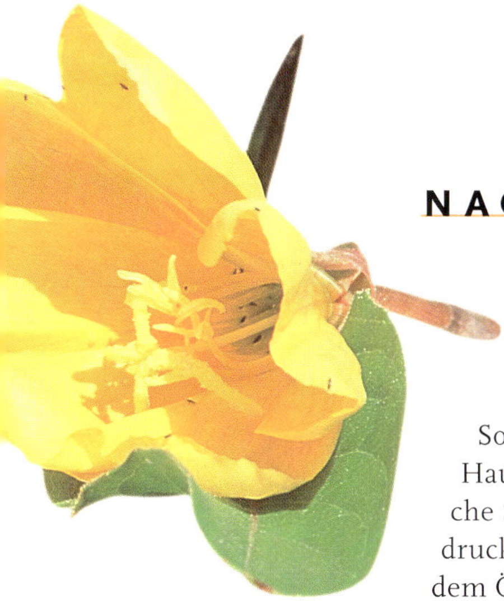

NACHTKERZENÖL
FÜR PFERDE

Haut und Fell sind beim Pferd die wichtigsten Einsatzgebiete des Nachtkerzenöls.

Sommerekzeme, Schuppenbildung, Hautschorf, Juckreiz und empfindliche Stellen wie Widerrist sowie Gurtdruck- gefährdete Stellen können mit dem Öl behandelt werden.

Ich habe mir eine Mischung aus Nachtkerzenöl, Aprikosenöl und Aloe vera hergestellt und behandle damit alle kleinen oder größeren Fellblessuren. Auch Klettenwurzelöl sollte man dabei nicht vergessen.

Bewährt hat sich Nachtkerzenöl auch bei Pferden mit langem Behang an den Beinen. Die Pflege des Langhaares ist bei der Offenstallhaltung oft mühsam. Wenn unsere Alma stark verschmutzte Beine hat, wasche ich sie gründlich mit einer Aloe vera-Waschlotion ab. Nach dem Abtrocknen wird dann mit Nachtkerzenölmischung sorgfältig massiert und das Haar glattgebürstet. So können Sie vermeiden, daß das Pferd sich an den Beinen die Haare abscheuert.

Ekzempferden hilft die Fellbehandlung mit Nachtkerzenöl

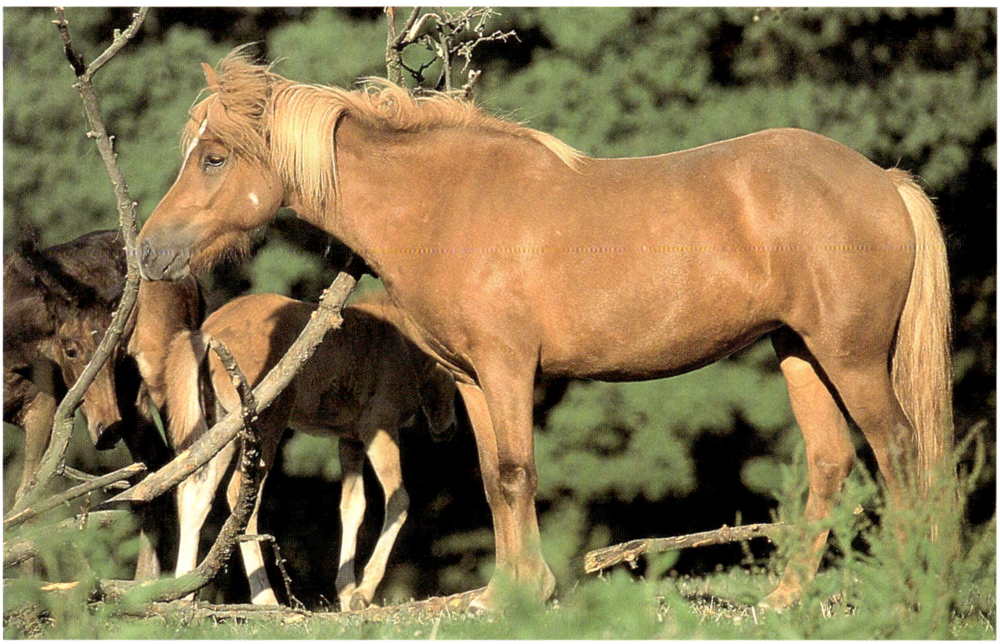

Petroselinum crispum

Petersilie

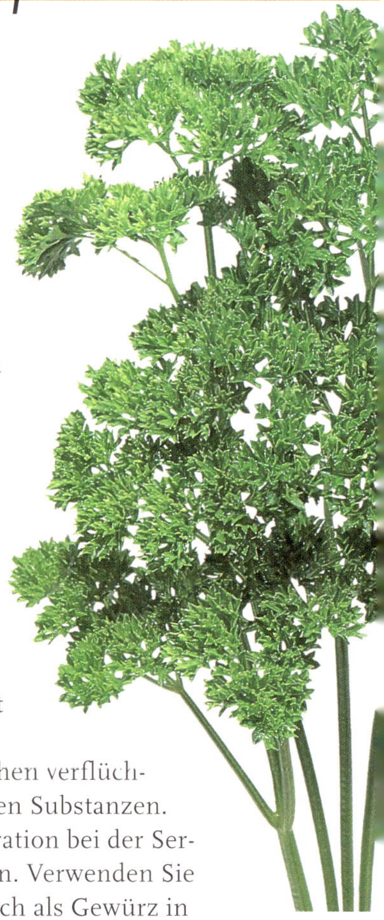

P

- *steigert die Abwehrkräfte*
- *wirkt harntreibend*
- *hilft gegen Blutarmut*

DIE URSPRÜNGE

Vermutlich stammt die Petersilie aus dem Orient. Seit dem Altertum fehlt sie in keinem Kräutergarten. Schon die alten Römer und Griechen liebten die Petersilie als Heilpflanze und würzten ihre Speisen mit ihr. Auch heute noch tragen ihre wertvollen Inhaltsstoffe, wie zum Beispiel der hohe Gehalt an Eisen, dazu bei, daß die Petersilie mehr als eine Gewürzpflanze ist. Wichtig ist, die Petersilie möglichst frisch zu genießen. Durch lange Lagerung und Erhitzung beim Kochen verflüchtigen sich Teile ihrer hervorragenden Substanzen. Petersilie sollte nicht nur als Dekoration bei der Servierung der Speisen benutzt werden. Verwenden Sie das gesunde Kraut so oft wie möglich als Gewürz in Ihren Mahlzeiten. Wer Petersilie nicht selber zieht, kann sie frisch, getrocknet oder tiefgefroren kaufen.

Petersilie wirkt appetitanregend

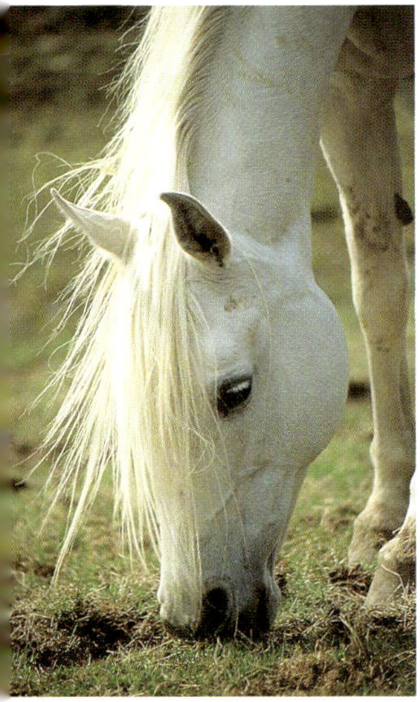

DIE HEILKRAFT

Petersilie ist ein regelrechtes Powerkraut, wenn man an die vielen wertvollen Inhaltsstoffe denkt. Neben ätherischen Ölen enthält sie Alkaloide, Eisen, Kalzium, Phosphor und viel Vitamin A und C. Fünf Gramm frische Petersilie decken den Tagesbedarf eines Menschen an Vitamin A und 30 g den Bedarf an Vitamin C. Petersilie entgiftet den Körper und stimuliert viele Organe. Sie wirkt appetitanregend und blutreinigend. Da die Petersilie einen hohen Gehalt an Eisen hat und somit die Blutbildung fördert, ist sie ein hervorragendes Mittel bei Anämie. Das kleine Kraut unterstützt die Verdauung, hilft nach Alkoholmißbrauch die gebildeten Giftstoffe schneller abzubauen und soll sogar potenzsteigernd wirken. Bei stillenden Müttern wird der Milchfluß angeregt. Äußerlich wirkt Petersilie positiv auf alle Hautfunktionen und hilft bei Hautflecken und Akne.

PETERSILIE FÜR PFERDE

Unsere Polly kennt alle Ecken im Garten, wo ich Petersilie angepflanzt habe. Leider ist sie mir am Anfang auch in Nachbars Garten entwischt. Der hohe Vitamingehalt steigert die Abwehrkräfte der Pferde. Petersilie wirkt außerdem stark harntreibend und kann bei Harnwegsinfekten helfen. Gegen Blutarmut und Rheuma hilft die Petersilie genauso wie bei Verdauungsproblemen. Petersilie macht Pferde durch die vielen Vitamine fit und munter. An tragende Stuten darf sie jedoch nicht verfüttert werden, weil sie die Wehentätigkeit fördert.

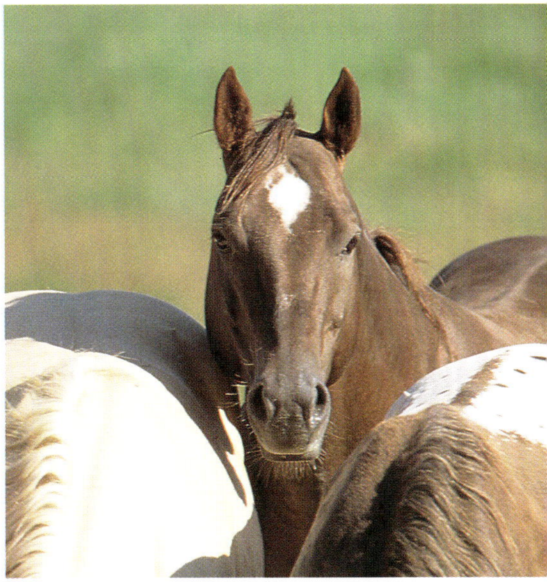

Auch Pferde sind manchmal schlapp und müde

DIE ANWENDUNG

Petersilie läßt sich wirklich leicht selbst ziehen. Wenn Sie keinen Garten haben, stellen Sie sich Schalen auf die Fensterbank. Das beliebte Kraut können Sie frisch und getrocknet überall kaufen, sogar im Supermarkt.

▸ DOSIERUNG

Frische Petersilie hat die intensivste Wirkung. Drei Hände voll Petersilie darf Ihr Pferd am Tag fressen. Wenn es im Garten einmal etwas mehr erwischt, ist das auch nicht schlimm. Getrocknet gibt man – wie bei allen getrockneten Kräutern – circa 30 g. Auch die Wurzeln der Petersilie dürfen gefüttert werden (2 Wurzeln am Tag).

Calendula officinalis
Ringelblume

R

- *gehört in jede Stallapotheke*
- *für kleine Wunden*
- *bei Entzündungen am Maul oder am Auge*

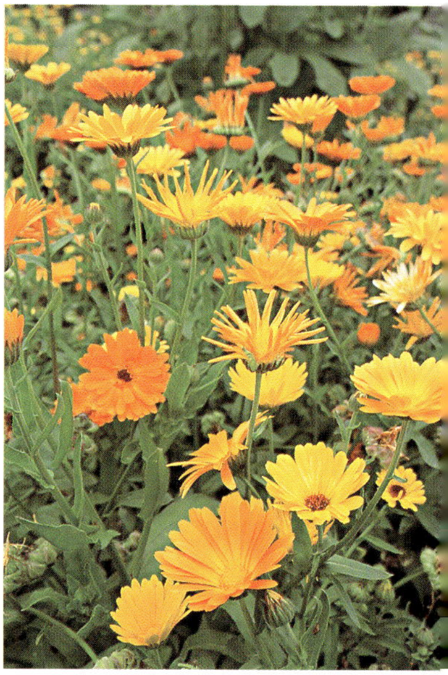

DIE URSPRÜNGE

Wieder einmal ist es die heilige Hildegard von Bingen, die im 12. Jahrhundert die Ringelblume zuerst beschrieb. Gegen Verdauungsbeschwerden, Bisse wilder Tiere und Ekzeme war die Ringelblume im Mittelalter bekannt. Die Ringelblume blüht auf der ganzen Welt, kommt aber ursprünglich aus dem Mittelmeerraum. Bei uns ist sie eine beliebte, wunderschön blühende Gartenpflanze. Wir nutzen die Heilkräfte der Blütenblätter oder der ganzen Blüte.

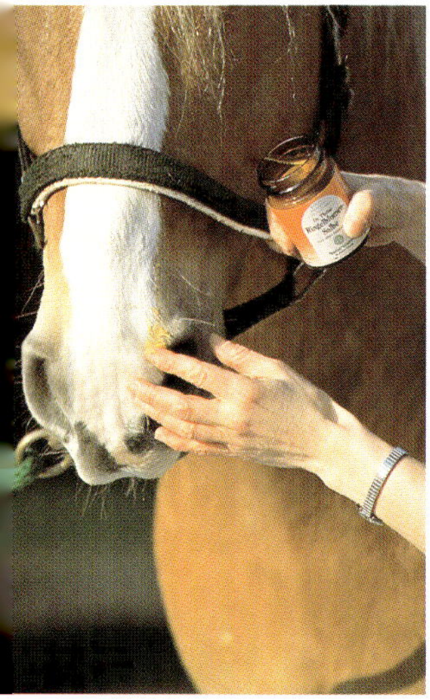

Kleine Wunden werden schnell mit Ringelblumensalbe versorgt

DIE HEILKRAFT

Fast jeder kennt die Ringelblume in Salbenform, so ist sie ein beliebtes Volksheilmittel geworden. Ihre Inhaltsstoffe, ätherische Öle, Flavonoide, Carotinoide und Saponine, machen sie besonders nützlich zur Wundheilung und Behandlung vieler Hautprobleme. Sie wirkt gegen Keime und Pilze und ist stark entzündungshemmend. Salben, Tinkturen und Extrakte eignen sich bei Verletzungen und Entzündungen jeder Art, auch im Mund und an den Augen. Innerlich hilft die Ringelblume bei Verdauungsbeschwerden, Magengeschwüren, Reizzuständen und Unruhe.

RINGELBLUME
FÜR PFERDE

Ringelblumensalbe oder Tinktur gehört in jede Stallapotheke. Gerade die kleinen Wunden, die sich unsere Pferde im Stall und auf der Weide zuziehen, können mit Ringelblumen behoben werden. Für größere Verletzungen, Prellungen sollten Sie natürlich immer einen Tierarzt oder Heilpraktiker rufen. Kleine Verbrennungen und Geschwüre sprechen gut auf die Ringelblume an. Besonders Entzündungen im Maul und am Auge kann man mit der Tinktur spülen oder Kompressen auflegen. Bei Magenbeschwerden und Harnwegsinfekten leistet die Ringelblume gute Dienste, auch bei Lebererkrankungen wird sie unterstützend eingesetzt. Bei Pilzerkrankungen, Mauke und Strahlfäule wird ein Tee oder Sud zum Abwaschen hergestellt. Bei Sommerekzemen kann sie mit anderen Heilkräutern gemischt werden.

DIE ANWENDUNG

▸ ANWENDUNG INNERLICH
Sammeln Sie in Ihrem oder Nachbars Garten vorsichtig die gelben Blüten der Ringelblüte. Sie können frisch oder getrocknet in üblicher Dosierung an Pferde gefüttert werden. Falls Sie Ringelblumen auf der Weide säen, werden sie sehr schnell von Ihren Vierbeinern gefressen. Aus eigener Erfahrung weiß ich, daß Ponys und Ziegen nichts stehen lassen. Die Blüten der Ringelblume müssen sehr behutsam getrocknet werden, die gelbe Farbe sollte möglichst erhalten bleiben.

▸ ANWENDUNG ÄUSSERLICH
Sie können aus Ringelblumen selbst Tee, Tinkturen und auch Salbe herstellen. Die Salbe wird aus Emulsionsmittel, Glycerin und getrockneten Kräutern, die Sie in der Apotheke oder im Bioladen kaufen können, gemischt.
Wer nicht zu den Kräuterhexen gehört, kann Ringelblumensalbe, Tee und Mixtur überall auch im Pferdehandel kaufen. Bei der Ringelblume sind keine Nebenwirkungen bekannt.

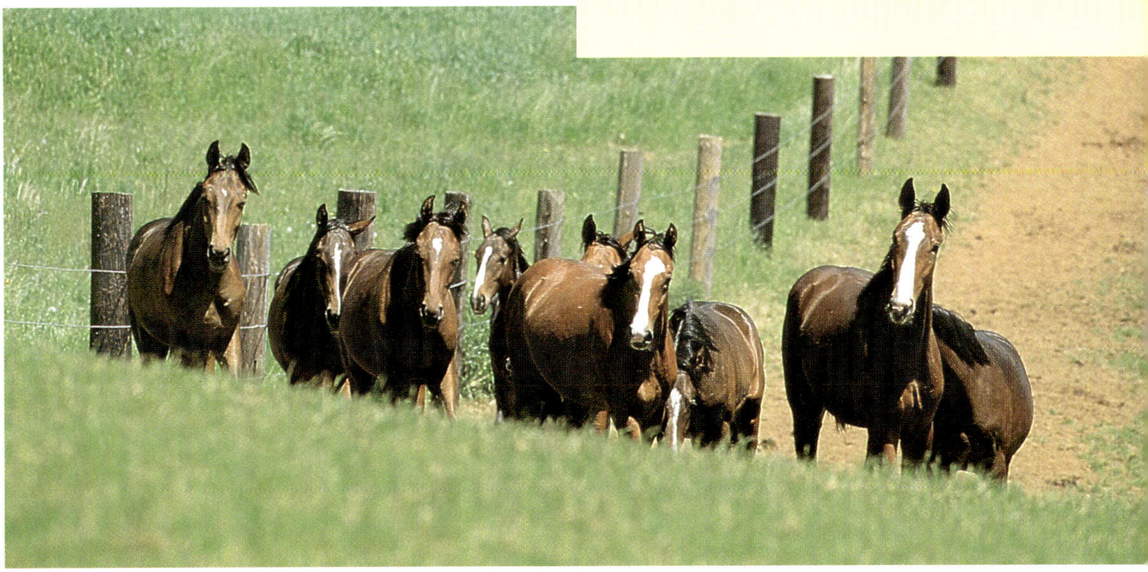

Rosmarinus officinalis

Rosmarin

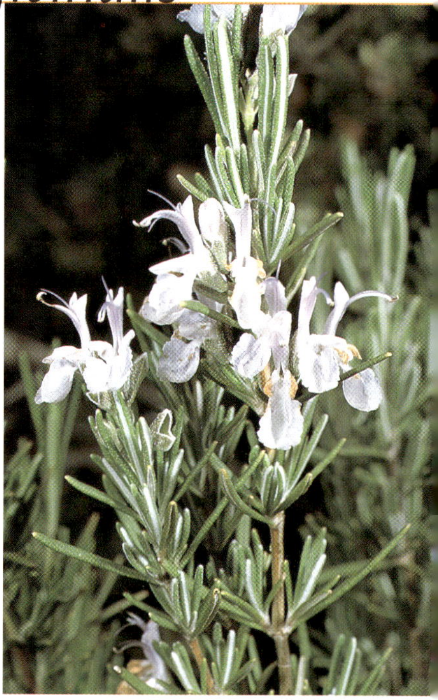

R

- *regt den Kreislauf an*
- *wirkt blutreinigend*
- *hilft bei Verspannungen und Streß*

DIE URSPRÜNGE

Königin Isabella von Ungarn soll mit 72 Jahren von ihren Gelenkschmerzen befreit worden sein. Die Ursache für diese Heilung war ein Wasser aus der Mischung Lavendel, Minze und Rosmarin. Ob dies nun der Wahrheit entspricht, können wir nur vermuten, aber schon im Altertum wurde Rosmarin als Heil- und Gewürzpflanze kultiviert. Wie viele Lippenblütler, stammt der Rosmarin ursprünglich aus dem Mittelmeerraum. Verwildert findet man ihn nur in warmen Gegenden. Kultiviert kommt er inzwischen auf der ganzen Welt vor.

VORSICHT

Rosmarin darf nicht an tragende Stuten verfüttert werden. Turnierpferde dürfen vor einer Veranstaltung Rosmarinöl nicht ablecken, Kampfer fällt unter das Dopinggesetz.

DIE HEILKRAFT

Die medizinischen Eigenschaften des Rosmarins werden vor allem durch seine ätherischen Öle erreicht, wie Cineöl und Kampfer, außerdem enthält er Rosmarinsäure und Saponine. Zur inneren Anwendung schätzt man die gallen- und harntreibende, krampflösende und stimulierende Wirkung des Rosmarins. Äußerlich wirkt er wundheilend und antiseptisch bei Rheumatismus, Zahnproblemen und Hautleiden. Rosmarinzusätze finden wir in vielen natürlichen Heilmitteln gegen Rheuma, Asthma und Verstauchungen als Salbe, Öl oder Badezusätze. Bei Kopfschmerzen ist es immer einen Versuch wert, statt gleich zur Tablette zu greifen, erst einmal die Stirn mit Rosmarin einzureiben. Während der Schwangerschaft sollte Rosmarin nur in kleinen Mengen genommen werden.

ROSMARIN FÜR PFERDE

Rosmarin ist ein Mittel zur Blutreinigung und beeinflußt das Magen-Darmsystem positiv. Es regt den Kreislauf an und hilft unseren Pferden bei Verspannungen, Streß und nervöser Unruhe. Mit anderen Kräutern, z.B. mit Eisenkraut und Löwenzahn, kann es unterstützend bei Leberproblemen eingesetzt werden. Äußerlich wirkt Rosmarin belebend und entkrampfend auf die Muskulatur und kann bei kleinen Wunden und Entzündungen helfen.

DIE ANWENDUNG

Wenn Sie den Rosmarin im Garten, Gewächshaus oder auf der Fensterbank ziehen, können Sie die Blätter das ganze Jahr über sammeln. Die Rosmarinblätter können frisch oder getrocknet an die Pferde verfüttert werden. Rosmarin bekommen Sie frisch auf dem Markt oder bei Ihrem Gemüsehändler.

- **DOSIERUNG**
  Gefüttert wird eine Handvoll frische oder 15 g getrocknete Blätter.
- **ANWENDUNG INNERLICH**
  Bei Magen-Darm-Störungen machen Sie einen Teeaufguß, vielleicht in Verbindung mit Fenchel, Anis oder Kümmel.
- **ANWENDUNG ÄUSSERLICH**
  Sie können auch Rosmarinöl gegen Rheuma und Muskelverspannungen einmassieren.

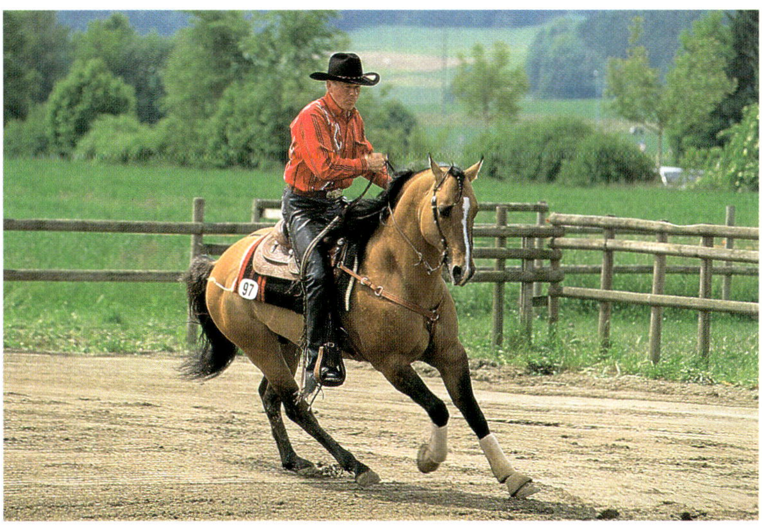

Turnierpferde sollten vor einer Prüfung kein Rosmarin bekommen

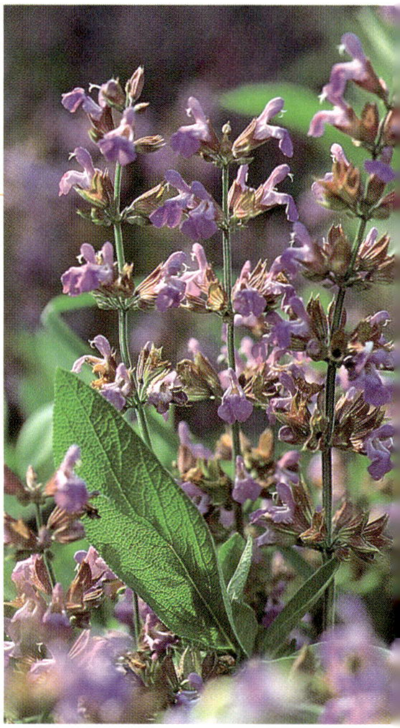

Salvia officinalis
Salbei

S

- *hilft bei Maulverletzungen*
- *hilft bei Entzündungen des Zahnfleisches*
- *wirkt positiv auf die Verdauung*
- *natürliches Antibiotikum bei Grippe*

DIE URSPRÜNGE

Wahrscheinlich führten die Römer den Salbei in Mitteleuropa ein, denn er stammt ursprünglich aus dem Mittelmeerraum. Im 9. Jahrhundert war er bereits in deutschen Klostergärten verbreitet. Er heilte nicht nur viele Leiden, sondern es wurden ihm magische Kräfte zugeschrieben. Seine vielfältige Anwendung reicht vom Würzen der Speisen über die Schönheitspflege bis zum Desinfizieren von Wäscheschränken. Als Tee getrunken, rückt er mancher Krankheit zu Leibe. Auf trockenen Böden kann man den Salbei im Garten anbauen und seine Blätter frisch und getrocknet nutzen.

DIE ANWENDUNG

Salbei finden Sie in fast jeder Hustenzubereitung, auch in Tinkturen für Maulentzündungen. In Wundsalben für Pferde ist Salbei ebenfalls eine bekannte Zutat.

DOSIERUNG
Gefüttert wird eine Handvoll frische oder 15 g getrocknete Blätter.

ANWENDUNG INNERLICH
Wenn Sie Salbei im Garten ziehen, können Sie die Blätter frisch oder getrocknet zufüttern. Salbeitee ist nicht nur für Menschen empfehlenswert, auch Ihren Pferden können Sie den Tee über das Futter geben.

ANWENDUNG ÄUSSERLICH
Bei Entzündungen im Maulbereich, können Sie das Pferdemaul mit einem Salbei-Sud oder -Tee ausspülen. Ebenfalls hilfreich zur Desinfektion und im Geschmack etwas angenehmer ist ein Salbei-Kamillentee mit Honig vermischt.

DIE HEILKRAFT

Die Wirkstoffe des Salbeis sind so vielseitig wie seine Anwendungsmöglichkeiten. Die Blätter enthalten ätherische Öle mit zahlreichen Verbindungen, Saponine, Flavonoide und Gerbstoffe. Der Salbei wirkt antiseptisch, krampflösend, stimulierend, windtreibend, wundheilend und schweißhemmend. Er fördert die Gallensekretion, reguliert die Menstruation und beruhigt die Verdauungsorgane. Innerlich und äußerlich findet der Salbei für viele Beschwerden Verwendung.

SALBEI FÜR PFERDE

Bei unseren Pferden schätzen wir Salbei besonders bei Verletzungen oder Entzündungen im Maul. Die im Salbei wirkenden ätherischen Öle haben einen positiven Einfluß auf die Verdauung und helfen bei Blähungen. Als Grippemittel ist Salbei bei Mensch und Pferd bekannt. Als natürliches Antibiotikum hat es schon gute Dienste geleistet, selbst wenn herkömmliche Antibiotika nicht mehr anschlagen. Antibiotikagabe oder der Wechsel auf Naturheilmittel sollte jedoch nur in Absprache mit dem Tierarzt und nach der Bestimmung eines Resistenztests erfolgen. Auch in Hustenmischungen ist Salbei sehr oft enthalten.

TIP VOM TIERARZT

An tragende Stuten sollte Salbei nicht verfüttert werden. Es wirkt wehenfördernd und verringert die Milchproduktion. Nach dem Absetzen der Fohlen kann Salbei für die Stuten dagegen nützlich sein. Salbei ist ein Mittel für akute Probleme und sollte nicht über längeren Zeitraum und in zu hohen Dosen gegeben werden.

Erst nach dem Absetzen des Fohlens ist Salbei für Stuten hilfreich

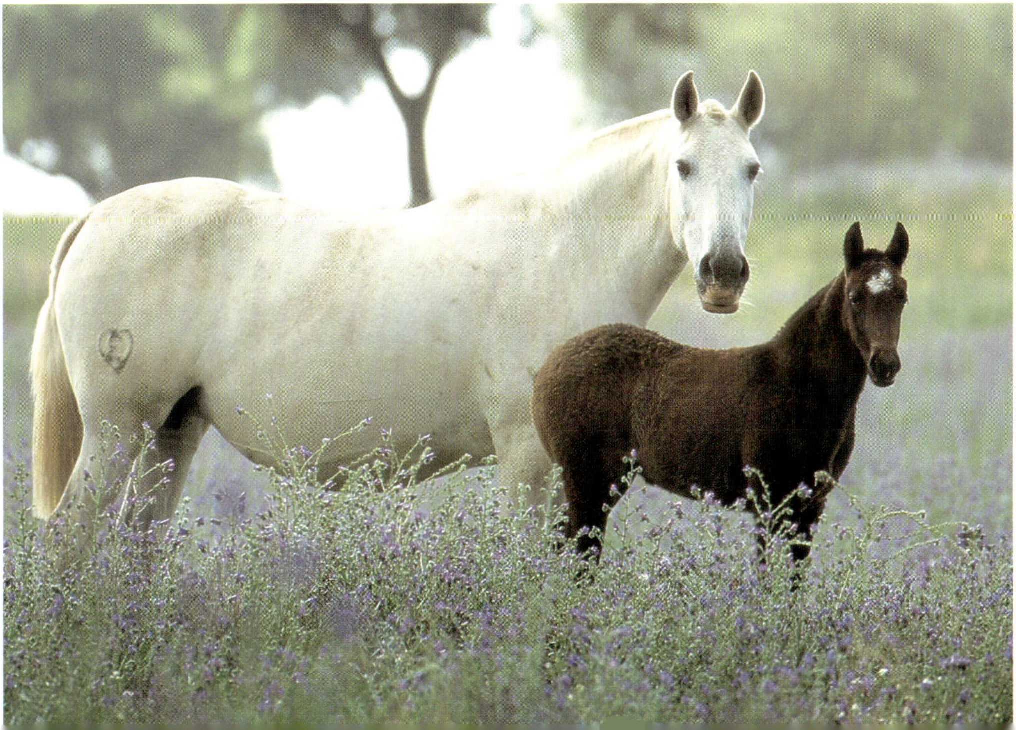

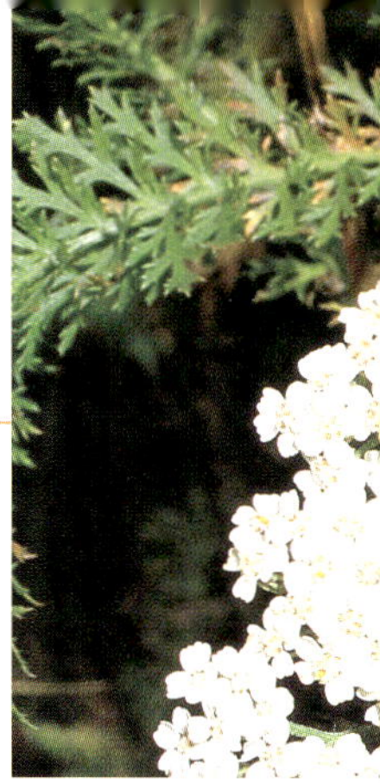

Achillea millefolium
Schafgarbe

S

- *gegen Fliegen*
- *gut bei Rehe und Hufrollen-entzündung*
- *Erste-Hilfe-Mittel bei Blutungen*

DIE URSPRÜNGE

Die Heilkraft dieser Pflanze wurde bereits sehr früh entdeckt. An Maria Himmelfahrt wurden die Garben als Kräuterbüsche geweiht. Die Schafgarbe wird als Heilpflanze gegen eine Vielzahl von Beschwerden eingesetzt. Auf Wiesen, Weiden und Wegrändern kommt sie in fast ganz Europa vor.
Schon der griechische Held Achilles soll die Wunden seiner Soldaten mit Schafgarbe behandelt haben, daher der lateinische Name des Krauts.

DIE HEILKRAFT

Auch bei der Schafgarbe sind es die ätherischen Öle, die einen großen Teil ihrer Wirkung ausmachen. Hinzu kommen Harze, Gerbstoffe, organische Säuren, Phosphor, Kalium und ein Alkaloid. Viele medizinische Eigenschaften lassen sie zu einem Volksheilmittel werden. Die Schafgarbe wirkt antiseptisch, adstringierend, blutstillend, krampflösend und wundheilend. Zur Anwendung kommen Blätter, Früchte und die Spitzen der Blüten. Sie hilft bei Akne, Hämorrhoiden, Krampfadern und Wunden. Auch schuppige Kopfhaut und stumpfe Haare kann man gut mit Schafgarbe behandeln. Die Schafgarbe wird häufig als Frauenmittel bezeichnet. Sie hilft bei Mentruationsbeschwerden mit krampfartigen Schmerzen.
In sogenannten Blutreinigungstees ist sie ein beliebter Bestandteil für die Frühjahrs- und Herbstkur. Früher wurde Schafgarbe anstelle des Hopfens zum Bierbrauen gebraucht.

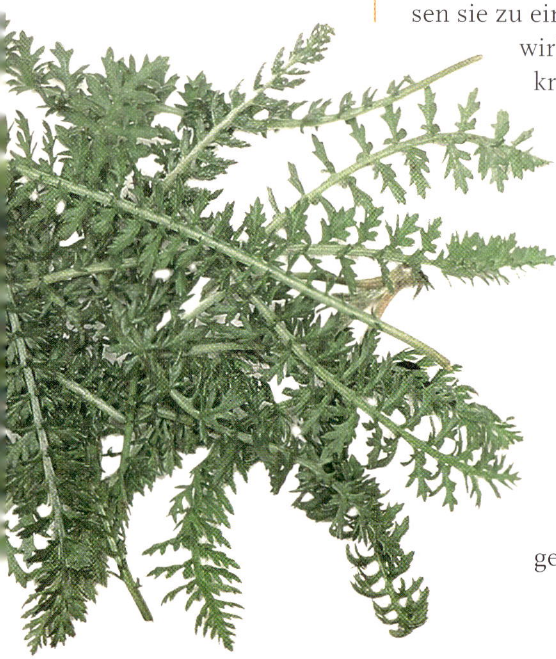

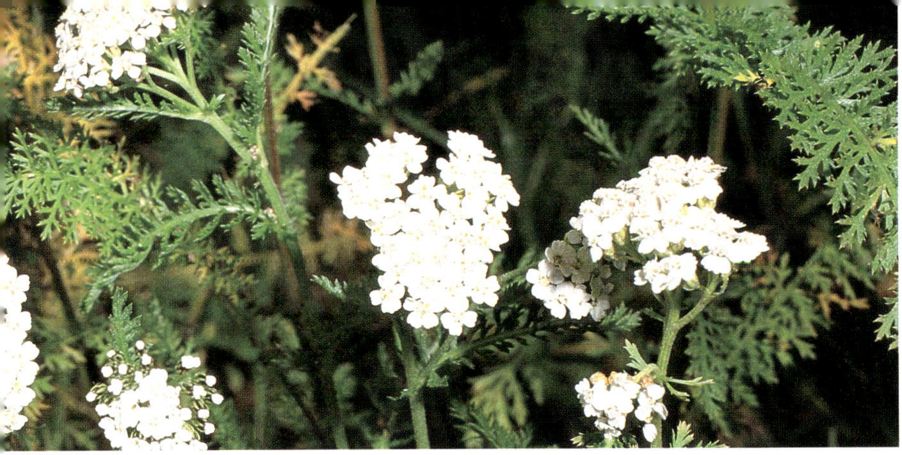

SCHAFGARBE FÜR PFERDE

Sie können zu dem Knoblauch noch ein Büschel Schafgarbe in den Stall hängen, um die Fliegen zu vertreiben. Die Pferde können kräftig mit Schafgarbe eingerieben werden, um sie vor Fliegen zu schützen. Innerlich hilft die Schafgarbe gegen Blasenentzündungen und Rheuma. Die Pflanze regt den Appetit an und kann auch fiebernden Pferden gegeben werden. Sie verstärkt die Durchblutung der oberen Gefäße und kann bei Rehe und Hufrollenerkrankungen verabreicht werden. Äußerlich angewandt ist die Schafgarbe ein »Erste-Hilfe-Mittel« bei Blutungen, wie zum Beispiel Nasenbluten und bei Wunden.

DIE ANWENDUNG

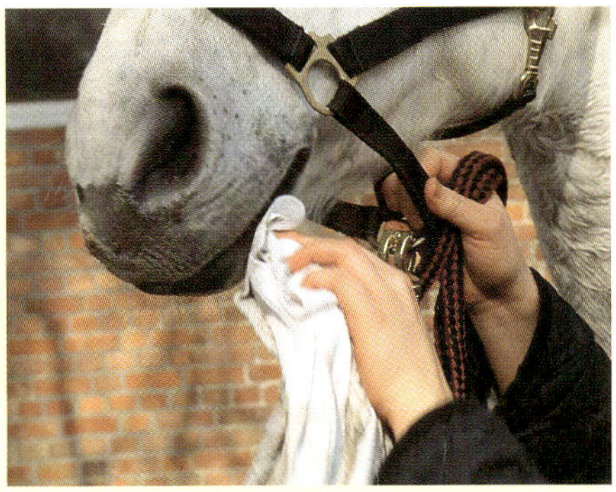

Schafgarbe findet man auch heute noch auf fast jeder Weide. Die Pferde fressen sie gerne, und innerlich wirkt sie auch am besten. Wenn auf Ihrer Weide genug Schafgarbe wächst, können Sie die Sträuße einfach trocknen. Sie können die Pflanze bei Husten zum Inhalieren anwenden. Auf frische Wunden legen Sie einfach die Blätter der Schafgarbe auf, dies ist eine schnelle Hilfe bis der Tierarzt kommt. Für Pferde können Sie auch Schafgarbenöl einsetzen. Es wirkt beruhigend bei Hautleiden, wirkt schmerzstillend und entzündungshemmend. Schafgarbe gibt es auch getrocknet und ist in vielen Kräutermischungen für Pferde enthalten.

- **DOSIERUNG**
  täglich ca. 30 g getrocknete Schafgarbe füttern oder einen Tee aufgießen.
- **ANWENDUNG INNERLICH**
  Kräutermischung oder Tee übers Futter geben.
- **ANWENDUNG ÄUSSERLICH**
  Wunden werden mit frischen Blättern oder Kompressen mit Aufguß behandelt. Für Pferde können Sie auch Schafgarbenöl einsetzen.

Echinacea angustifolia purpurea
Sonnenhut

S

- *zur Vorbeugung von Krankheiten*
- *stärkt das Immunsystem*
- *bei Wunden, Hautpilzen und Entzündungen*

DIE URSPRÜNGE

Die Schutzpflanze des Immunsystems war schon bei den Indianern Nordamerikas als großes Heilmittel bekannt. Sie setzten den Sonnenhut zur Stärkung der Abwehrkräfte, bei Schmerzen, Vergiftungen, Krämpfen und zur Behandlung von Wunden ein.
Im 18. Jahrhundert wurde der Sonnenhut nach Europa gebracht. Hier wurde er besonders in der Homöopathie geschätzt, wo er sich bis heute bewährt hat. Mitte unseres Jahrhunderts baute man die Pflanze auch in unseren Breiten an, um den Wildbestand nicht auszurotten.
Wenn sie im Garten wächst, kann man sich an ihren wunderschönen Blüten erfreuen und ihre Wurzeln zu Heilzwecken einsetzen.

DIE WIRKUNG

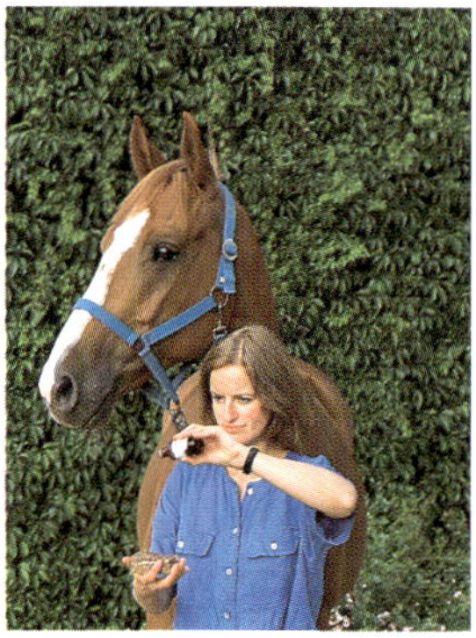

Am häufigsten wird der Sonnenhut in Tropfenform verabreicht

Die bekannteste und vielleicht wichtigste Wirkung ist die Aktivierung des Immunsystems. Zum richtigen Zeitpunkt eingesetzt, kann der Sonnenhut in manchen Fällen eine Antibiotika-Behandlung ersetzen. Viele Inhaltsstoffe sind für die enorme Wirkung verantwortlich. Echinacin, Bitterstoffe, Flavonoide, Harze und ätherische Öle in Verbindung mit Vitamin C stärken die körpereigenen Abwehrkräfte und aktivieren die Blutbildung.
Besonders bei hartnäckigen Infekten und chronischen Entzündungen sollte über einen längeren Zeitraum Echinacea gegeben werden.
Bei äußeren Anwendungen wird das Eindringen von Bakterien verhindert und die Wundheilung gefördert.

SONNENHUT FÜR PFERDE

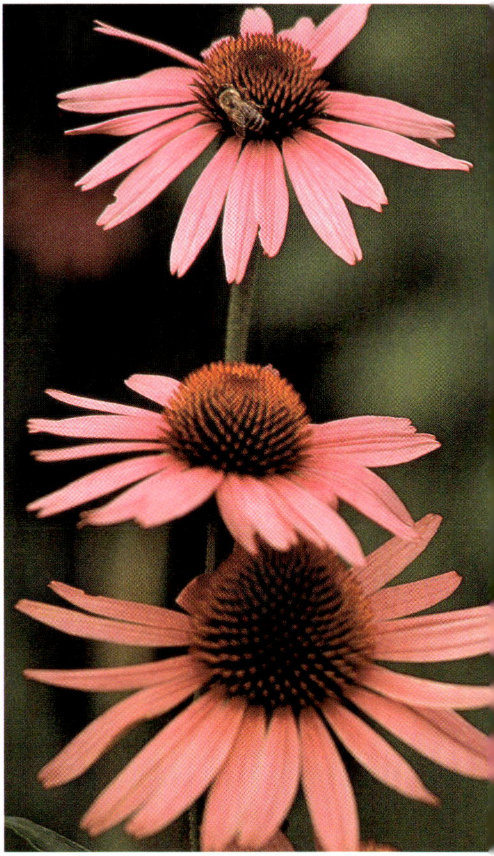

Wie beim Menschen ist die hervorstechenste Eigenschaft die Stärkung der Immunabwehr. Infektionen jeder Art können mit Echinacea behandelt werden. Zusätzlich zu jedem Antibiotika-Einsatz kann man mit dem Tierarzt über eine Verabreichung sprechen.

Der Sonnenhut bewährt sich ausgezeichnet zur Vorbeugung. Treten in Ihrem Stall Husten oder andere Infektionskrankheiten auf, schützen Sie Ihr Pferd mit regelmäßigen Gaben.

Äußerlich wirkt er bei infizierten Wunden, Hautpilz und besonders bei Entzündungen am Auge sowie im Maul.

Mit großem Erfolg wird der Sonnenhut bei Pferden angewendet. Viele Tierärzte und Heilpraktiker möchten auf den Einsatz des Sonnenhutes nicht mehr verzichten.

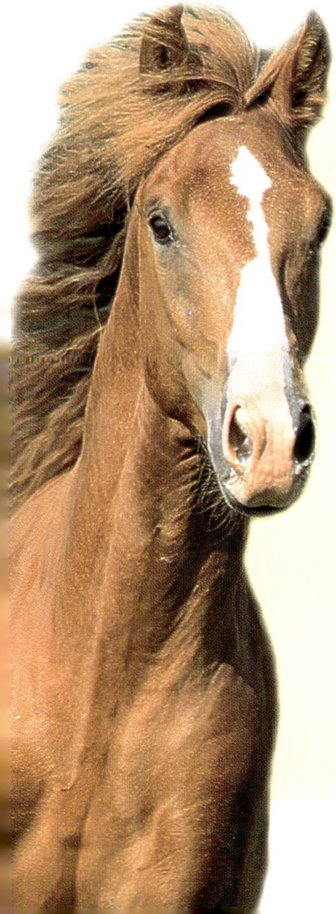

DIE ANWENDUNG

- **ANWENDUNG INNERLICH**
  Der Sonnenhut wird heute in unterschiedlichster Form angeboten.
  Sie können Ihrem Pferd täglich ca. 20 g geschnittene Wurzeln ins Futter streuen.
  Als Tropfen oder Saft wird er über trockenes Brot oder auch mal Zucker geträufelt und aus der Hand gefüttert.
  Die Tropfen enthalten Alkohol. Ich habe den Verdacht, daß meine Pferde diese Form besonders lieben.
- **ANWENDUNG ÄUSSERLICH**
  Für die äußere Anwendung gehört eine Echinacea-Salbe in die Stallapotheke. Auf Wunden wird Preßsaft verdünnt aufgetupft. Preßsaft und Tropfen können Reiter und Pferd gemeinsam einnehmen.

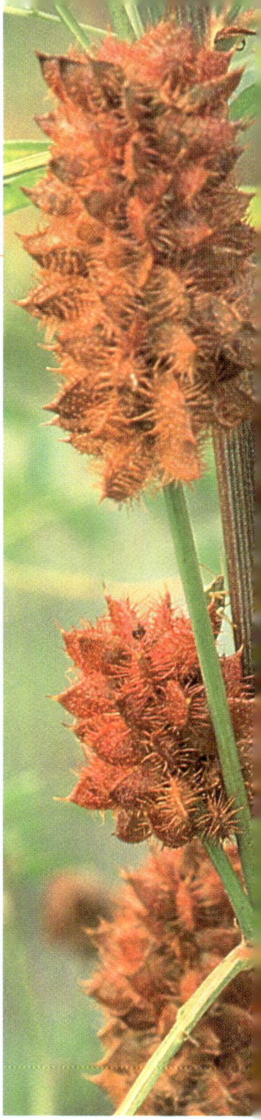

Glycyrrhiza glabra
Süßholz
Lakritze

S

- *hilft bei Atemwegserkrankungen*
- *wirkt krampflösend*
- *steigert die Hormonproduktion*

DIE URSPRÜNGE

Das Süßholz ist eine Pflanze der Mittelmeerländer, ist aber in Unterarten auf der ganzen Welt vertreten. Die alten Ägypter waren wieder mal die ersten, die über seine medizinische Verwendung Bescheid wußten. Aber auch in Griechenland war es wegen des süßen Geschmacks und der beruhigenden Eigenschaften bekannt. Heute wird Süßholz in Medikamenten und bei Hustenmitteln zur Geschmacksverbesserung eingesetzt. Genutzt wird meistens die Süßholzwurzel, manchmal auch die Blätter.

DIE HEILKRAFT

Lakritz ist nicht nur eine begehrte Süßigkeit für Kinder und Erwachsene. Es besteht in der Hauptsache aus dem eingedickten Saft des Süßholzes. Es enthält Zucker, Gerbstoff, Flavonoide und Glyzyrrhetinsäure. Bei Husten und Bronchitis fördert es den Auswurf, wirkt hustenbekämpfend und krampflösend. Auch die blutreinigenden und verdauungsfördernden Eigenschaften werden beim Süßholz geschätzt. Sogar die Kosmetikindustrie macht sich seine erfrischende und erweichende Wirkung zunutze.

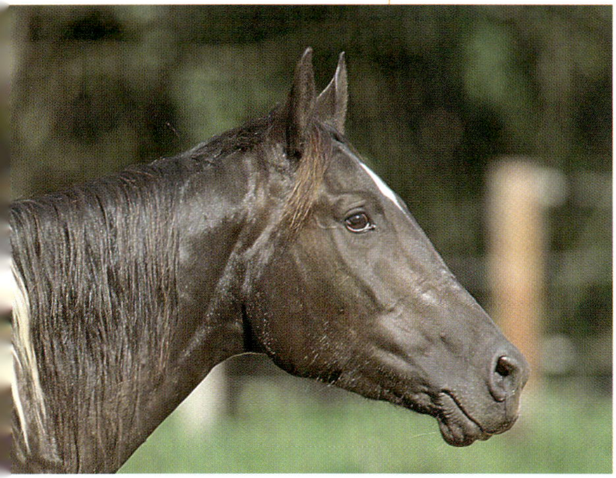

Süßholz fressen Pferde gern – und es hilft bei Atemwegserkrankungen

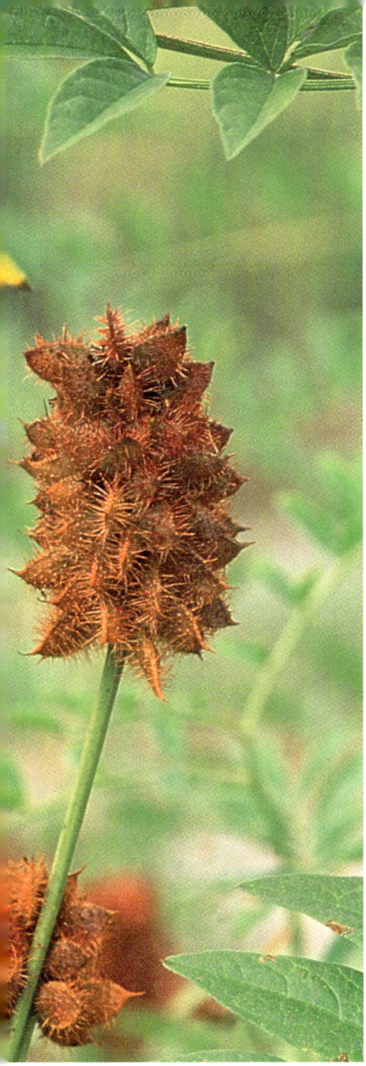

SÜSSHOLZ FÜR PFERDE

Helfen wir uns wie die Indianer. Sie rieben die Scheuerstellen ihrer Pferde mit Süßholzblättern ein, vielleicht eine Möglichkeit beim Sommerekzem. Atemwegserkrankungen bei Pferden kommen leider häufig vor. Die Süßholzwurzel wirkt schleimlösend, reizlindernd und entzündungshemmend. Magenentzündungen und Leberschäden können auch zusätzlich mit kleinen Süßholzgaben behandelt werden. Erwiesen ist, daß Süßholz die Hormonproduktion ankurbelt, und bei Stuten die Fruchtbarkeit steigert. Tragende Stuten sollten kein Süßholz bekommen.

DIE ANWENDUNG

Zu Süßholz müssen Sie Ihre Pferde nicht überreden, sie mögen den Geschmack. In heutigen Kräutermischungen, natürlichen Hustenmitteln und Fertigfutter ist oft Süßholz beigemischt. Süßholz gibt es als Tee, eingedickten Saft und fertigen Hustensaft. Alle diese Anwendungen sind bei Pferden möglich.

- **DOSIERUNG**
  täglich 20 g getrocknete Wurzeln, Hustensaft nach Dosierungsanweisung.
- **ANWENDUNG INNERLICH**
  getrocknete Wurzeln, Tee, Saft oder Hustensaft über das Futter geben.
- **ANWENDUNG ÄUSSERLICH**
  Scheuerstellen mit Süßholzblättern einreiben.

Melaleuca alternifolia

Teebaumöl

Tea-Tree-Öl

T

- *Inhalieren bei Husten und Bronchitis*
- *hilft bei Sommerekzem, Pilzflechten und Mauke*
- *Umschläge bei Zerrungen und Prellungen*

DIE URSPRÜNGE

Mit unserem Schwarz- oder Grüntee hat er nichts gemeinsam, der Wunderbaum aus Australien und Neuseeland. Er gehört, wie Eukalyptus, zu den Myrtengewächsen und gilt bei den Maoris und Aborigines, den Ureinwohnern Neuseelands und Australiens, als Heilbaum.
James Cook beschrieb seine heilenden und belebenden Eigenschaften, die er an seinen Seeleuten ausprobierte. Es gibt nicht nur einen, sondern viele Teebaumsorten, die sich durchaus in ihrer Wirkungsweise unterscheiden. Ihre Namen sind: Tea-Tree, Cajeput, Niavuli, Manuka, Kanuha. Ich beschränke mich auf die bekannteste Teebaumart, den Tea-Tree.

DIE ANWENDUNG

Sie können das Öl mit vielen anderen Trägersubstanzen mischen, zum Beispiel mit Lavendel, Minze oder Aloe vera.

ANWENDUNG ÄUSSERLICH

Bei Husten, Bronchitis und Atemwegserkrankungen wird inhaliert oder das Öl auf Hals, Stirn und Brust aufgetragen. Pur geben Sie Teebaumöl auf kleine Wunden, Bisse, Stiche oder Pilzinfektionen. Auf großflächige Ekzeme und andere Haut- und Fellprobleme wird das Öl mit Trägersubstanzen vermischt aufgetragen, oder mit Wasser und Obstessig verdünnt abgewaschen. Mähne und Schweif können Sie mit Teebaumöl-Shampoo waschen. Auch bei Warzen können Sie Teebaumöl mit Thuja ausprobieren. Maulspülungen mit verdünntem Teebaumöl sind bei Entzündungen zu empfehlen. Selbst Läuse werden von Teebaumöl vertrieben.

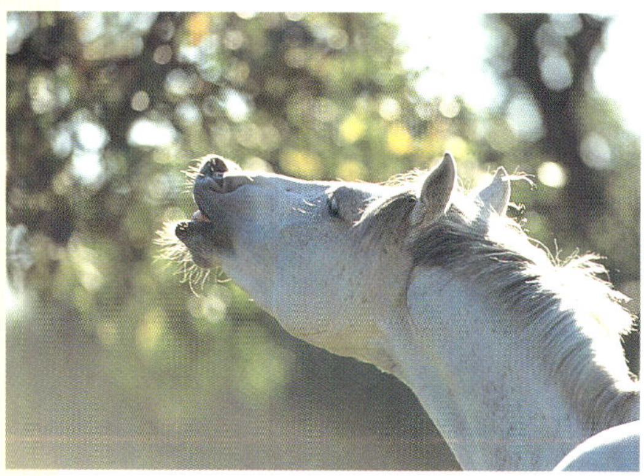

Der Duft des echten Teebaumöls gehört nicht zu den Favoriten der Pferde

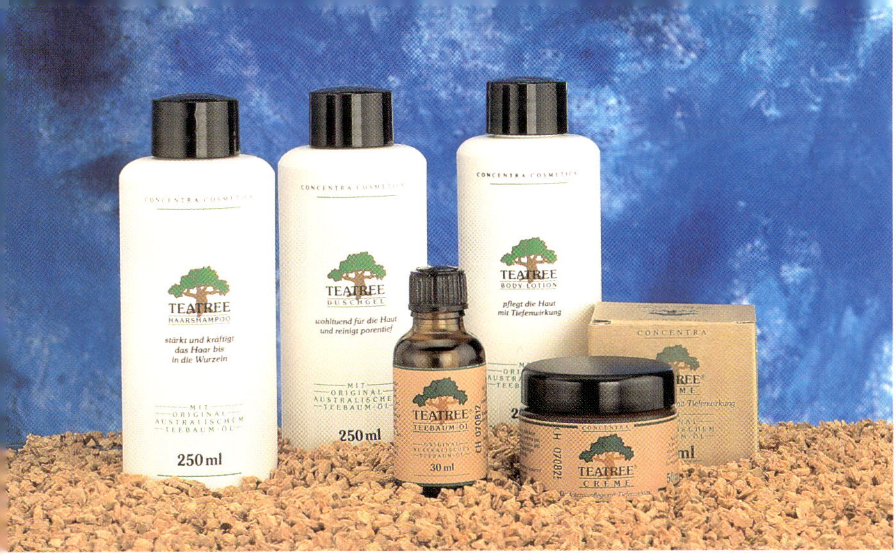

Teebaum-Produkte gibt es für Mensch und Pferd

DIE HEILKRAFT

Die Aborigines nutzten den Teebaum für fast alle Wunden und Krankheiten. Sie legten die Blätter des Teebaums auf Verletzungen und nutzten das Aroma bei Beschwerden der Atemwege. Das Öl ist ein außergewöhnlich starkes Antiseptikum und wird gegen Bakterien, Pilze und Viren eingesetzt. Es ist eine wertvolle Erste Hilfe bei Wunden, Stichen, Entzündungen, leichten Verbrennungen und Akne. Teebaumöl stärkt das Immunsystem, hilft bei Pilzinfektionen, Muskelverspannungen und Rheuma. Ekzeme, Neurodermitis und Schuppenflechte können positiv beeinflußt werden. Es bietet Erleichterung bei Herpes-Bläschen, Insektenstichen und Problemen in der Mundschleimhaut. Man sagt dem Teebaumöl auch Hilfe für die Seele nach. Tatsache ist, daß über die Haut das Nervensystem positiv beeinflußt werden kann.

TEEBAUMÖL FÜR PFERDE

Wie hilft nun dieses Wundermittel unseren Pferden? Den Tierarzt ersetzt es auf keinen Fall, aber es kann bei vielen kleinen Blessuren Erleichterung verschaffen oder bei größeren Beschwerden die Therapie unterstützen. Teebaumöl ist wirksam bei Husten und Bronchitis und stimuliert das Immunsystem. Bei Strahlfäule, Pilzflechten und Sommerekzem bringt es schnelle Besserung. Mauke und Ungeziefer können Sie mit Teebaumöl behandeln. Als natürliches Antibiotikum kann es allein oder ergänzend eingesetzt werden. Im Stall und unterwegs ist das Teebaumöl eine sichere Insektenabwehr. Bei Zerrungen, Schwellungen und Rheuma werden Umschläge mit Teebaumöl gemacht.

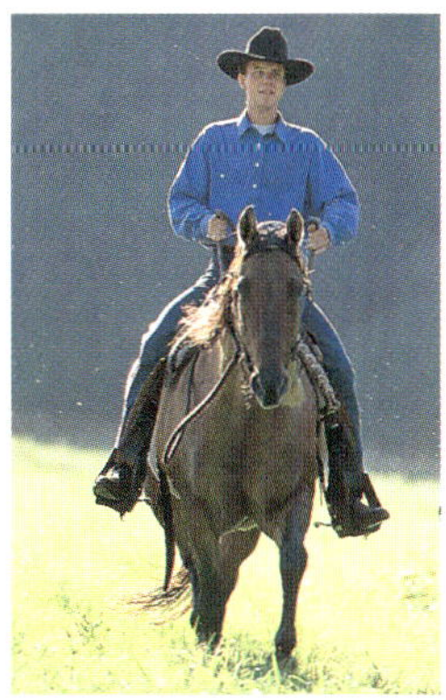

Teebaumöl hält Insekten fern

Thymus vulgaris

Thymian

T

- *bei Verdauungsproblemen*
- *gegen Husten*
- *bei schlecht heilenden Wunden*
- *unterstützt den Abgang der Nachgeburt*

DIE URSPRÜNGE

Der aromatisch duftende Thymian bevorzugt trockene und sonnige Standorte. Er stammt aus dem östlichen Mittelmeerraum, ist aber heute in ganz Südeuropa, Nord- und Zentralasien zu finden. In Europa wird er vor allem als Küchengewürz kultiviert und dient zur Herstellung zahlreicher Medikamente.

DIE HEILKRAFT

Bei Husten, Entzündungen der Schleimhäute und oberen Luftwege ist Thymian ein ideales Naturheilmittel. Er wirkt antiseptisch, magenwirksam, krampflösend und fördert die Gallensekretion. Äußerlich schätzt man seine wundheilenden, vernarbungsfördernden Eigenschaften sehr, besonders bei schlecht heilenden Verletzungen. Als Tee wird Thymian eingesetzt bei Bronchitis, Husten, Blähungen und Magenkrämpfen. Selbst bei hartnäckigem Keuchhusten hat sich Thymian bewährt.

Stuten, die gerade gefohlt haben, sollten Thymian bekommen

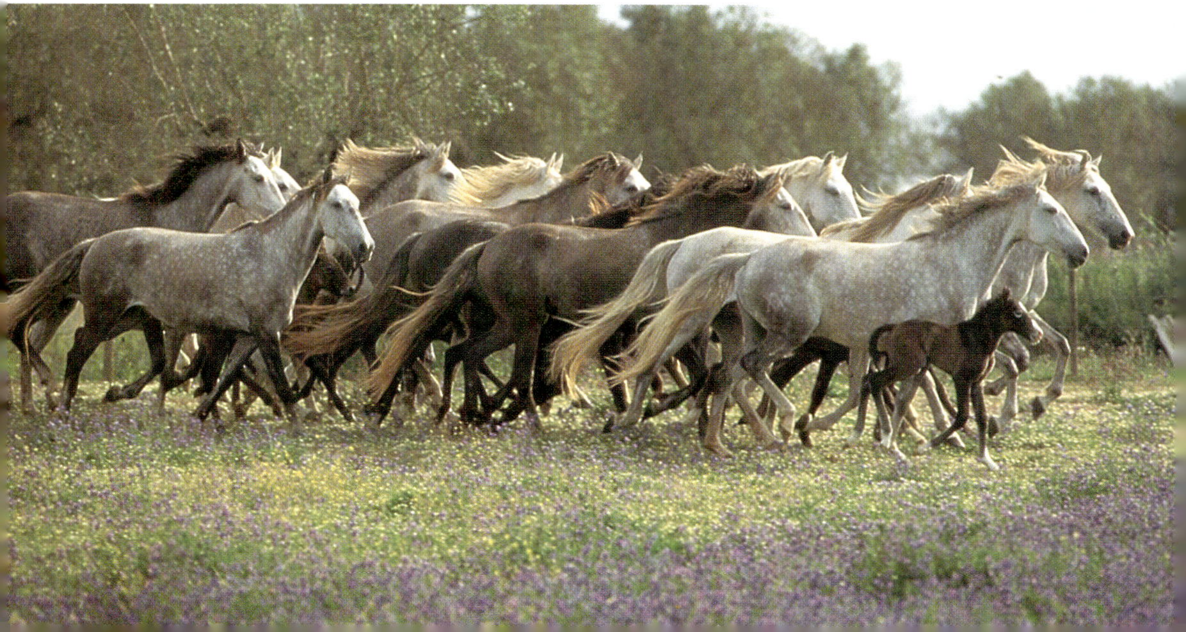

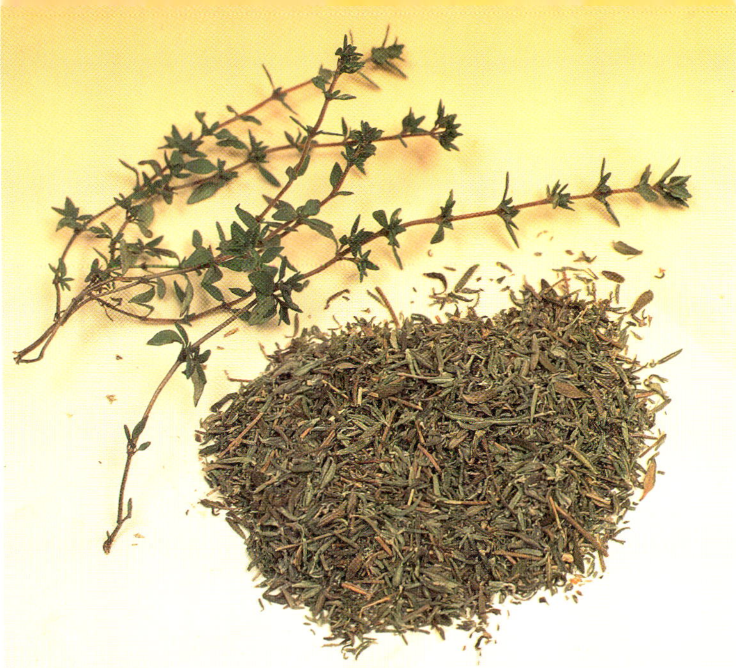

VORSICHT

Thymian darf nicht in großen Mengen oder über lange Zeit gegeben werden. Tragende Stuten dürfen keinen Thymian bekommen.

THYMIAN FÜR PFERDE

Da Thymian Blähungen beseitigt und Gärungsprozesse unterdrückt, wird er Pferden bei allen Verdauungsproblemen verabreicht. Auch bei Husten, Bronchitis und Entzündungen der Atmungsorgane können Sie an Thymian denken und Ihren Pferden einen Tee kochen. Man sagt dem Thymian auch eine wurmtreibende Wirkung nach. Zu den üblichen Wurmkuren ist er eine Unterstützung. Bei Stuten fördert Thymian den Abgang der Nachgeburt und kann bei Infektionen der Gebärmutter gute Dienst leisten. Schlecht heilende, eitrige Wunden und Pilzprobleme auf der Haut können mit dem Sud von Thymian behandelt werden.

DIE ANWENDUNG

Thymian können Sie frisch oder getrocknet verwenden. Frischen Thymian bekommen Sie beim Gemüsehändler, getrockneten in der Apotheke. Hustenprodukte für Pferde enthalten fast immer Thymian, und in Tierarzneimittel finden Sie auch Thymian.

▸ **DOSIERUNG**
Bei Bedarf mischen Sie eine Handvoll frisches Kraut unter das Futter.

▸ **ANWENDUNG INNERLICH**
Am liebsten nehmen Pferde den Thymian als Tee, sein duftendes Aroma fördert den Appetit.

▸ **ANWENDUNG ÄUSSERLICH**
Um Wunden, Entzündungen oder Pilzstellen zu behandeln, wird ein Tee aufgebrüht und die Stelle vorsichtig abgewaschen.

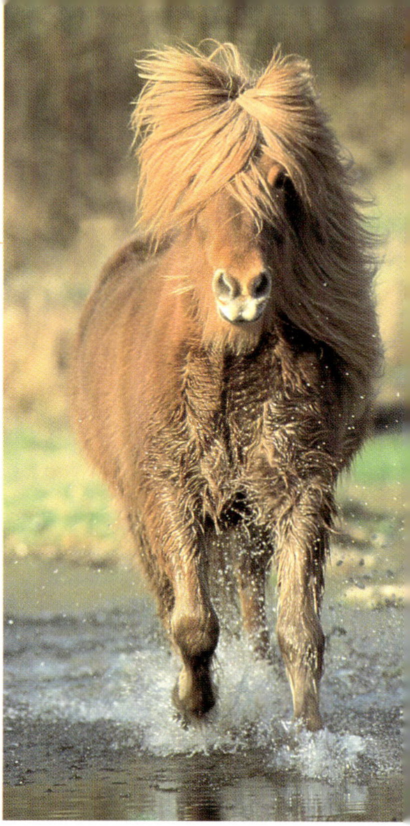

Wasser

W

- *aktiviert den Stoffwechsel*
- *reguliert die Körpertemperatur*
- *hilft bei überanstrengten Beinen*

DIE URSPRÜNGE

Der Einsatz des Wassers als Mittel der Heilkunst ist schon seit dem Altertum bekannt. Die Therapie mit dem Wasser, die sogenannte Hydrotherapie, hält eine Unmenge von Behandlungsmöglichkeiten bereit.

DIE HEILKRAFT

Besonders bekannt sind die Wasseranwendungen nach Pfarrer Kneipp, auch der Begriff »Guß« wurde für dieses Heilverfahren erst von Kneipp geprägt. Alle Kneippschen Anwendungen zu erklären, würde den Rahmen dieses Buches sprengen, dazu muß man sich intensiv mit der Technik von Kneipp beschäftigen. Durch Wasseranwendungen werden die Atmung, der Stoffwechsel sowie das Lymph- und Immunsystem aktiviert und, über die Nervenbahnen zur Haut, auch die inneren Organe angeregt. Mit Hilfe von Wasser kann der Körper den Wärmehaushalt regulieren und auf Temperaturveränderungen reagieren.

Eine Erfrischung tut im Sommer immer gut

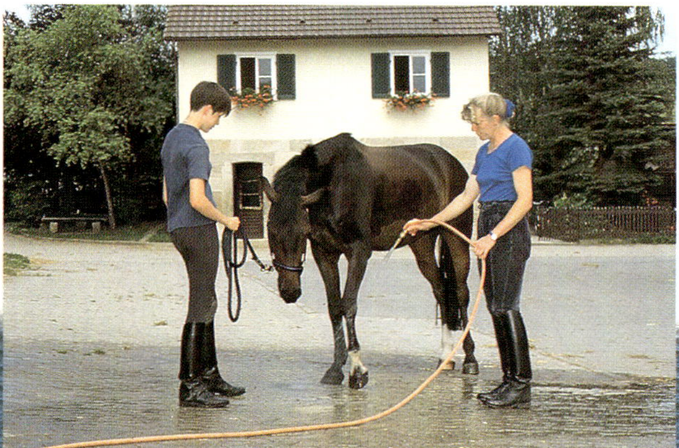

WASSER FÜR PFERDE

Gerade im Sommer nach dem Reiten lieben die meisten Pferde eine Erfrischung mit dem Wasserschlauch. Doch bevor Sie loslegen, sollten Sie folgendes beachten:
I. Kaltes Wasser nur auf warme Körperteile,
II. keine Güsse auf vollen Magen,
III. keine Güsse auf nüchternen Magen (Pferde ca. eine halbe Stunde vorher etwas fressen lassen),
IV. keine Wasseranwendung bei totaler Erschöpfung oder Fieber.
V. Pferde nicht an zugigen Orten mit Wasser abspritzen.
Pferdebeine sind sehr empfindlich und anfällig für Krankheiten. Intensives Training unter dem Reiter, lange Wanderritte, häufiger Einsatz im Turniersport, vor allem Springreiten oder auch Reiten auf schwerem Boden sind oft eine sehr hohe Belastung für die Pferdebeine. Überanstrengungen, Zerrungen, Prellungen und andere Blessuren kann man mit Wassergüssen behandeln.

DIE ANWENDUNG

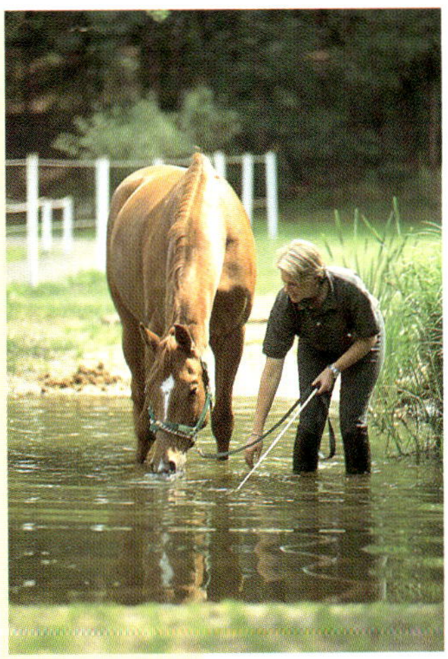

Überanstrengte und geschwollene Beine kühlt man mit dem Wasserschlauch. Bewegen Sie den Schlauch langsam von unten nach oben. Bleiben Sie nicht zu lange auf einer Stelle, es könnte zu kalt werden. Nutzen Sie jede Gelegenheit, mit Ihrem Pferd durch Wasser zu gehen oder darin zu stehen. Wenn sie es erst einmal kennen, gehen die meisten Pferde gerne ins Wasser. Sie saufen im Bach oder schlagen spielerisch mit den Vorderbeinen. Erfahrene Pferdeleute schwören auch heute noch auf die Heilkraft eines kalten, schnell fließenden Baches.
Wenn Sie keine andere Möglichkeit haben, tut es auch ein Eimer mit Wasser. Denn Wasser kann man noch andere Zusätze beifügen, z.B. essigsaure Tonerde, Arnika-Tinktur oder Apfelessig. Etwas Geduld brauchen Sie zur Wassertherapie, aber sie lohnt sich. Mein Rehepferd Kaitra war schon von zwei Tierärzten aufgegeben, aber ich ließ nicht locker. Jeden Tag stand ich früh auf und führte meine Stute langsam durch hohes feuchtes Gras. Oft war es mühsam, und sie wollte nicht gehen, aber nach 30 Minuten konnte sie wieder besser laufen. Mittags stellte ich sie 20 Minuten in einen Wassereimer mit essigsaurer Tonerde. Innerlich bekam sie Nux vomica D6 und Ginkgo biloba.

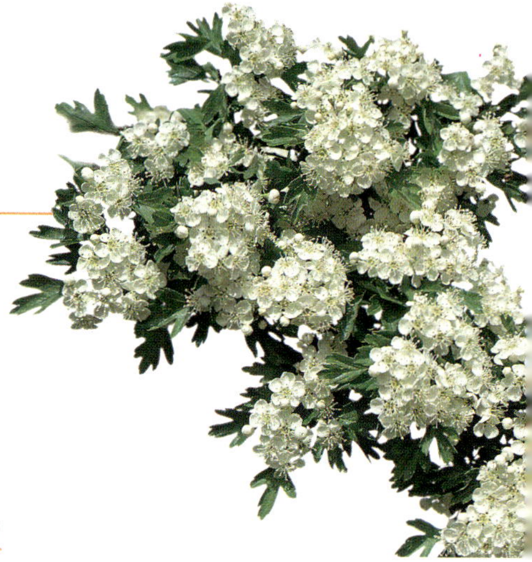

Crataegus
Weißdorn

W

- *herzstärkend*
- *stabilisiert den Kreislauf*
- *hilft bei Hufrehe*

DIE URSPRÜNGE

Der zauberhaften weißen Blüte verdankt der Weißdorn seinen Namen. Trotz ihrer Schönheit verbreitet sie einen sehr unangenehmen Geruch und lockt damit Fliegen und Käfer zur Bestäubung an. Als Strauch oder Baum kommt der Weißdorn in Europa und den USA häufig vor. Er kann 500 bis 600 Jahre alt werden. Die Früchte wurden früher in Notzeiten gegessen oder als Tierfutter verbraucht. In China wird der Weißdorn seit über tausend Jahren in der Heilkunde eingesetzt. Weißdorn gehört zu den bekanntesten Heilpflanzen und ist wissenschaftlich anerkannt.
Der Aberglaube empfiehlt: Weißdornzweige über der Tür halten Haus und Stall frei von Krankheiten.

DIE HEILKRAFT

Nur wenige natürliche Heilmittel sind in der Medizin, besonders in der Herztherapie, so unumstritten wie der Weißdorn.
Blüten, Früchte, Rinde und Zweige enthalten wertvolle Inhaltsstoffe, wie Flavonoide, Amine, Histamin, Gerbstoffe und Vitamin C. Die Anwendungsmöglichkeiten des Weißdorns sind weit gefächert, wobei die herzstärkende Wirkung im Vordergrund steht. Innerlich und äußerlich anwendbar schätzt man seine medizinischen Eigenschaften: Er wirkt adstringierend, blutdrucksenkend, fiebersenkend, harntreibend, krampflösend und kreislaufstärkend.
Seine beruhigende Wirkung bei Angst, Nervosität, Krämpfen und Schlafstörungen wird von vielen Menschen genutzt.

Auch zur Vorbeugung eignet sich Weißdorn

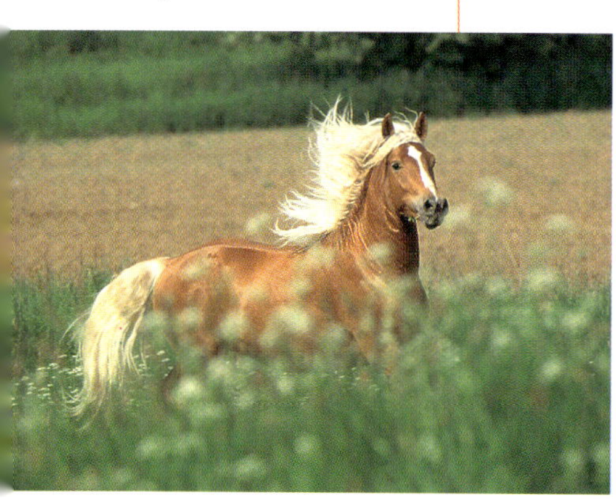

WEISSDORN FÜR PFERDE

Wenn Sie Ihren Pferden Weißdorn geben, dann am besten als Langzeittherapie. Vier bis sechs Wochen braucht der Weißdorn, um seine volle Wirkung zu entfalten. Auch bei Pferden nimmt die Leistung des Herzens im Laufe der Jahre ab. Weißdorn eignet sich hervorragend zur Vorbeugung und Behandlung einer leichten Herzschwäche. Er hat eine positive Wirkung auf den Kreislauf und stabilisiert den Blutdruck.
Wenn man alte Pferde auf der Weide beobachtet, kann man feststellen, daß sie bei gesundheitlichen Problemen oder Unwohlsein von sich aus Weißdorn fressen. Bei Rehe und Hufrollenerkrankung kann begleitend zu anderen medizinischen Maßnahmen auch immer Weißdorn gegeben werden. Wenn es im Sommer sehr heiß ist, gebe ich meinen alten Ponys und Pferden täglich eine kleine Dosis Weißdorn zur Kreislaufstärkung. Auch Koliken und andere Krankheiten können immer begleitend mit Weißdorn behandelt werden. Sie werden schnell feststellen, daß die Pferde wacher sind und sich wohler fühlen.

DIE ANWENDUNG

Als fleißiger Kräutersammler nehmen Sie eine Handvoll Blätter, Knospen oder Beeren (ca. 10 g).

▸ ANWENDUNG INNERLICH

Weißdorn kann als Tee zubereitet werden, er wird dann über das Futter gegeben. Als Lösung in Alkohol erfreut er sich bei meinen Pferden besonderer Beliebtheit. Weißdorn-Tropfen können auf Brot oder Zucker direkt ins Maul gegeben werden. Über die Maulschleimhaut erreicht man eine schnelle Aufnahme des Wirkstoffes. Nicht vergessen, Weißdorn sollte, gerade bei sehr alten Pferden, immer über einen langen Zeitraum gegeben werden.

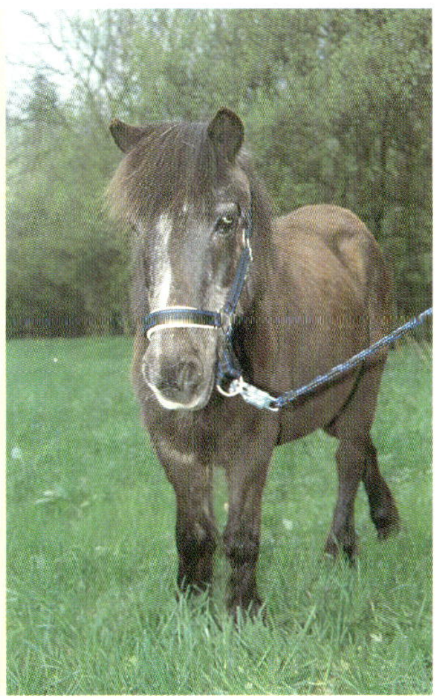

Brassica oleracea
Weißkohl

W

- *hilft bei Wunden und Verbrennungen*
- *gut bei Sehnenproblemem*
- *hilft bei Rheuma und Arthritis*

DIE URSPRÜNGE

Der Kohl hat ein gespaltenes Image. Seit alters ist er als Star unter den heilkräftigen Gemüsen bekannt und berühmt. Galt aber in der Küche lange Zeit als »Arme-Leute-Essen«. In den Nachkriegsjahren war er verpönt, wie alles, was in Hungerzeiten ständig auf den Tisch kam. Heute ist der Kohl auf der ganzen Welt wieder salonfähig geworden und roh wie gekocht eine äußerst gesunde Köstlichkeit.

DIE HEILKRAFT

Die Forderung der Ernährungswissenschaftler ist einhellig. Essen Sie mehrmals in der Woche, besser täglich, eine Portion Kohl. Der Weißkohl enthält neben Vitamin C und B2, B12, Mineralstoffe, Eisen, Kalium, Kalzium und Milchsäurebakterien, besonders als Sauerkraut. Der Kohl gilt als »Anti-Krebs-Mittel« und bekämpft Bakterien. Er ist ein ideales Lebensmittel bei Magen-Darm-Problemen, stärkt das Immunsystem und regt die Verdauung an. Man schreibt dem Kohl eine blutzuckersenkende Wirkung zu. Außerdem ist er ideal bei Diäten und Bluthochdruck. Kohl ist kalorienarm und sättigend.

DIE ANWENDUNG

ANWENDUNG ÄUSSERLICH

Bei allen eben genannten Beschwerden macht man Kohlauflagen. Die grünsten, dicksten Blätter enthalten die meisten Wirkstoffe. Die Blätter werden gewaschen und die Stielansätze entfernt. Mit einer Nudelrolle oder Flasche werden sie weichgewalzt. Dann schichtet man die Blätter ziegelartig übereinander und befestigt sie vorsichtig mit einer Bandage. Nach sechs bis acht Stunden wird der Verband entfernt und kann mit neuen Blättern wiederholt werden. Dies ist eine preiswerte aber sehr effektive Behandlung. Beim Reiter hilft die gleiche Prozedur, viel Erfolg!

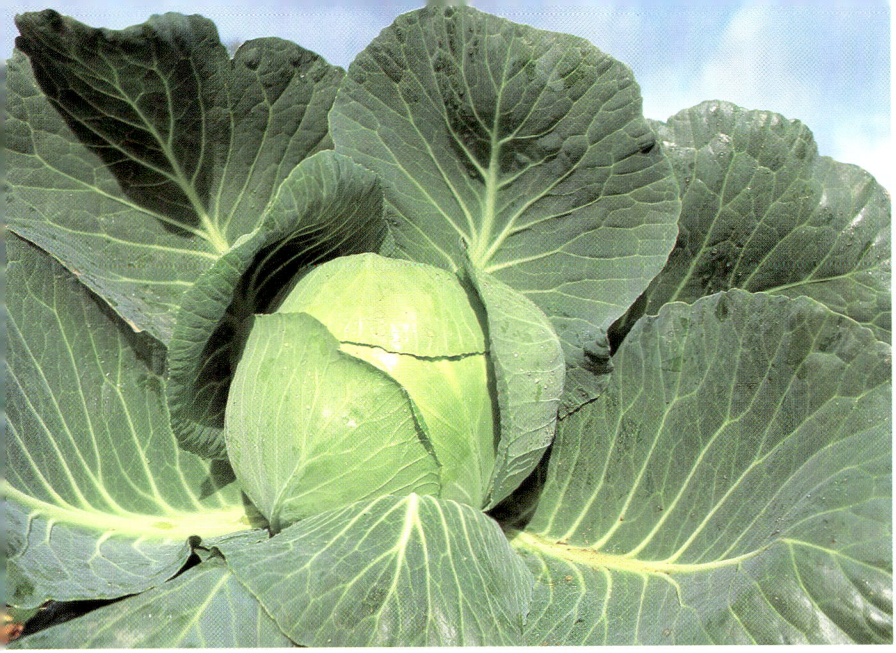

WEISSKOHL FÜR PFERDE

Innerlich gibt man Pferden höchstens zwei bis drei Blätter zu fressen, ansonsten besteht Kolikgefahr. Wenn Ihr Pferd in ein Kohlfeld gerät und viel Weißkohl zu sich nimmt, rufen Sie besser sofort den Tierarzt. Äußerlich ist Weißkohl jedoch bei vielen Leiden ein unschätzbar wertvolles Mittel. Auf Entzündungen jeder Art und überall, bei Wunden, Geschwüren, leichten Verbrennungen, Quetschungen, Geschwülsten, Rheuma, Arthritis und anderen, besonders auch chronischen, Beschwerden sowie alten, schlecht heilenden Wunden legen Sie Kohl auf. Bei Pferden mit Sehnenproblemen kann man auch immer zusätzlich zu den tierärztlichen Maßnahmen einen Kohlumschlag versuchen.

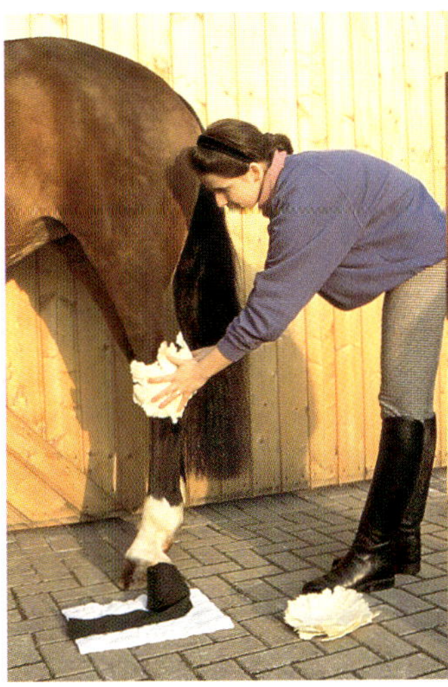

Der Kohlumschlag ...

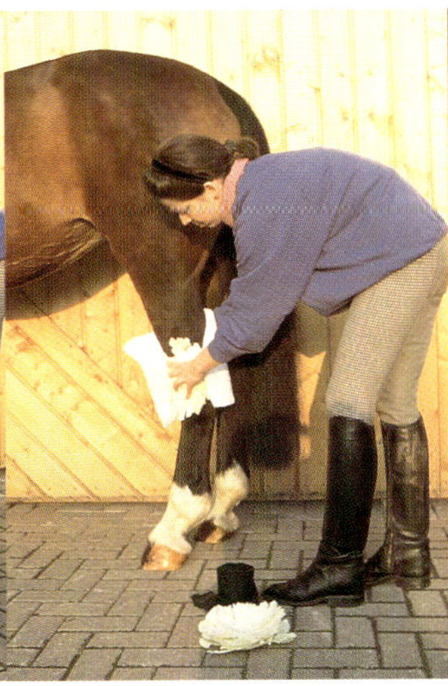

wird mit einem Tuch ...

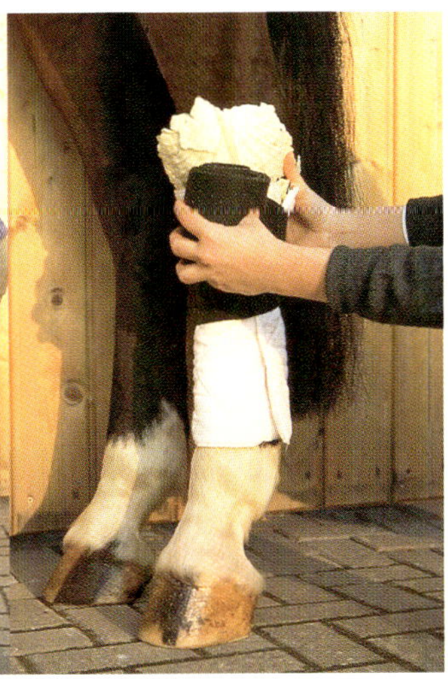

und einer Bandage fixiert

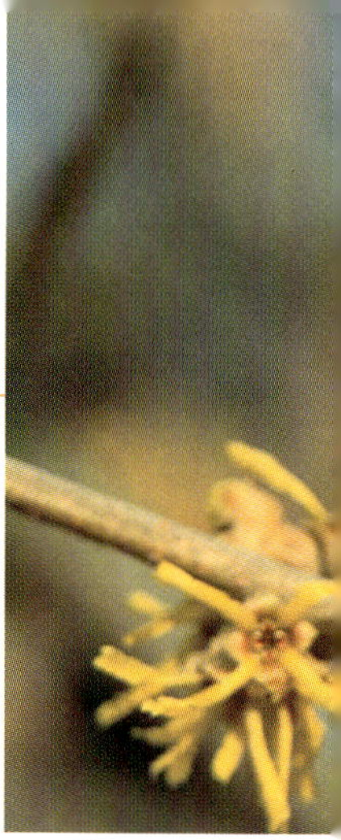

Hamamelis virgeniana
Zaubernuß

Z

- *bei Verstauchungen und Prellungen*
- *gegen Muskelkater*
- *bei entzündeten Augen*

DIE URSPRÜNGE

Eines der wichtigsten Heilmittel der Indianer war die Zaubernuß. Bei Mensch und Tier wurde ihre Heilkraft geschätzt und für viele Leiden verwendet. Hauptsächlich kommt die Zaubernuß in den feuchten Wäldern Kanadas und Nordamerikas vor. Für die Naturheilkunde werden Rinde, Zweige und Blätter verwandt.

DIE HEILKRAFT

An die magischen Kräfte, die die Indianer der Zaubernuß zuschrieben, glauben wir als aufgeklärte Menschen der Neuzeit heute nicht mehr. Aber auch ohne Zauber ist der Hamamelisstrauch ein nützliches Heilmittel. Blätter und Rinde der Zaubernuß enthalten einen ganz besonderen Gerbstoff, die Gallussäure. Diese wirkt adstringierend und gefäßverengend. Zahlreiche Salben, Tinkturen und Wässerchen enthalten Hamameliswasser. Es hilft bei Hautproblemen, Krampfadern, Hämorrhoiden und ist schon lange ein fester Bestandteil in kosmetischen Produkten.

DIE ANWENDUNG

ANWENDUNG ÄUSSERLICH

Hamamelis-Produkte gibt es im Handel in vielfältiger Form und mit anderen Kräutern, z.B. Arnika, gemischt. Eine Salbe kann für viele kleine Blessuren eine erste Hilfe sein. Sie können aber auch Hamamelisblätter kaufen und selbst einen Sud herstellen. Dazu gießt man Wasser über die Blätter (auf 1 Eßlöffel Blätter 1 Tasse Wasser) läßt kurz aufkochen, dann 15 Minuten ziehen und verwendet den Sud warm, z.B. für die Augen, oder kalt bei Zerrungen.

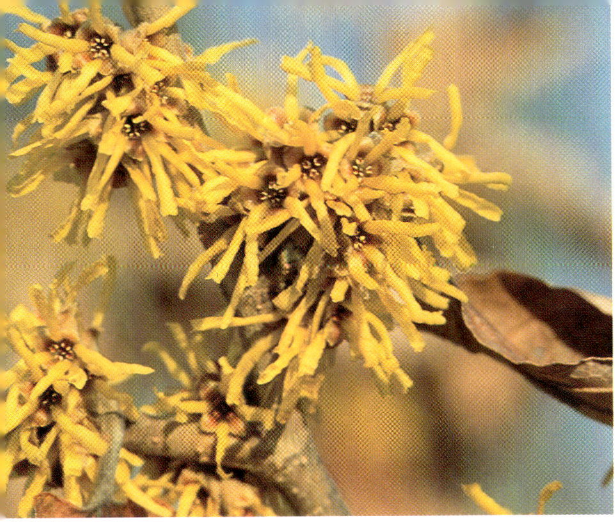

ZAUBERNUSS FÜR PFERDE

Für Pferde wird die Zaubernuß hauptsächlich äußerlich angewendet. Sie kann bei Verstauchungen und Prellungen gute Dienste leisten. Nach anstrengenden Ritten oder hartem Training ist sie eine Erholung für schmerzende Muskeln und müde Beine. Geschwüre, Wunden, Satteldruck und Blutergüsse werden mit der Zaubernuß gelindert. Der abgekochte Sud ist hilfreich für Augenkompressen bei entzündeten Augen, oft hervorgerufen durch Zug auf der Weide. Besonders zu empfehlen ist die Zaubernuß in Verbindung mit Augentrost. Die Anwendung von Arnika und Zaubernuß kann auch bei Steingallen helfen. Bei Blutungen hilft die adstringierende Eigenschaft der Zaubernuß, das Blut schneller zu stillen.

TIP FÜR DEN REITER

Zaubernuß hilft Reiter und Pferd bei Muskelkater und müden Beinen, aber auch zur Blutstillung bei offenen Wunden.

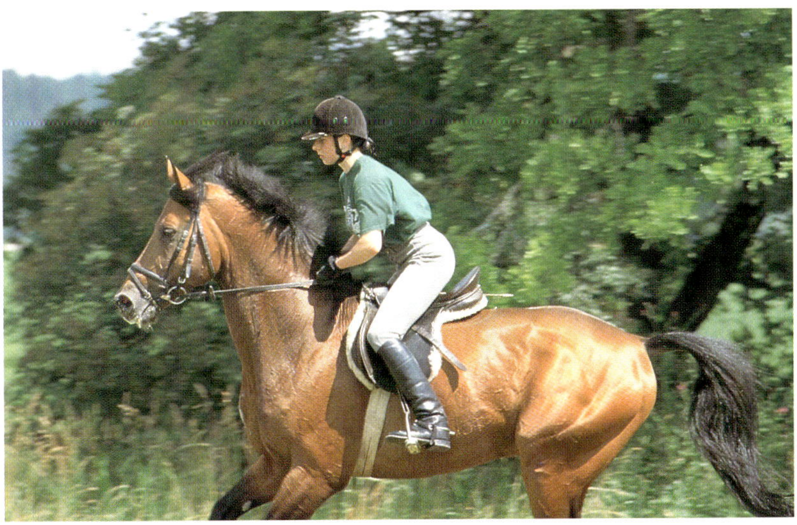

Nach langen, anstrengenden Ritten tut Zaubernuß gut

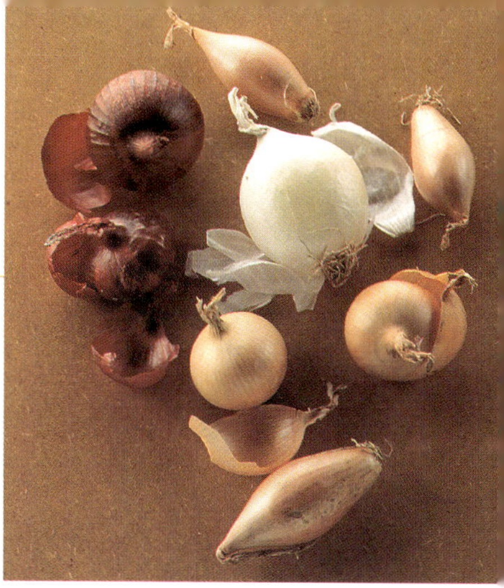

Allium cepa
Zwiebel

Z

- *hilft bei Insektenstichen*
- *gut bei Husten und Bronchitis*
- *in homöopathischer Form hilfreich bei Allergien*

DIE URSPRÜNGE

Heiß geliebt wurde die Zwiebel schon vor 5000 Jahren. Wie auch heute bei uns, war sie Heil-, Würz- und Nahrungsmittel. Die Zwiebel wurde in mittelalterlichen Klostergärten angebaut, und ihre Heilkräfte bei Husten, Rheuma und Herzkrankheiten genutzt. Zwiebeln gibt es in unterschiedlichsten Formen und Farben, die sich aber hauptsächlich durch Aroma und Geschmack unterscheiden. In den letzten Jahren nahm sich auch die Wissenschaft der Zwiebel an und bestätigte ihre gesundheitsfördernden Eigenschaften.

DIE WIRKUNG

Zwiebeln haben große Ähnlichkeit mit Knoblauch, aber ihr Geruch ist etwas erträglicher und hält auch nicht so lange an. Die Zwiebel enthält viele Mineralstoffe und Spurenelemente, viel Vitamin C und Vitamine der B-Gruppe, außerdem noch Flavonoide. Zwiebeln regen den Appetit an und wirken verdauungsfördernd. Bei Husten und Bronchitis helfen ihre schleimlösenden und entzündungshemmenden Eigenschaften. Bei regelmäßigem Genuß verbessern sie die Blutfettwerte und senken den Blutdruck. Sie wirken leicht entwässernd und blutzuckersenkend. Vorbeugend sollte man rohe Zwiebeln gegen Herzinfarkt und andere Gefäßerkrankungen essen.

TIP FÜR DEN REITER

Zwiebelsaft hilft auch dem Reiter bei Schwellungen und Juckreiz durch Insektenstiche.

ZWIEBEL FÜR PFERDE

Eine Zwiebel im Pferdestall ist immer nützlich. Aufgeschnitten verströmt sie einen Geruch, den Fliegen und Mücken nicht so mögen. Haben die Pferde trotzdem Stiche abbekommen, träufeln Sie sofort Zwiebelsaft auf die Stelle, er verhindert Schwellung und Juckreiz (auch für Reiter zu empfehlen). Bei Husten und Bronchitis hilft ein selbstgemachter Zwiebelsirup. Es ist ein altes Rezept für Mensch und Tier. Schon meine Großmutter quälte mich mit Zwiebeln und Honig. Täglich eine kleine Gabe Zwiebeln beugt Alterserscheinungen vor und verbessert die Darmflora. Zwiebelwickel sind hilfreich bei Schmerzen und Entzündungen.
In der Homöopathie ist die Allium cepa ein bewährtes Mittel bei Fließschnupfen und tränenden Augen, auch bei Allergien.

DIE ANWENDUNG

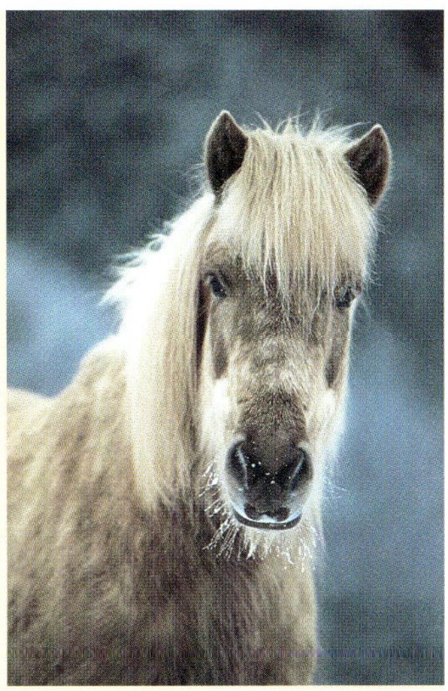

Die frische Zwiebel ist wertvoll, da sie alle Vitamine enthält, aber auch getrocknet kann sie noch eine gute Hilfe sein.

- **ANWENDUNG ÄUSSERLICH**
Für Stiche und zur Insektenabwehr sollte man eine frische Zwiebel aufschneiden und den Saft entnehmen, oder die angeschnittene Seite direkt auf den Stich drücken.
- **ANWENDUNG INNERLICH**
Zwiebelsirup für den Husten können Sie leicht selbst herstellen. Zwiebel klein schneiden (am besten Scheiben) und mit Honig 24 Stunden ansetzen, ab und zu umrühren. Diese Mischung gibt man löffelweise über den Tag verteilt. Die Zwiebeln können mit verfüttert werden. Wenn die Pferde absolut keine Zwiebeln mögen, kann man die Brühe durch ein Sieb streichen. Aber Sie kennen ja inzwischen den Trick mit dem Obstessig.

ABWECHSLUNG IM SPEISEPLAN

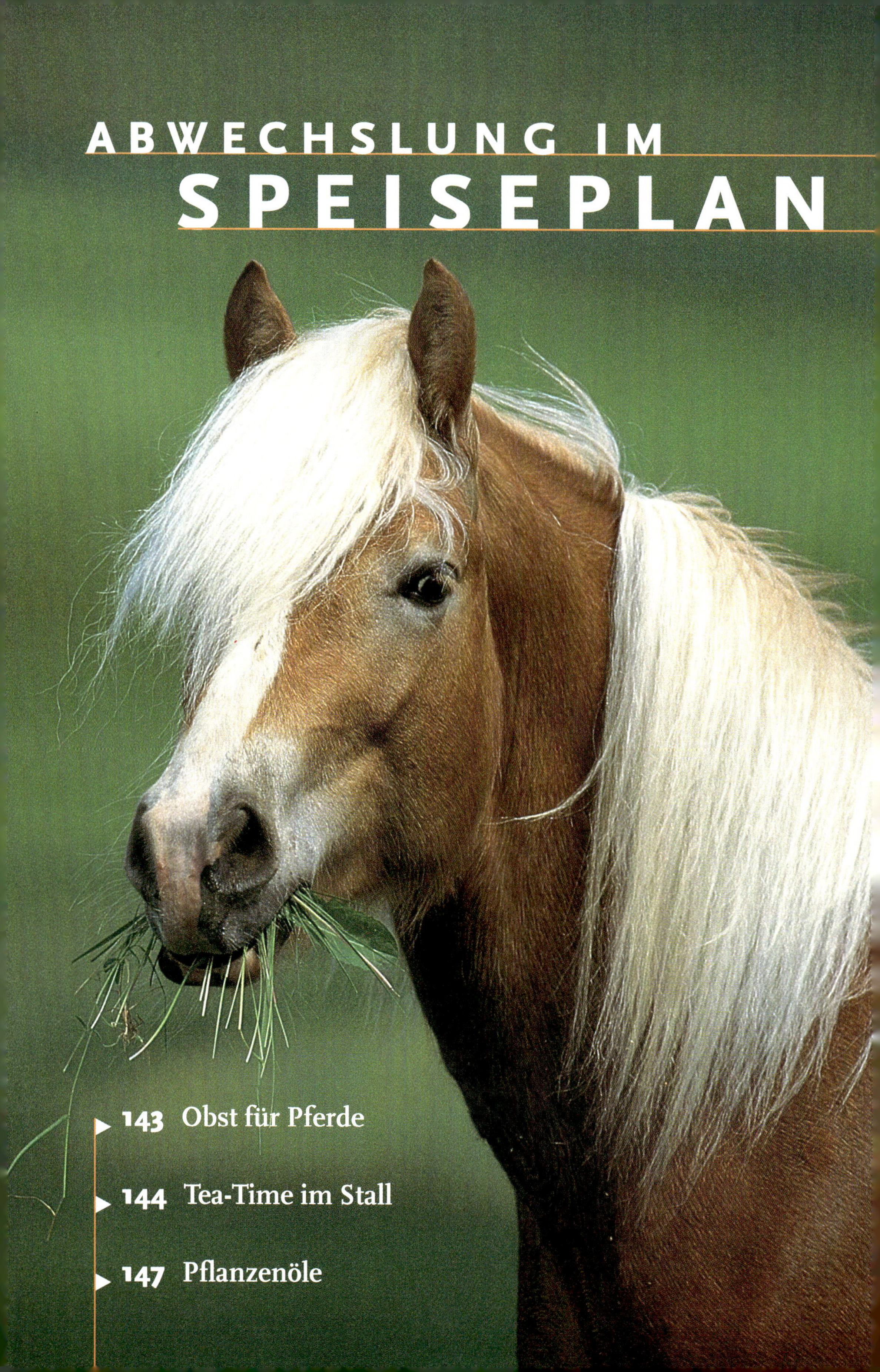

Obst für Pferde

Unsere Pferde sind bekannterweise Schleckermäuler. Die alte Weisheit »mit Zuckerbrot und Peitsche« ändern wir besser ab und lassen die Peitsche weg. Aber auch der Zucker ist keine gute Lösung zur Belohnung. Der Trick der Dressurreiter, vor der Arbeit mal ein Stückchen zur Anregung der Maultätigkeit, ist in Ordnung. Als tägliche Leckerbissen gibt es jedoch gesündere Alternativen.

Äpfel und Birnen sind bekannt und werden in Pferdekreisen sehr geschätzt. Sie dürfen durchaus in größeren Mengen verfüttert werden. Denken Sie ruhig an Ihr Lieblingsobst und versuchen Sie mal, ob es Ihrem Pferd nicht auch schmeckt.

Im Winter sind **Apfelsinen** und auch **Mandarinen** eine sehr ausgewogene Vitamin-C-Quelle. Bevor der Husten in Ihren Stall zieht, geben Sie den Pferden täglich ein bis zwei Apfelsinen, sie beugen vor und unterstützen jede Therapie.

Vor allem bei nervösen und älteren Pferden sollten Sie **Bananen** nicht vergessen. Schöne weiche Bananen sind ein ausgezeichneter Magnesiumspender und zudem ein Genuß. Pferd und Reiter sehen viele Dinge gelassener, wenn sie regelmäßig Bananen essen. Ich habe immer den Eindruck, daß meine »Oldies« enttäuscht sind, wenn ich ohne Bananen in den Stall komme. Vor unserer Ziege »Rosi« muß ich die Bananen schnell verstecken, ansonsten schnappt sie sich alle und frißt sie komplett mit Schale. Ihr Obsthändler schenkt Ihnen seine matschigen Früchte bestimmt, wenn er erfährt, wer sie bekommt.

Pflücken Sie Ihrem Pferd auf einem Spaziergang oder Ausritt **Hagebutten**. Sie bereichern den winterlichen Speiseplan. Hagebutten haben einen hohen Gehalt an Vitamin C, E, K und sorgen für einen gesunden Verdauungsapparat.

Daß **Himbeeren** für Pferde genau so ein edles Früchtchen wie für Menschen sind, habe ich – wie so vieles – von unserem Pony Polly gelernt. Vor Jahren hatte ich im Garten eine kleine Himbeerhecke. Zur Freude der Kinder übernachtete Polly oft bei uns. Ihr erster Weg war immer zur Hecke und meine Himbeeren fressen. So entdeckte ich auch ihre Vorliebe für Petersilie und Schnittlauch.

Auch bei den immer beliebter werdenden exotischen Früchten können Sie an Ihre Pferde denken. Ein bis zwei geschälte **Kiwis** am Tag dürfen mit ins Futter gegeben werden. Wenn die Pferde sie kennen, fressen sie alle Früchte als Leckerbissen aus der Hand.

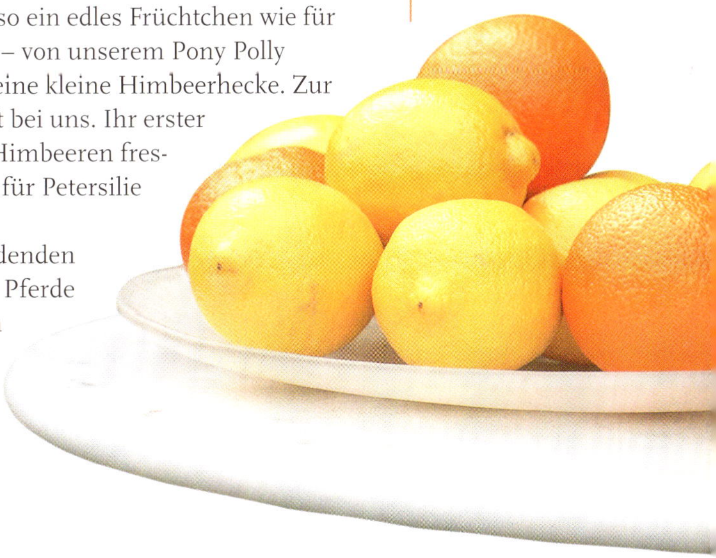

WEIDEN MIT OBSTBÄUMEN

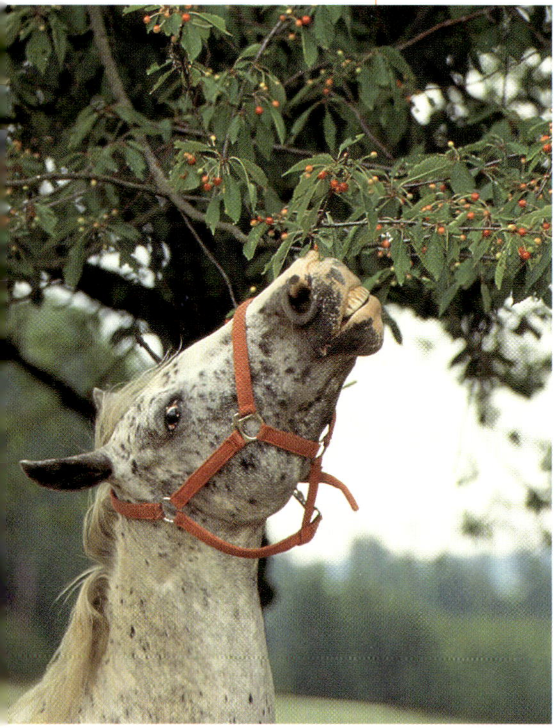

Kirschen aus Nachbars Garten? Aber bitte ohne Kerne

Obstweiden sind eine wunderbare Abwechslung für Pferde, man muß sie nur langsam daran gewöhnen. Ein Boxenpferd können Sie nicht plötzlich im Spätsommer oder Herbst stundenlang auf einer Obstwiese weiden lassen. Eine Kolik ist dann vorprogrammiert.

Ganz besonders vorsichtig sollten Sie bei Weiden mit Pflaumenbäumen sein. Manche Pferde fressen die Pflaumen mit Kernen und können eine Vergiftung bekommen, die sogar zum Tode führen kann.

Unsere Ponys haben eine erstaunliche Technik entwickelt, die Kerne wieder auszuspucken. Der Pflaumenkern enthält Blausäure, diese wirkt in größeren Mengen toxisch. Wenn Sie Ihrem Pferd Pflaumen füttern, sollten Sie unbedingt die Kerne entfernen.

Tea-Time im Stall

Alle Pferde lieben Tee und schlürfen ihn genießerisch. Einige Pferde mögen ihn als Zugabe zum Trinkwasser, die meisten trinken ihn jedoch auch gerne alleine. Die beliebteste Anwendung ist, den Tee über das Futter zu geben oder ihn mit dem Futter zu vermischen. Besonders in der kalten Jahreszeit sollten Sie Ihrem Pferd lauwarmen Tee anbieten. Tees sind ideale Vitaminspender, regen den Stoffwechsel an und wirken kräftigend und heilend bei zahlreichen Gesundheitsstörungen.

Jedes Pferd hat seinen Lieblingstee, kennen Sie den Ihres Pferdes schon? Futterbeimischungen, wie zum Beispiel Hustenpulver, können damit schmackhaft gemacht werden. Auch schlecht fressende Pferde können Sie mit schmackhaftem Tee von der Futteraufnahme überzeugen.

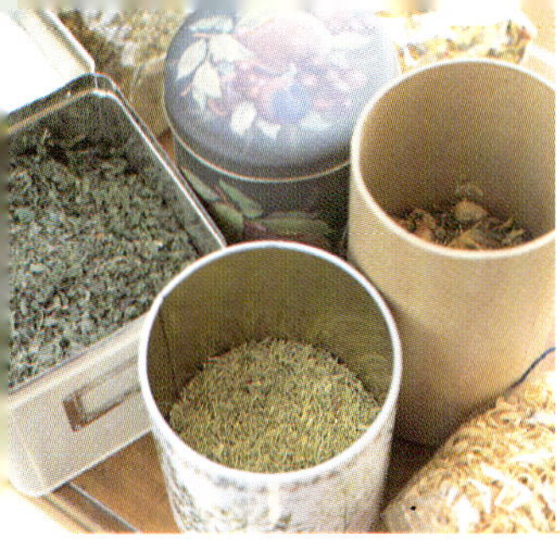

TEE-REZEPTE

Finden Sie den Lieblingstee Ihres Pferdes heraus und mischen Sie verschiedene Zutaten. Es macht Spaß, ein wenig herumzuprobieren und eigene Erfahrungen zu sammeln. Entwickeln Sie selbst Ideen, was zusammenpaßt und was Ihrem Pferd guttut. Kombinieren Sie nicht mehr als fünf verschiedene Kräuter. Für ein Tee-Rezept reichen ca. 100 g frische Kräuter oder 30 – 50 g getrocknete Kräuter. Übergießen Sie die Teekräuter mit ca. 500 ml kochendem Wasser (außer grüner Tee) und lassen den Tee 10 bis 15 Minuten ziehen. Sie können den abgekühlten Tee lauwarm mit den Kräutern verfüttern. Falls Sie keine Kräuter zur Hand haben, können Sie auch Teebeutel aufkochen. Am besten und wirkungsvollsten ist es, den Tee frisch aufzubrühen. Falls dies nicht möglich ist, können Sie ihn in einer Thermoskanne einige Stunden warmhalten. Besonders bei Magen- und Darmerkrankungen und bei Husten sollte der Tee lauwarm angeboten werden. Alle Tees können mit Honig, Traubenzucker oder anderen Vitaminspendern angereichert und verfeinert werden.

Schmackhafter Lieblingstee Fenchel, Kümmel, Anis.

Hustentee Anis, Fenchel, Süßholz, Thymian, Schafgarbe, Zinnkraut, Fichtennadel, Huflattich, Kamille, Salbei, Eibischwurzel, Isländisch Moos, Malve, Spitzwegerich, Knoblauch, Dost, Beinwell, Sonnenhut, Hagebutte.
Meine bewährte Teemischung
Thymian, Huflattich, Salbei.

Kreislauftee für ältere Pferde Knoblauch, Mistel, Weißdorn, Brennessel, Anis, Fenchel, Kümmel, Ginseng, Sonnenhut, Heublumen, Grüner Tee, Minze, Löwenzahn.
Meine bewährte Teemischung
Grüner Tee, Mistel, Weißdorn.

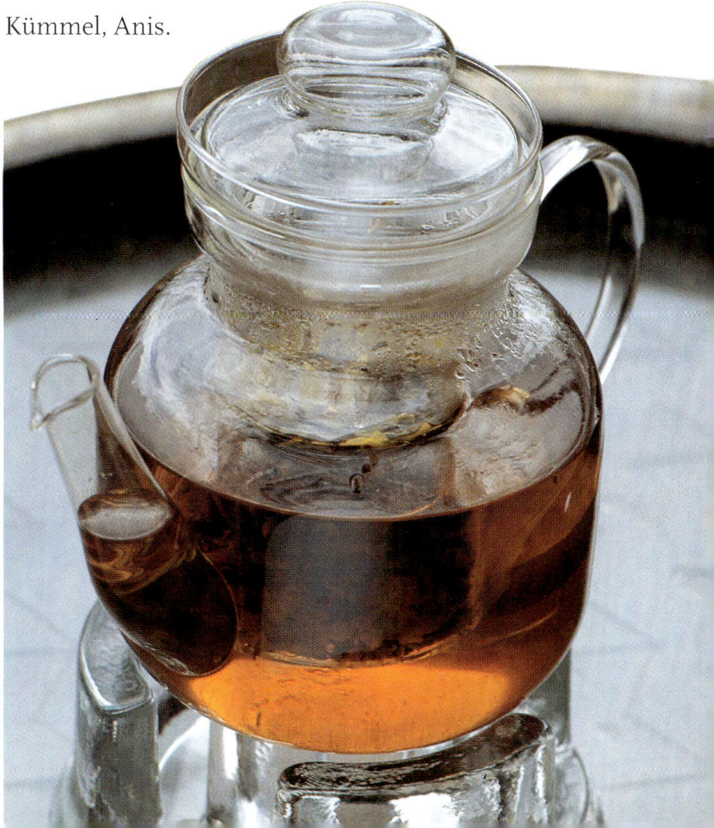

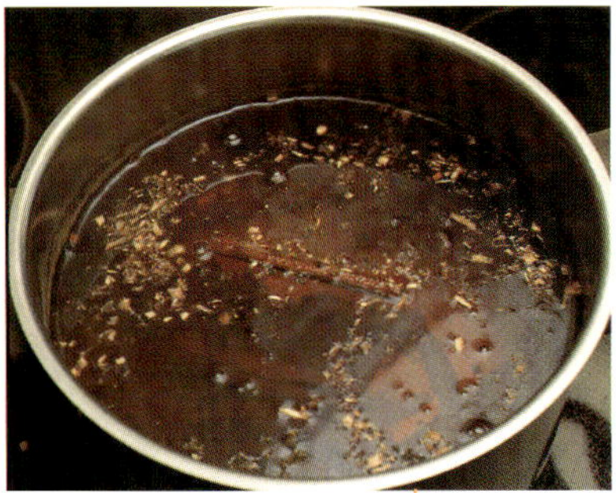

Fitnesstee zur Stärkung des Immunsystems Brennessel, Ringelblume, Sonnenhut, Ginseng, Grüner Tee, Knoblauch, Klebkraut, Rosmarin, Hagebutte, Isländisch Moos.
Meine bewährte Teemischung Sonnenhut, Hagebutte, Ginseng.

Magen-Darm-Tee Anis, Fenchel, Kümmel, Kamille, Minze, Beinwell, Eibisch, Süßholz, Baldrian, Ulme, Mädesüß, Bockshornklee.
Meine bewährte Teemischung Anis, Fenchel, Kümmel.

Beruhigungstee für nervöse Pferde Lavendel, Baldrian, Johanniskraut, Kamille, Lindenblüten, Hopfen, Magnesium.
Meine bewährte Teemischung Lavendel, Hopfen, Baldrian.

Haut- und Felltee bei Ekzemen Brennessel, Zinnkraut, Walnußblätter, Hagebutte, Klettenwurzel, Kamille, Ringelblume, Knoblauch, Sonnenhut, Klebkraut, Mädesüß, Löwenzahn.
Meine bewährte Teemischung Brennessel, Isländisch Moos, Klettenwurzel.

Durchblutungstee bei Hufrehe Brennessel, Löwenzahn, Knoblauch, Beinwell, Klebkraut, Klette, Mariendistel, Weißdorn.
Meine bewährte Teemischung Brennessel, Löwenzahn, Beinwell.

Rheuma/Arthrose-Tee Weidenrinde, Heublumen, Stiefmütterchenkraut, Brennessel, Knoblauch, Grüner Tee, Klebkraut, Mädesüß, Ringelblume, Teufelskralle, Obstessig, Rosmarin, Buchweizen, Weißdorn, Löwenzahn, Algen.
Meine bewährte Teemischung Brennessel, Mädesüß, Klebkraut, Kamille.

Blutreinigungstee Brennessel, Knoblauch, Klebkraut, Birkenblätter, Löwenzahn, Walnußblätter, Zinnkraut, Stiefmütterchenkraut.
Meine bewährte Teemischung Brennessel, Löwenzahn.

Stabilisierungstee bei Hormonstörungen Mönchspfeffer, Himbeere, Ginseng.

Pflanzenöle für mehr Vitalität

Öle sind eine beliebte Futterergänzung für Pferde. Vergessen wir aber nicht, daß das Pferd Öle in zu großen Mengen nicht verdauen kann. Dosiert eingesetzt, können sie einen Beitrag zur Gesunderhaltung leisten. Wichtig ist, daß die Öle kalt gepreßt und 100 % naturbelassen sind.

Pflanzenöle enthalten mehrfach ungesättigte Fettsäuren, die die Leistungsfähigkeit steigern. Idealerweise werden sie bei kranken und schwachen Pferden sowie bei ernährungsbedingten Mangelerscheinungen eingesetzt. Die Vitalität wird gesteigert, die Muskulatur gestärkt und Fell- und Hautprobleme positiv beeinflußt. Bei Fohlen wird die Gewichtszunahme in der Wachstumsphase unterstützt.

Pflanzenöle haben einen hohen Vitamingehalt, besonders an den Vitaminen A, E und B. Vitamin E regt die Regeneration aller Organe an und schützt vor schädlichen Umwelteinflüssen. Vitamin A ist wichtig für Haut, Fell und Augen. Vitamin B stärkt die Nerven und wirkt sich ebenfalls positiv auf Hufe, Fell und Haut aus.

Als Öle für Pferde kommen in Frage

1. Leinöl
2. Sonnenblumenöl
3. Distelöl
4. Olivenöl in kleinen Mengen.

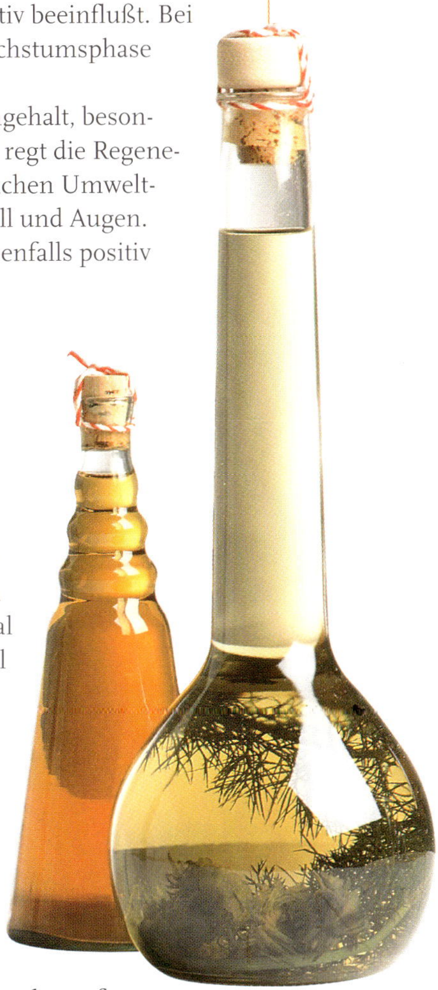

Bitte beachten Sie, Öle werden nur in kleinen Mengen und gleichmäßig auf alle Mahlzeiten verteilt gefüttert. Am besten geben Sie dreimal täglich pro Mahlzeit einen Eßlöffel Pflanzenöl über das Futter. Auf keinen Fall sollten Sie nur einmal täglich und dafür eine größere Menge verabreichen. Pferde haben keine Gallenblase und können Fette in größeren Mengen nicht verwerten.

Vorsicht bei Hufrehe: Rehepferde sollten besser kein Öl bekommen. Pferde, die wenig arbeiten, den ganzen Tag fressen und gesund und rund sind, brauchen kein Öl. Sinnvoll ist die Ölfütterung bei schwachen, alten Pferden und bei Höchstanforderungen wie Wanderritte, Distanzreiten, Turniersport oder bei anderen außerordentlichen Belastungen.

GESUND DURCHS JAHR

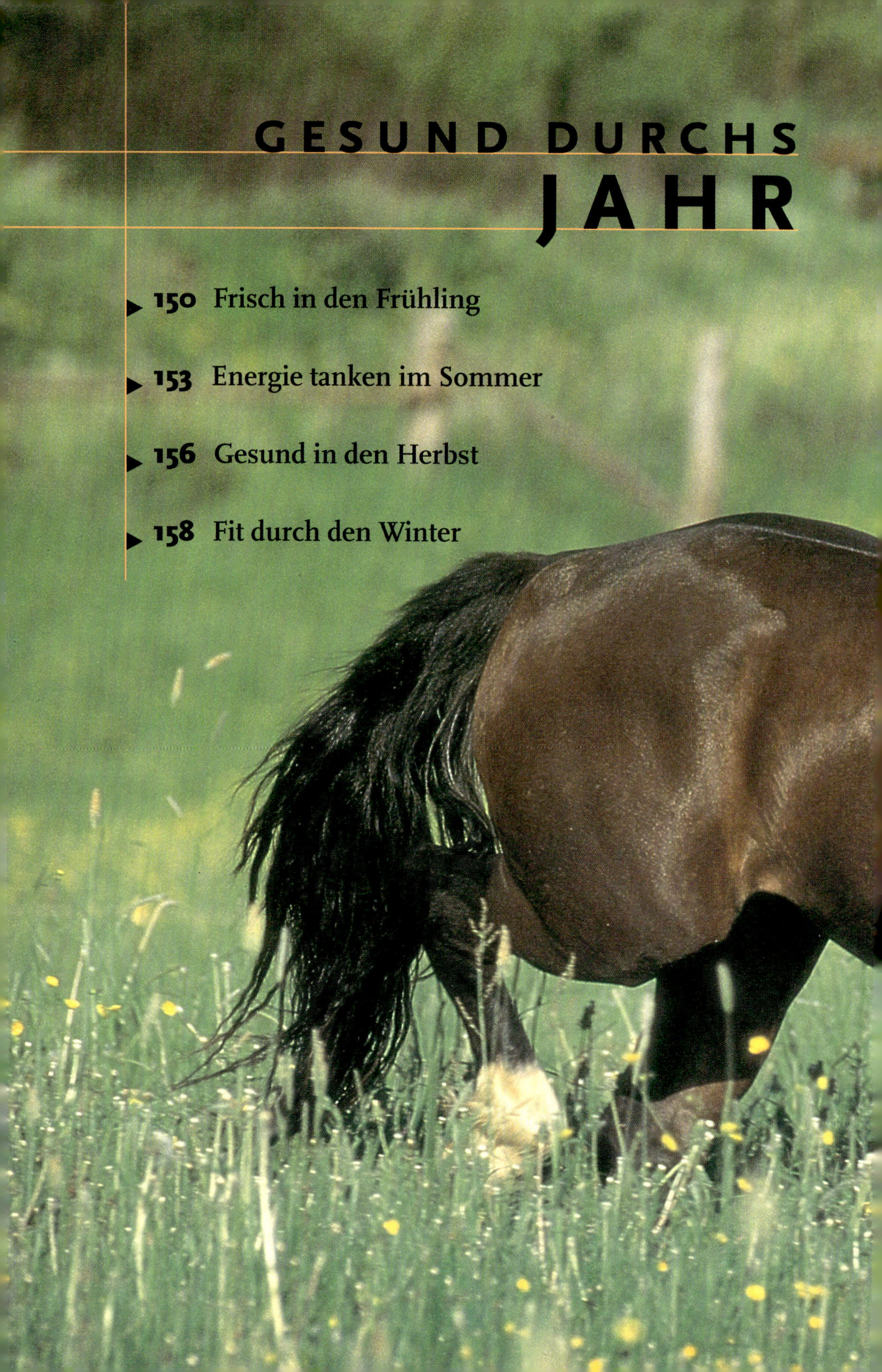

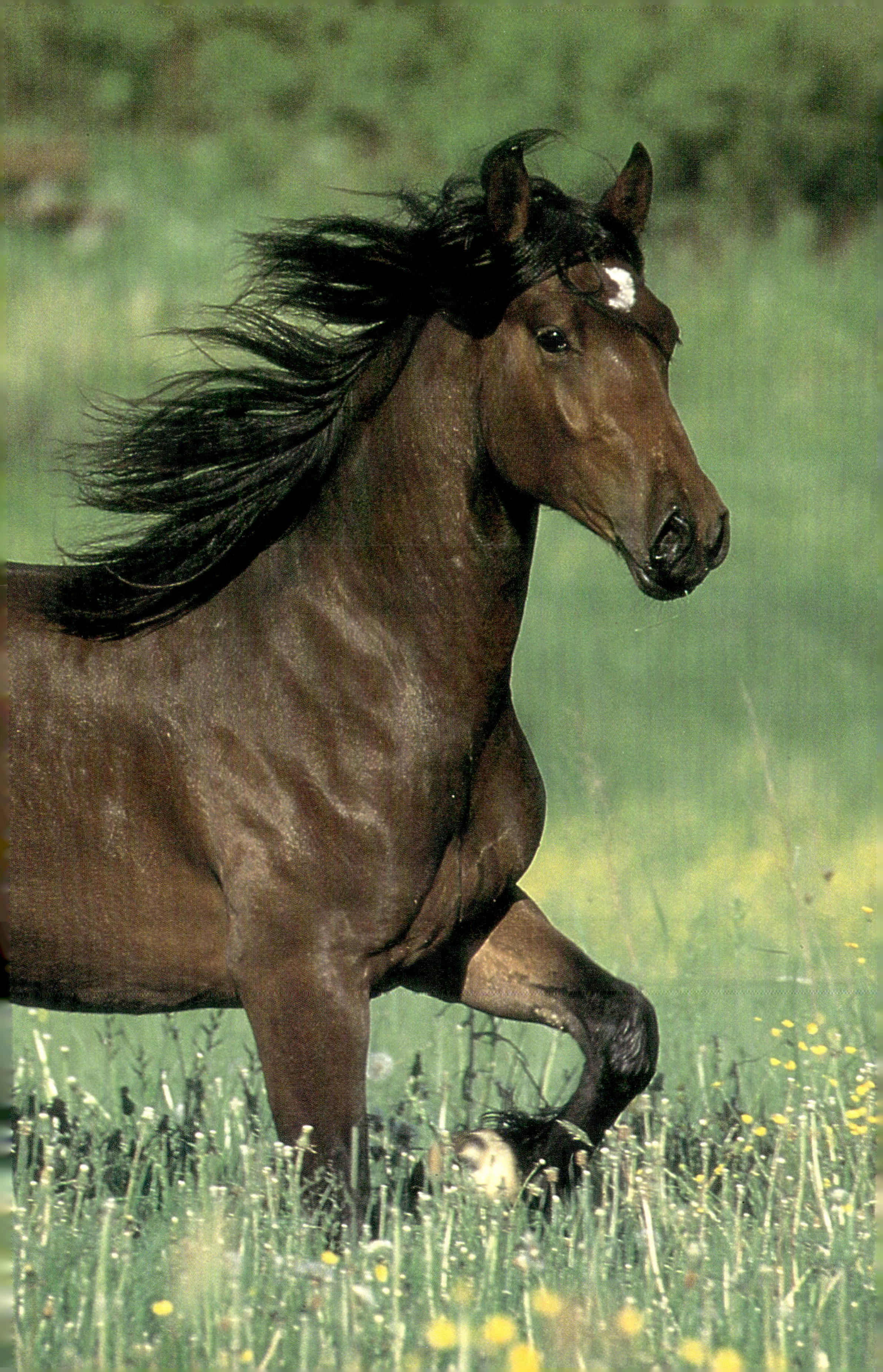

Frisch in den Frühling

Der oftmals lange Winter ist überstanden, und die Natur und unsere Pferde bereiten sich auf den Frühling vor. Eine große Belastung, die oft unterschätzt wird, ist der Fellwechsel. Die Pferde sind anfälliger für Infektionskrankheiten, die lang entbehrte Sonne hat das Immunsystem geschwächt. Spätestens im Februar sollten Sie damit beginnen, Ihren Pferden den Start in den Frühling zu erleichtern.

Endlich wieder draußen toben

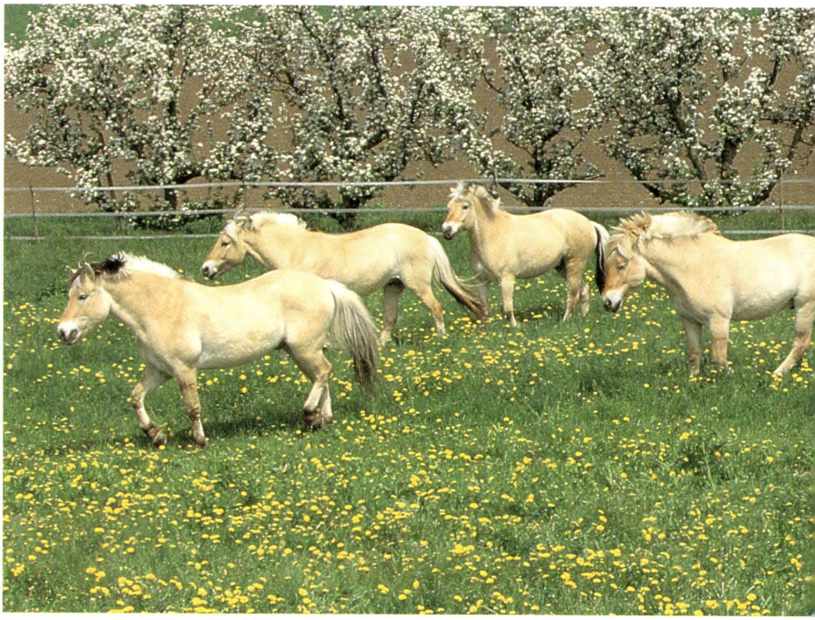

FRÜHJAHRSKUR

Fit für den Frühling

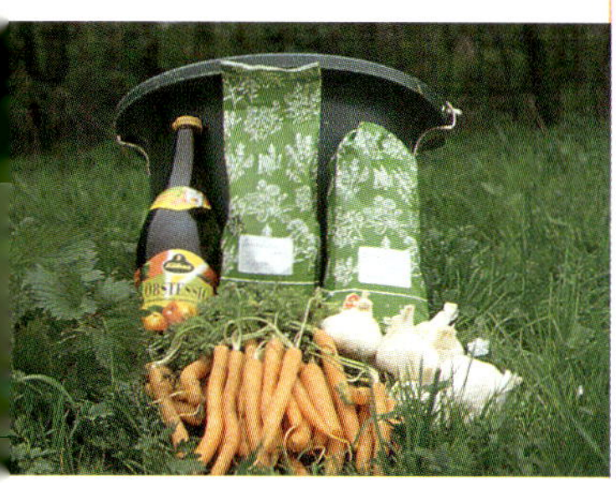

Pferd und Reiter können gemeinsam eine Frühjahrskur durchführen. Mischen Sie einen blutreinigenden Tee, den Sie täglich einmal über das Futter geben. **Brennessel**, **Ringelblume**, **Löwenzahn**, **Mädesüß** und **Klebkraut** sorgen neben der Blutreinigung für eine gesunde Haut und glänzendes Fell.
Wenn Sie nicht schon das ganze Jahr **Knoblauch** gefüttert haben, dann fangen Sie am besten im Frühjahr damit an. Mit den ersten Sonnenstrahlen tanzen auch wieder die Mücken, und der Knoblauch vertreibt sie.

Selbstverständlich gehört **Apfelessig** für Pferd und Reiter zur Frühjahrskur. Wollen Sie fit durch den Frühling reiten? Dann trinken Sie jeden Tag ein Glas Wasser mit einem Teelöffel **Honig** und einem Eßlöffel **Essig**. Auch Ihr Pferd schätzt diesen Trank.

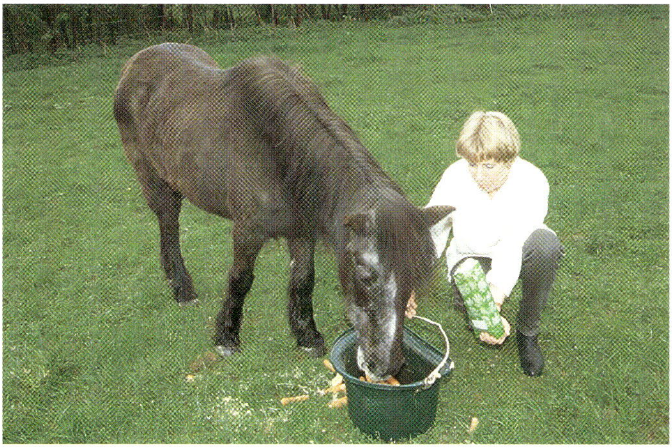

Bei einer Frühjahrskur dürfen Möhren, Knoblauch, Löwenzahn ...

... Apfelessig ...

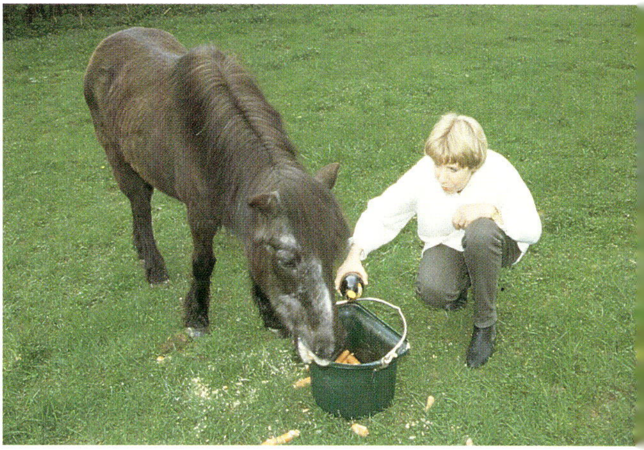

WEIDEZEIT

Pferde freuen sich auf die Weidezeit. Aber bitte gewöhnen Sie Ihre Vierbeiner langsam an das eiweißreiche Frühfutter. Die Pferde sollten vor dem Weidegang Kraftfutter und Heu oder Stroh bekommen, damit sie das Gras nicht zu gierig fressen. Leichte Durchfälle kann man mit Hausmitteln in den Griff bekommen. **Mädesüß**, **Anis-Fenchel-Kümmel-Tee**, **Kamille**, **Joghurt** und geriebene **Äpfel** helfen den Kot wieder zu normalisieren. Wäßriger Durchfall, eventuell sogar mit Blut vermischt, ist immer ein Fall für den Tierarzt.

HUFREHE

Besondere Aufmerksamkeit brauchen Pferde, die zu Hufrehe neigen. Meine 23 Jahre junge Araberstute bekam vor Jahren eine sehr schwere Rehe. Im Frühjahr und im September ist die Weide besonders eiweißhaltig, und ich muß sehr aufpassen. Ab Februar bekommt die Stute **Brennesseltee** und zweimal täglich **Ginkgo biloba** zur Durchblutung. Günstig wirken auch **Knoblauch**, **Weißdornblätter**, **Klebkraut** und **Beinwell**. Ich lasse Kaitra schon sehr früh auf ein abgetrenntes Stück Weide, wenn das Gras noch nicht so üppig ist. In den ersten Tagen kommt sie nur 20 Minuten raus, dann steigere ich die Weidezeit langsam.

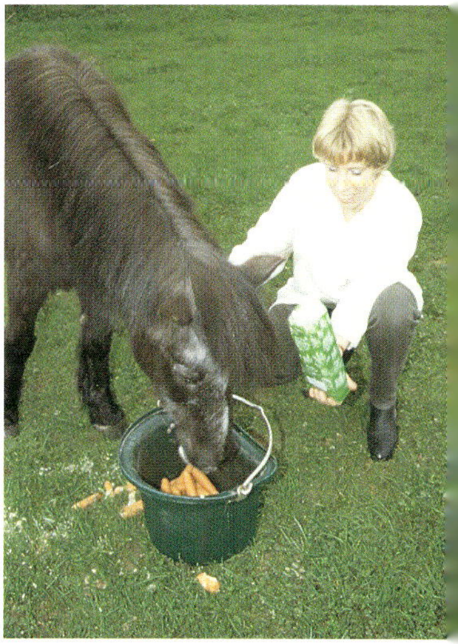

...und Brennesseltee nicht fehlen

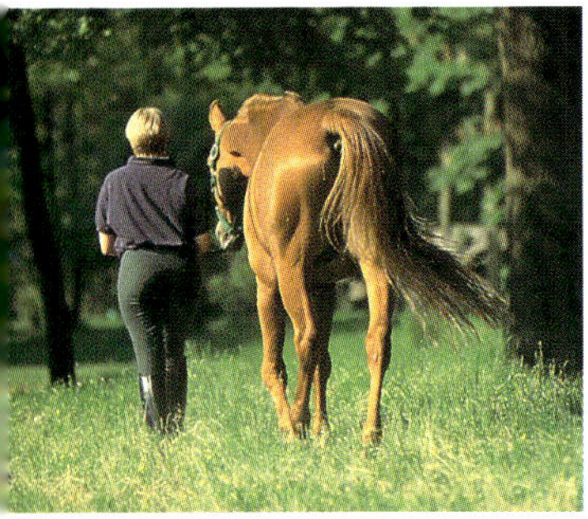

Bei einem Rehepferd brauchen Sie eine gute Kondition

Für ein Rehepferd ist es günstig, wenn Sie den frühen Morgentau nutzen. Ich bin mit meiner Kaitra vor 7°° Uhr 30-40 Minuten lang durch das hohe Gras spazieren gegangen. Bewegung und kühles **Wasser** wirken bei Rehe positiv.

Beobachten Sie Ihr Rehepferd. Bei der geringsten Bewegungsstörung (klammer Gang) rufen Sie einen Tierarzt oder Heilpraktiker. Ich habe immer **Aconitum** und **Nux vomica** im Stall. Zwei ausgezeichnete homöopathische Mittel, um neben der tierärztlichen Behandlung dem Pferd zu helfen.

FRÜHJAHRSPUTZ

Bei Stallpferden macht sich der Fellwechsel nicht so stark bemerkbar wie bei Robustpferden oder Pferden im Offenstall. Nehmen Sie sich Zeit, einen Platz in der Sonne, eine Plastiktüte für die Pferdehaare und einen Fellstriegel oder Rubbelhandschuh und helfen Sie Ihrem Pferd, das nun lästig gewordene Winterfell abzulegen. Unsere Pferde genießen diese Zeit der Zuwendung und Fellpflege. Achten Sie darauf, daß die Haare nicht ins Futter oder Wasser gelangen. Sie mögen ja auch keine Haare in der Suppe. Ein paar Fellbüschel kann man in Hecken unterbringen, die Vögel bauen gerne ihre Nester mit kurzen Pferdehaaren. Das Langhaar sollten Sie gut entsorgen.

Versuchen Sie, wo immer es geht, im Freien zu putzen, den Stall sehen die Pferde lange genug. Genießen Sie den Frühling mit einem frischen, gesunden Pferd.

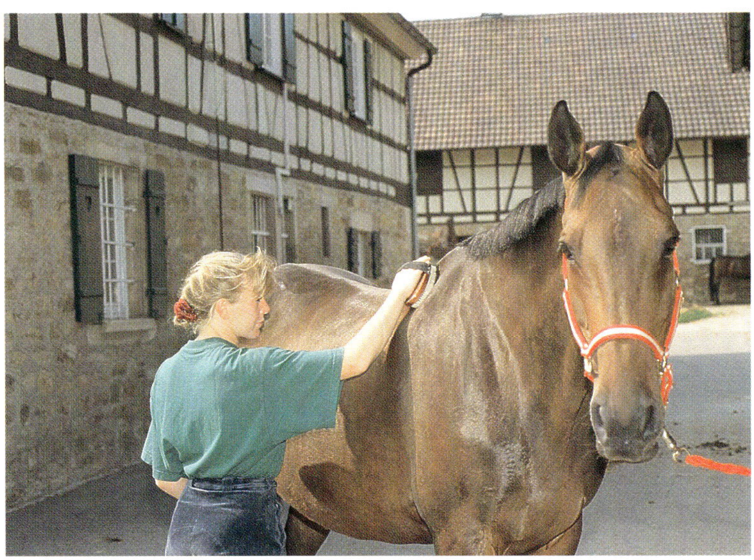

Striegeln und Bürsten im Freien tut auch der Pferdeseele gut

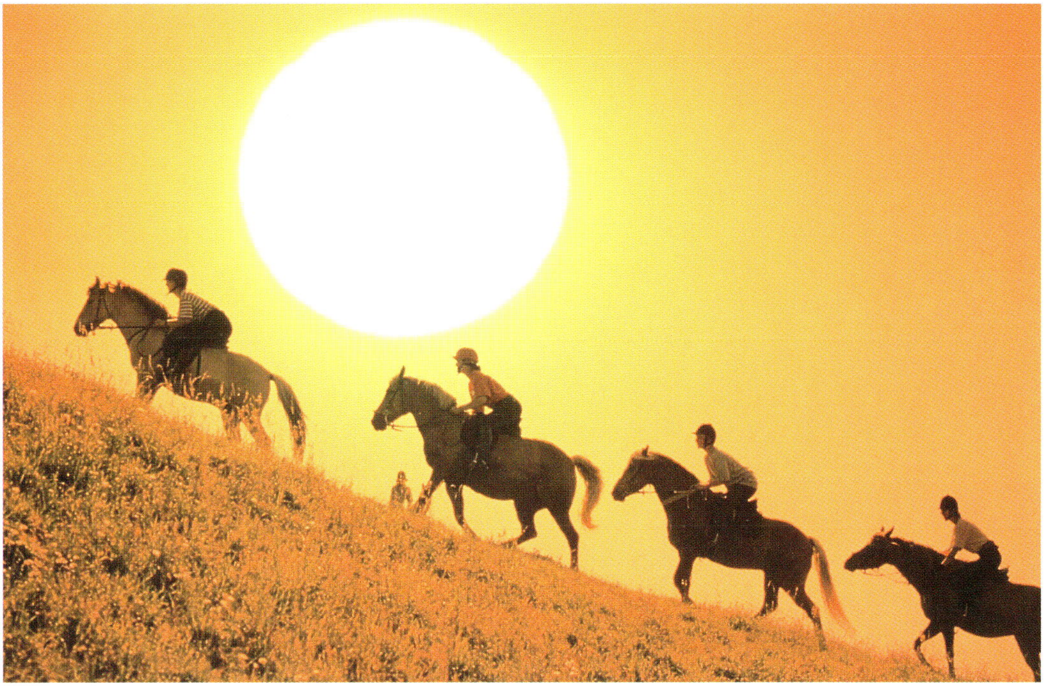

Energie tanken im Sommer

Endlich ist der Sommer da, und unsere Pferde sind gesund und wunderschön. Das Fell glänzt, die Weidepferde haben Gesellschaft, sind ausgeglichen und zufrieden. Wir freuen uns auf lange Ausritte oder genießen die Turniersaison.

LÄSTIGE PLAGEGEISTER

Leider hat aber auch der Sommer ein paar Schattenseiten. Da sind vor allem die Fliegen und Mücken, die den Pferden und auch den Reitern das Leben schwer machen. Vorbeugend füttert man **Apfelessig** und **Knoblauch**, das weist die Plagegeister in ihre Schranken. An sehr heißen Tagen und vor einem Ausritt wasche ich meine Pferde mit **Wasser** und **Obstessig** ab. Die Behandlung hält sie frisch und vertreibt Fliegen. Auch das Einsprühen mit **Teebaum-** oder **Eukalyptusöl** ist hilfreich. Ein **Lavendelsträußchen** im Stall aufgehängt hält Fliegen fern. **Lavendelöl** kann man auch gut auf Insektenstiche auftragen.

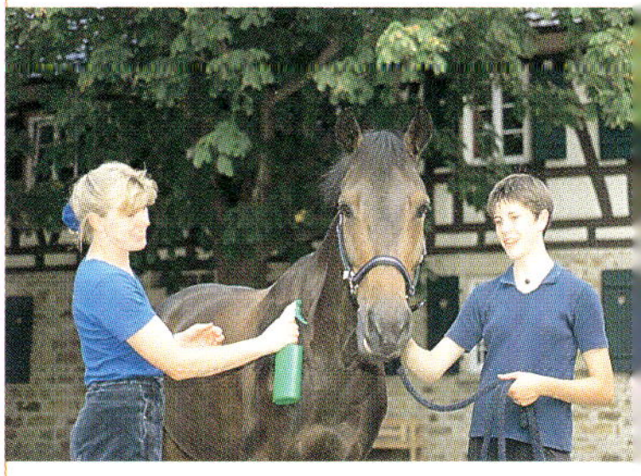

Fliegenschutz muß sein

SOMMEREKZEM

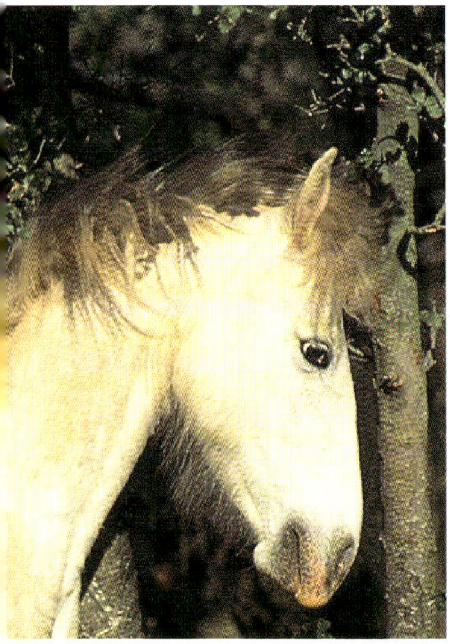

Pflegen Sie Ihr Ekzempferd gut, denn, wenn es juckt, wird gescheuert

Besondere Pflege brauchen Ekzempferde. Sie gehören vor Sonnenaufgang und vor Sonnenuntergang wegen des extrem hohen Mückenflugs in den Stall. Es gibt inzwischen Sommerekzem-Schutzdecken, in hartnäckigen Fällen ist dies eine gute Lösung. Tägliches Abwaschen mit **Apfelessig**, **Teebaumöl** oder einem Sud aus **Kamille** und **Ringelblume** kann eine Hilfe sein. Auch ein **Brennessel-**Sud oder -Tee ist hilfreich.

Schuppige Mähne und Schweif sprechen gut auf **Klettenwurzelöl** an. Sind trotz Vorsicht kleine Stellen schorfig oder offen, kann man sie mit Ölen behandeln. **Nachtkerzenöl**, **Klettenwurzelöl**, **Avocadoöl**, **Aprikosenöl** und **Aloe vera** lindern den Juckreiz und nehmen den Schorf. Schwere Fälle von Sommerekzem sollten Sie mit dem Tierarzt abklären.

ABKÜHLUNG

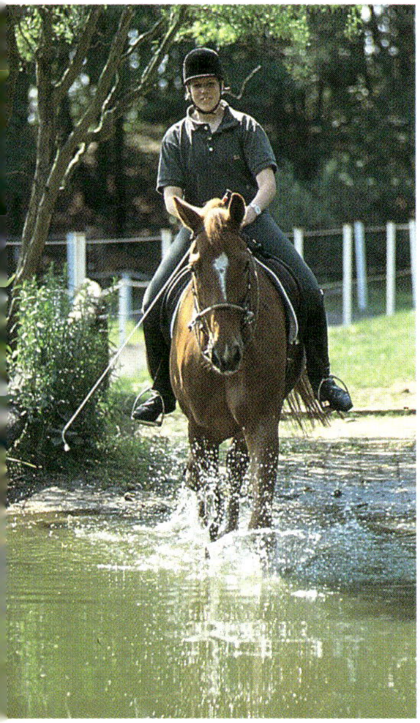

Reiten durchs Wasser ist im Sommer immer eine willkommene Erfrischung

Nach einem langen Ritt muß Ihr Pferd langsam trocken werden. Nie ein erhitztes Tier mit kaltem Wasser abwaschen und auf die Weide lassen. Nach dem Abtrocknen Schweiß und Staub ausbürsten und dann mit **Wasser** und **Apfelessig** Beine, Sattellage oder an zugfreiem Platz das ganze Pferd abwaschen. Stark beanspruchte Beine länger mit dem Wasserschlauch kühlen. Haben Sie einen Bach in der Nähe? Suchen Sie sich eine Stelle und reiten Sie öfter mit Ihrem Pferd durch.

Schwitzt das Pferd sehr schnell und stark, kann Kaliummangel die Ursache sein. Hier helfen **Bananen**. Gerade im Sommer sollten Sie an einen Leckstein für Ihr Pferd denken, damit es wichtige Salze und Mineralien aufnehmen kann.

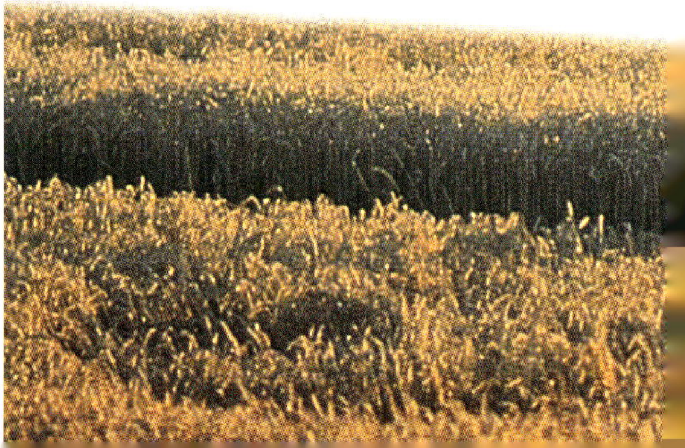

WEIDEPFERDE

Wenn Ihre Pferde die Zäune oder Bäume benagen, gibt es ein paar altbewährte Mittel dagegen. Reiben Sie das Holz mit **Schweineschmalz** ein oder, noch preiswerter, bestreichen Sie das Holz mit einem Brei aus **Roßäpfeln** und **Wasser**.
Ponys und Pferde, die den ganzen Sommer auf der Weide stehen, sollten jeden Tag Besuch von Ihrem Reiter bekommen. Wir haben keine Wildpferde, die ihr Leben alleine regeln können. Die Hufe müssen täglich kurz kontrolliert werden, ob sich Steine oder andere Fremdkörper verklemmt haben. Wenn wir mit der Wurzelbürste kurz über das Pferd streichen, entdecken wir schnell kleine Wunden oder Schrammen und können sie früh genug versorgen. Auch Warzen treten häufig im Sommer auf. Hier hat sich **Thuja** ausgezeichnet bewährt. Thuja in der Urtinktur aus der Apotheke läßt, äußerlich drei bis viermal täglich aufgetragen und innerlich dreimal täglich 15 Tropfen eingegeben, fast jede Warze verschwinden.

Wenn Sie Einfluß auf Ihre Weide haben, sammeln Sie so oft es geht die Pferdeäpfel ab, es schränkt den Wurmbefall ein. Wurmkuren müssen das ganze Jahr regelmäßig durchgeführt werden. Sprechen Sie die Zeiten mit Ihrem Tierarzt ab. Ein Spaziergang über die Wiese läßt uns auch eventuelle Durchfälle schneller bemerken.

Da unsere Weiden leider keine Kräuterwiesen mehr sind, können Kräuter, je nach Bedarf, natürlich auch im Sommer zugefüttert werden.
Alle Weidepferde sollten die Möglichkeit eines fliegenfreien Unterstandes nutzen können. Es grenzt an Tierquälerei, Pferde ungeschützt, in brütender Mittagshitze, den Fliegen ausgesetzt im Freien zu halten. Empfindliche Pferde können auch einen Sonnenbrand bekommen. Hier hilft **Aloe vera**.

Denken Sie daran, daß auch Pferde bei Hitze mehr trinken. Pferde müssen auf der Weide, natürlich auch im Stall, immer ausreichend frisches Wasser zur Verfügung haben.

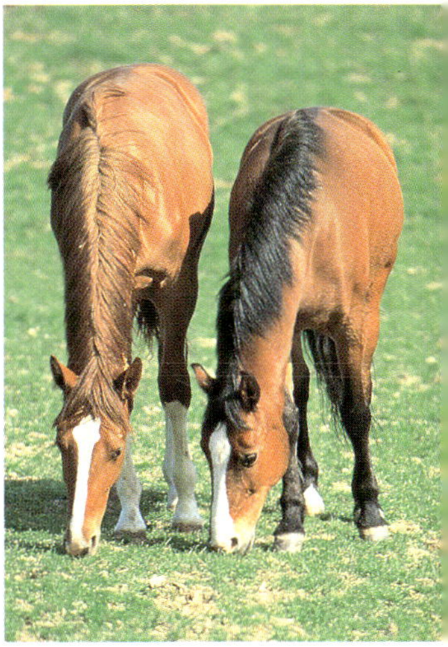

Auch Weidepferde brauchen tägliche Pflege ...

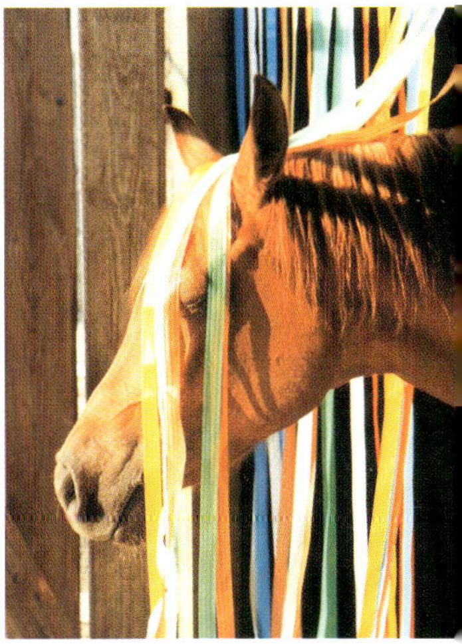

... und einen schattigen, fliegenfreien Unterstand

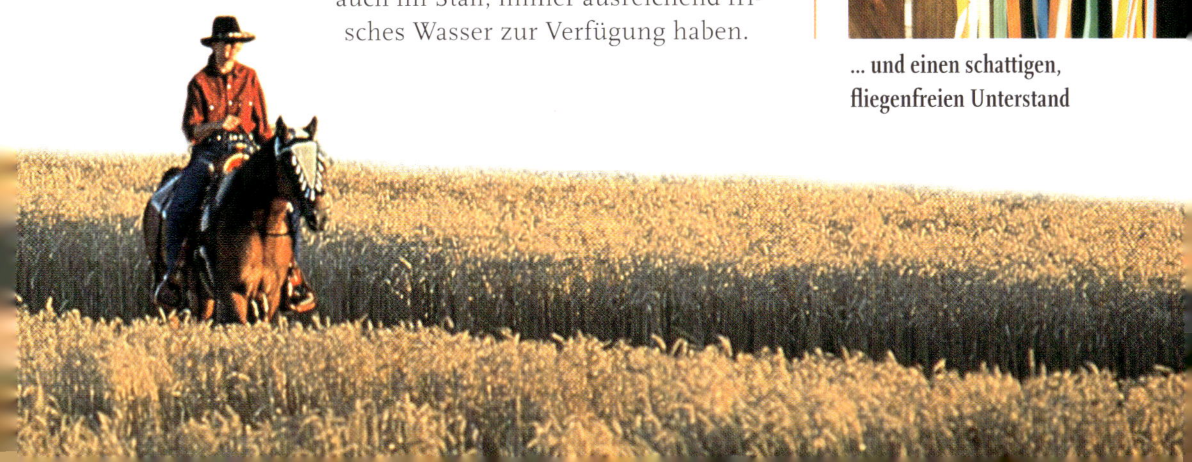

Gesund in den Herbst

Nach einem sehr heißen Sommer ist der Herbst oft die schönste Jahreszeit. Die sanften Strahlen der Sonne in einem richtigen Altweibersommer können Pferd und Reiter zauberhafte Ausritte bescheren. Langsam gewöhnen wir die Pferde an anderes Futter und längere Aufenthalte im Stall.

Der Fellwechsel im Herbst ist für die Pferde genauso anstrengend wie im Frühjahr, auch wenn wir ihn durch das kürzere Fell nicht so stark bemerken. Wenn das Fell schon sehr dicht ist, und die Temperaturen noch mal richtig hochgehen, belastet das oft den Kreislauf, besonders bei älteren Pferden. Hier können **Mistel** und **Weißdorn** gute Dienste leisten.

FUTTERUMSTELLUNG

Pferde, die im Sommer Tag und Nacht auf der Weide waren, und nun wieder in den Stall sollen, müssen langsam an Heu und Stroh gewöhnt werden. Plötzliche Umstellung kann Verstopfungskoliken hervorrufen. Vorbeugend suchen wir etwas aus unserer **Teekiste** oder füttern ein bißchen **Weizenkleie** dazu. Kleie muß immer gut durchgefeuchtet werden, und Sie sollten nicht mehr als 500 g füttern. Pferde, die den ganzen Sommer Turniere gegangen sind, und noch ein paar Prüfungen vor sich

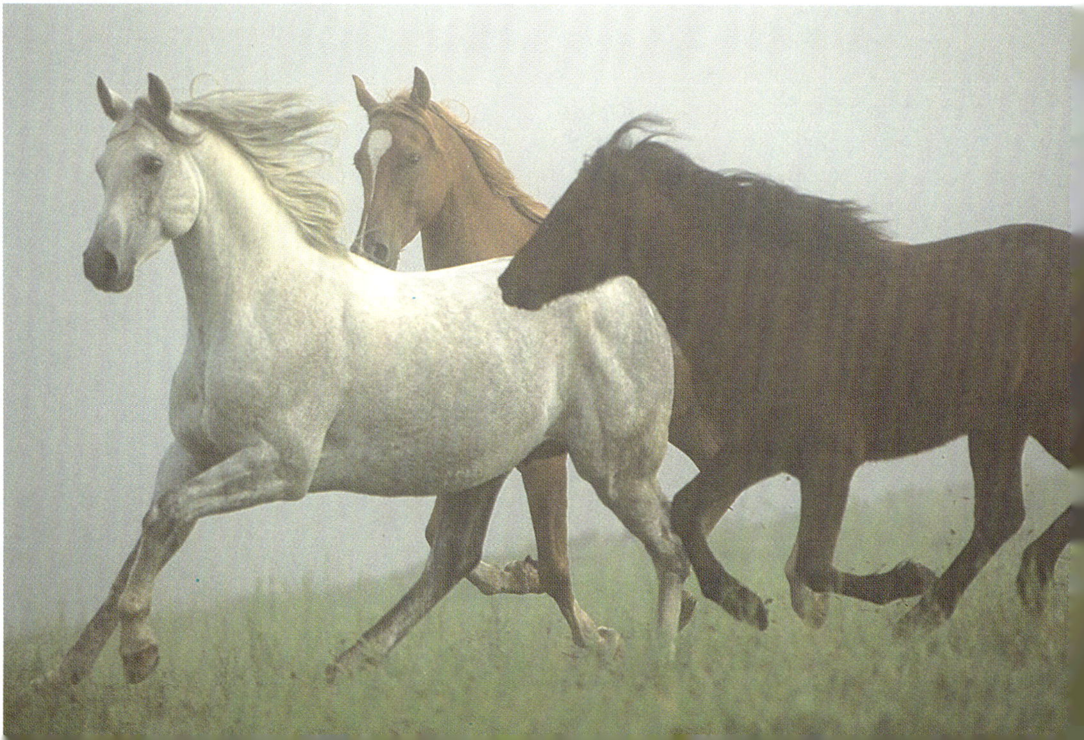

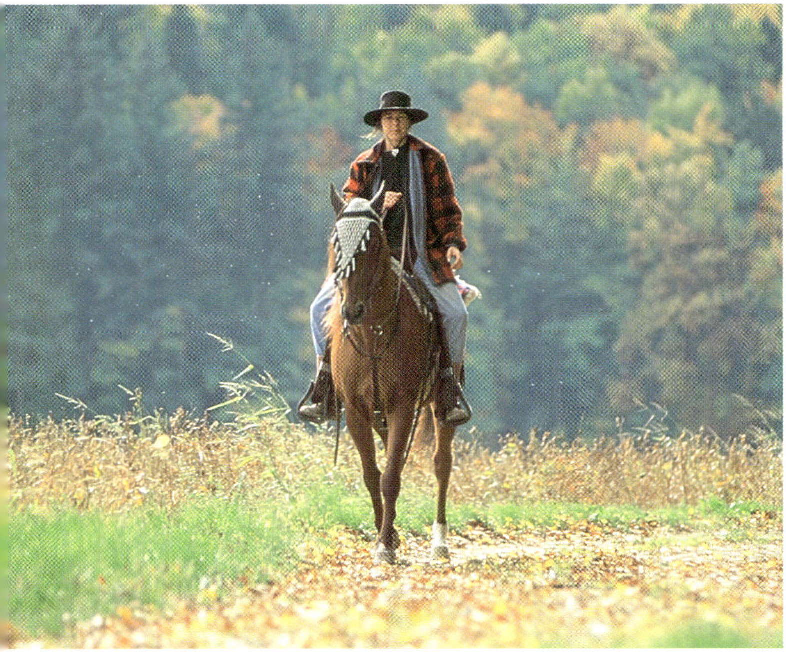

Pferd und Reiterin genießen einen Ausritt durch den herbstlichen Wald

haben, freuen sich nach einem anstrengenden Tag über ein **Mash**. Sie können auch fertiges Mash nach Anweisung zubereiten. Alle Pferde lieben Mash. Leidet Ihr Pferd durch die Futterumstellung an Appetitmangel, können Sie ihm mit folgendem Rezept helfen: Mischen Sie unter das Mash 1-2 mal wöchentlich zerdrückte **Wacholderbeeren**, Pulver aus **Bockshornkleesamen** und **Kümmel** (zusammen eine Handvoll). Verweigert ein Pferd das Futter völlig, sollte immer ein Tierarzt geholt werden.

MASH-REZEPT

1 kg gequetschter Hafer
800 g Kleie
200 g Leinsamen
20 g Kochsalz
Nach Übergießen mit heißem Wasser gut umrühren und so lange ruhen lassen, bis Sie es handwarm verfüttern können.

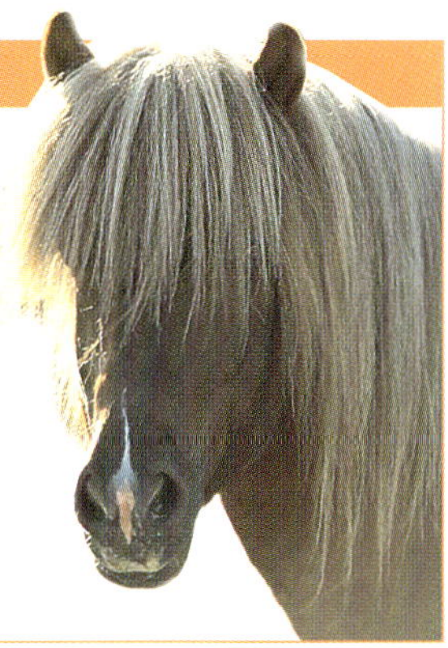

Im Spätsommer und Herbst ist die Obstwiese eine süße Verführung für Pferde. In Maßen sind **Birnen** und **Äpfel** eine gute Vorbereitung für den Winter. Beobachten Sie aber ab und zu, ob nicht zu viel gefressen wird. Halten sich die Pferde schließlich wieder längere Zeit im Stall auf, helfen regelmäßige Gaben von Saftfutter und Obst bei der Umstellung von Gras auf Heu und Stroh.

Fit durch den Winter

Pferde sind Bewegungstiere, nicht nur im Frühling, Sommer und Herbst, sondern ihr ganzes Leben lang und das ganze Jahr über. Auch im Winter brauchen sie genügend Auslauf. Alle Kräuterrezepte und Arzneimittel helfen nicht, wenn die Pferde nicht artgerecht gehalten werden. Ein Pferd braucht täglich ausreichend Bewegung.

PFERDEGERECHTE HALTUNG

Wer seine Pferde aus unterschiedlichen Gründen nicht im Offenstall mit Auslauf halten kann, muß sich mehr um sie kümmern, wenn er ein gesundes, fröhliches und ausgeglichenes Pferd haben will. Schon bei der Suche nach einem Stall sollten Sie auf Offenboxen und Auslauf achten. Die Box muß so groß wie möglich sein. Ein Pferd sollte immer seine Artgenossen und das Treiben im Stall und auf dem Hof beobachten können. Geben Sie Ihrem Pferd **Birkenäste** und eventuell einen Ball zum Spielen in die Box, jede Abwechslung ist willkommen. Wenn die Pferde aus der Box kommen, brauchen sie eine lange Schrittphase, Sie starten auch nicht aus dem Bett zum Dauerlauf. Besteht keine Auslaufmöglichkeit, sollten die Pferde zweimal am Tag geritten, longiert oder laufen gelassen werden. Wenn Platz oder Reithalle frei sind, lassen Sie zwei Pferde zusammen laufen, sie brauchen den Kontakt und müssen sich auch mal wälzen.

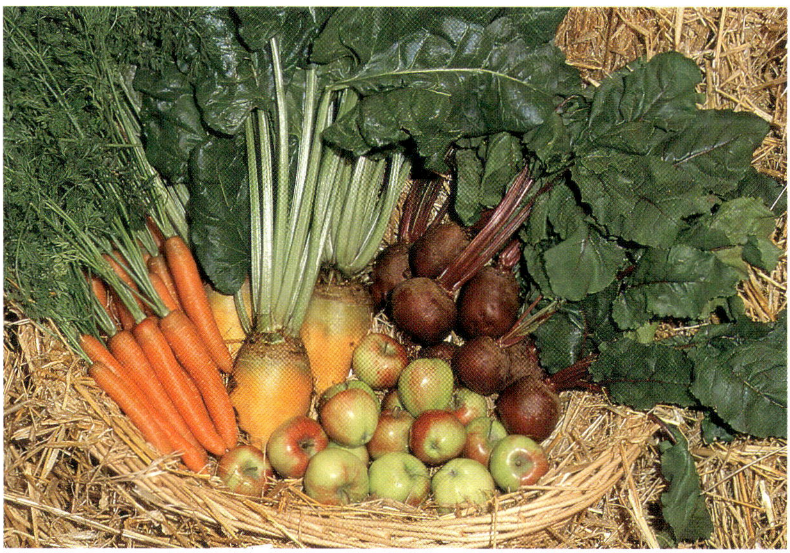

Saftfutter und Obst sind im Winter besonders wichtig

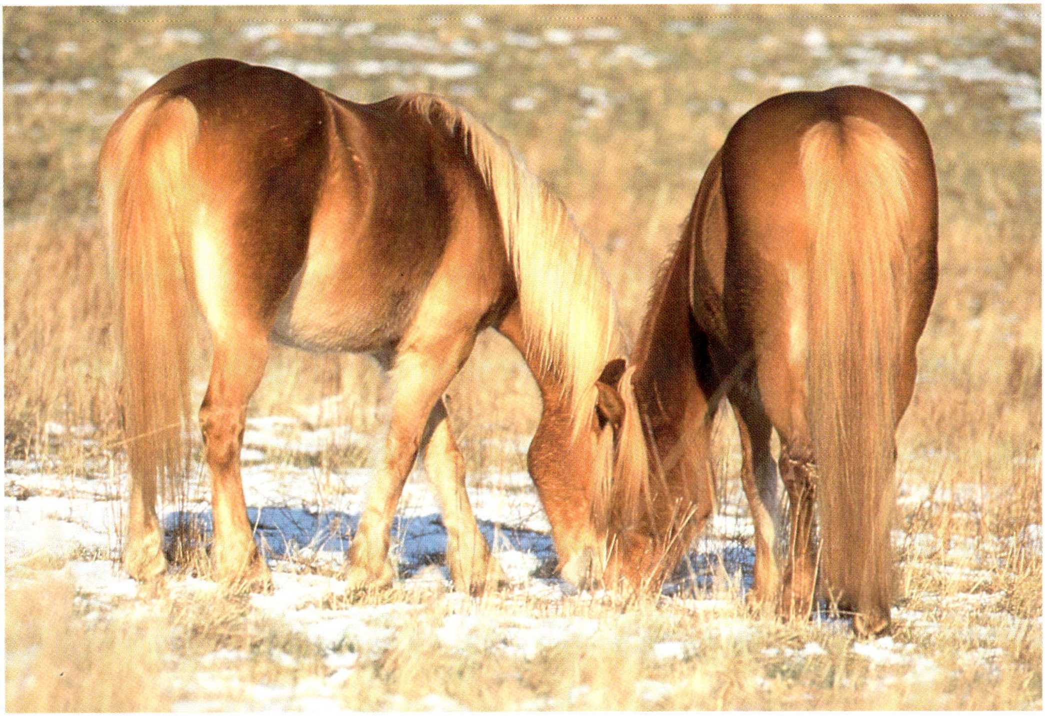

Reichlich Auslauf sollte auch im Winter selbstverständlich sein

WINTERGERECHTE FÜTTERUNG

In der Box müssen Pferde genügend Heu und Stroh als Rauhfutter bekommen und mindestens dreimal am Tag Kraftfutter. Saftfutter und **Obst** bringen zusätzliche Abwechslung und regeln die Verdauung.

Tea-Time ist besonders in der kalten Jahreszeit angesagt. Wenigstens einmal am Tag bekommen meine Pferde im Winter **Tee**. Stärken Sie das Immunsystem der Pferde mit **Apfelessig** und eventuell **Ascorbinsäure** (Vitamin C). In Pulverform reicht ein Teelöffel.

Vor allem Husten macht den Pferden im Winter oft zu schaffen. Mischen Sie einige Kräuter und lassen Sie die Pferde inhalieren. Auch **Hustentee** hat sich bei meinen Pferden bewährt.

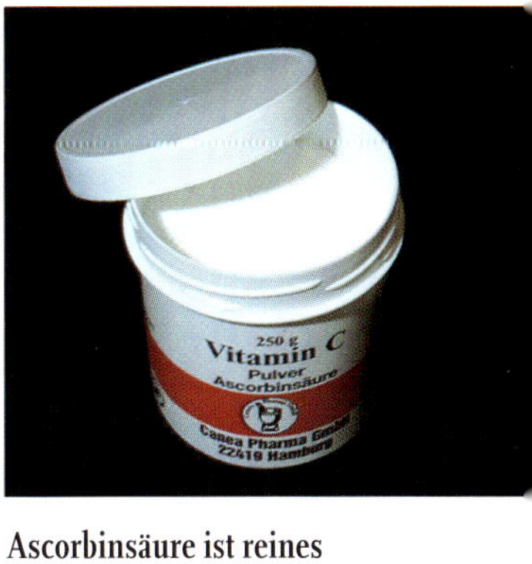

Ascorbinsäure ist reines Vitamin C

ÄLTERE PFERDE

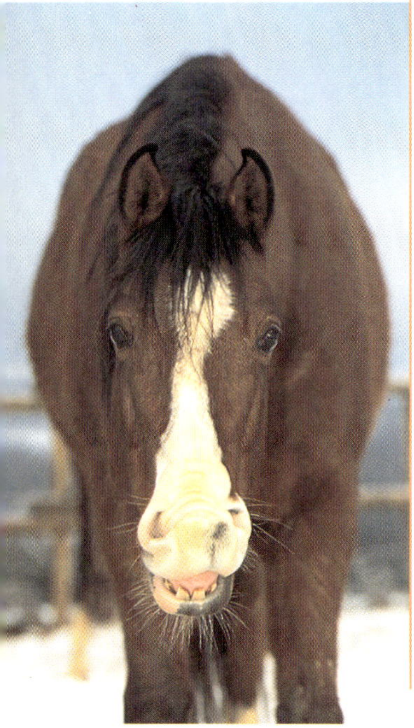

Älteren Pferden tut eine warme Mahlzeit mit verschiedenen Kräutern im Winter gut

Besonders ältere Pferde brauchen im Winter mehr Zuwendung. Sie haben uns viele Jahre das Leben verschönert und dürfen nun mehr Zeit in Anspruch nehmen. Sie können das Futter oft nicht mehr voll auswerten, und auch der Stoffwechsel klappt nicht so richtig. Wenn ich meine »Oldies« durch den Winter habe, bin ich immer wieder glücklich. Unsere Polly strebt auf die 40 zu und meine Araberstute ist 23 Jahre alt.

Wenn es richtig kalt ist, bekommen die älteren Pferde zweimal wöchentlich eine **Mashmahlzeit** und, je nach Bedarf, unterschiedliche **Teezubereitungen** über das Futter. Bei Frost wärme ich morgens das Trinkwasser an und sehe ein paarmal am Tag nach, ob es nicht eingefroren ist. **Knoblauch** und **Apfelessig** wird das ganze Jahr über verfüttert. Sie können den Speiseplan im Winter mit getrockneten **Brennesseln** bereichern. Auch ein **Ei** täglich können Pferde gut vertragen. Ei mit klein gehackter Schale füttern, der Kalk ist gut für Hufe und Fell. **Rote Beete** sind ein zusätzlicher Vitaminlieferant. Ein bis zwei Becher **Joghurt** werden gerne mit **Honig** geschlabbert oder unter die Mash-Mahlzeit gemischt.

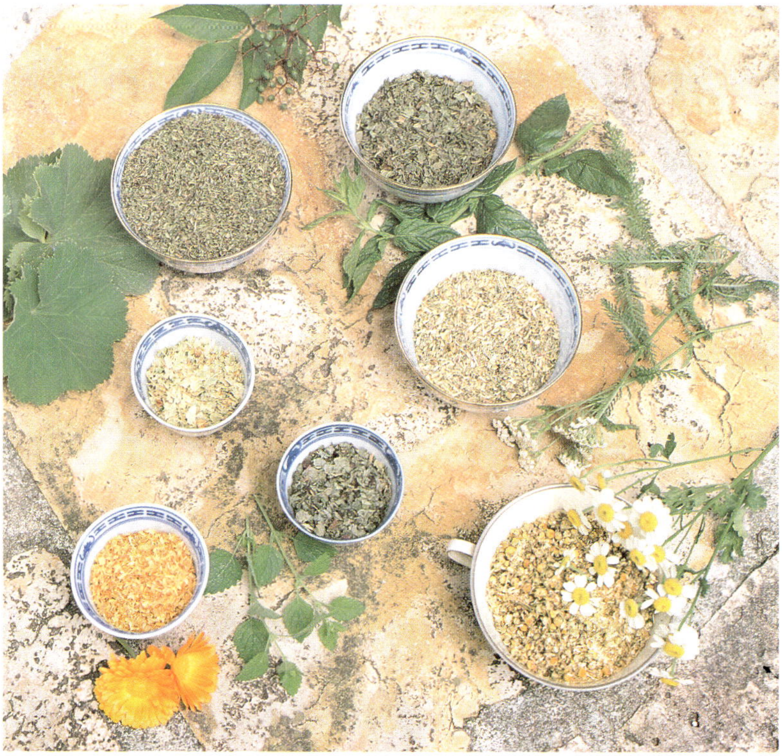

Kamille, Schafgarbe, Ringelblume und Co. sind im Winter besonders wichtig

MAUKE IM WINTER

Da unsere Freizeitpferde das ganze Jahr einen Offenstall mit Auslauf haben, brauche ich mir um Bewegung und Kontakt keine Sorgen zu machen. Wenn es schneit, kann ich mich manchmal gar nicht losreißen, es macht einfach Spaß zuzusehen, wie die rüstigen Rentnerinnen, angestachelt von Kaltblüter Alma, durch den Schnee toben und wieder jung werden.
Doch im Winter kämpft man besonders bei Pferden im Offenstall häufig mit Mauke. Gute Hufpflege und trockene Beine sind wichtig. Neben der Behandlung durch den Tierarzt kann man innerlich **Thuja** (Urtinktur) zwei bis dreimal täglich auf ein Stück Brot geträufelt geben.

Äußerlich **Klettenwurzelöl** auf die saubere, trockene Haut massieren. Die Hufe können Sie mit reinem **Lorbeeröl** einreiben. Mit einer Zahnbürste das Öl vorsichtig am Kronenrand einmassieren. Wenn Sie ein paar dieser Ratschläge ausprobieren, werden Sie Ihre Pferde sicherlich fit durch den Winter bekommen.

Auch im Winter können Pferde tagsüber draußen sein

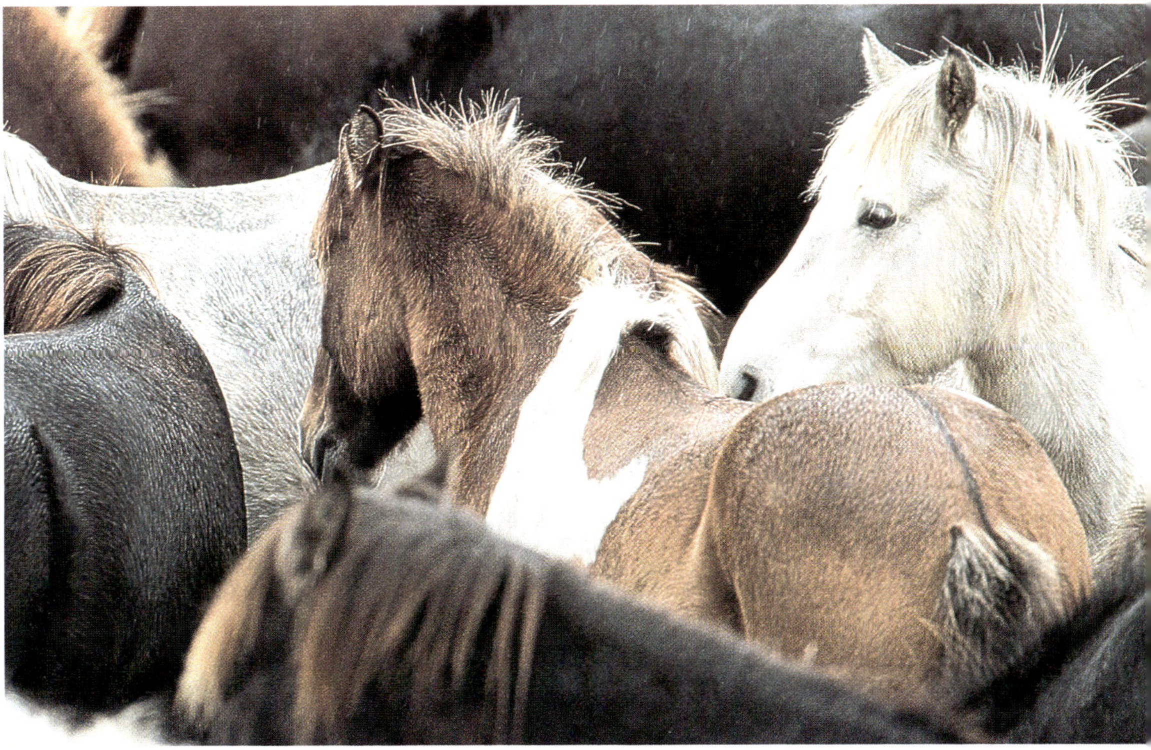

SERVICE

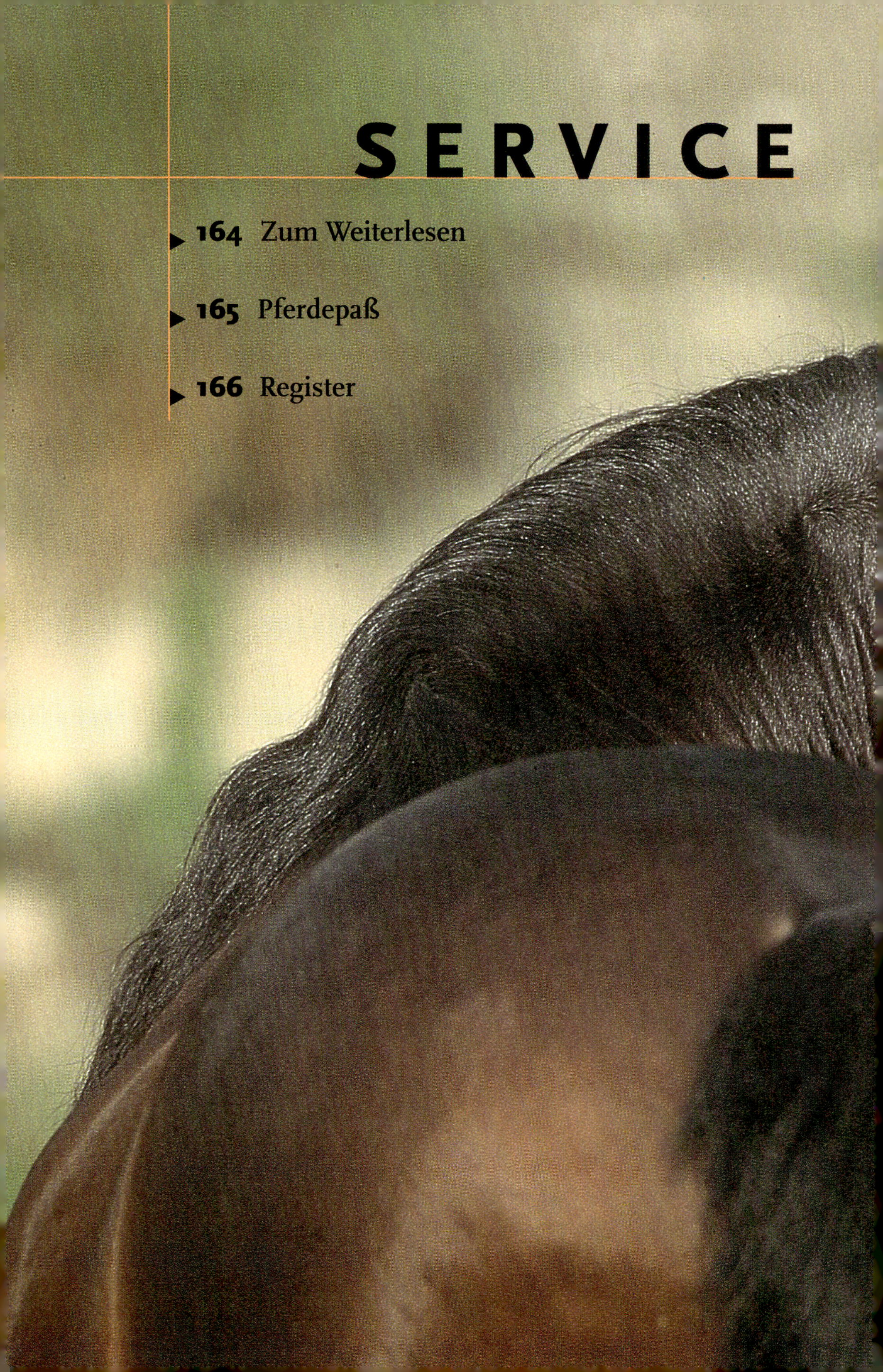

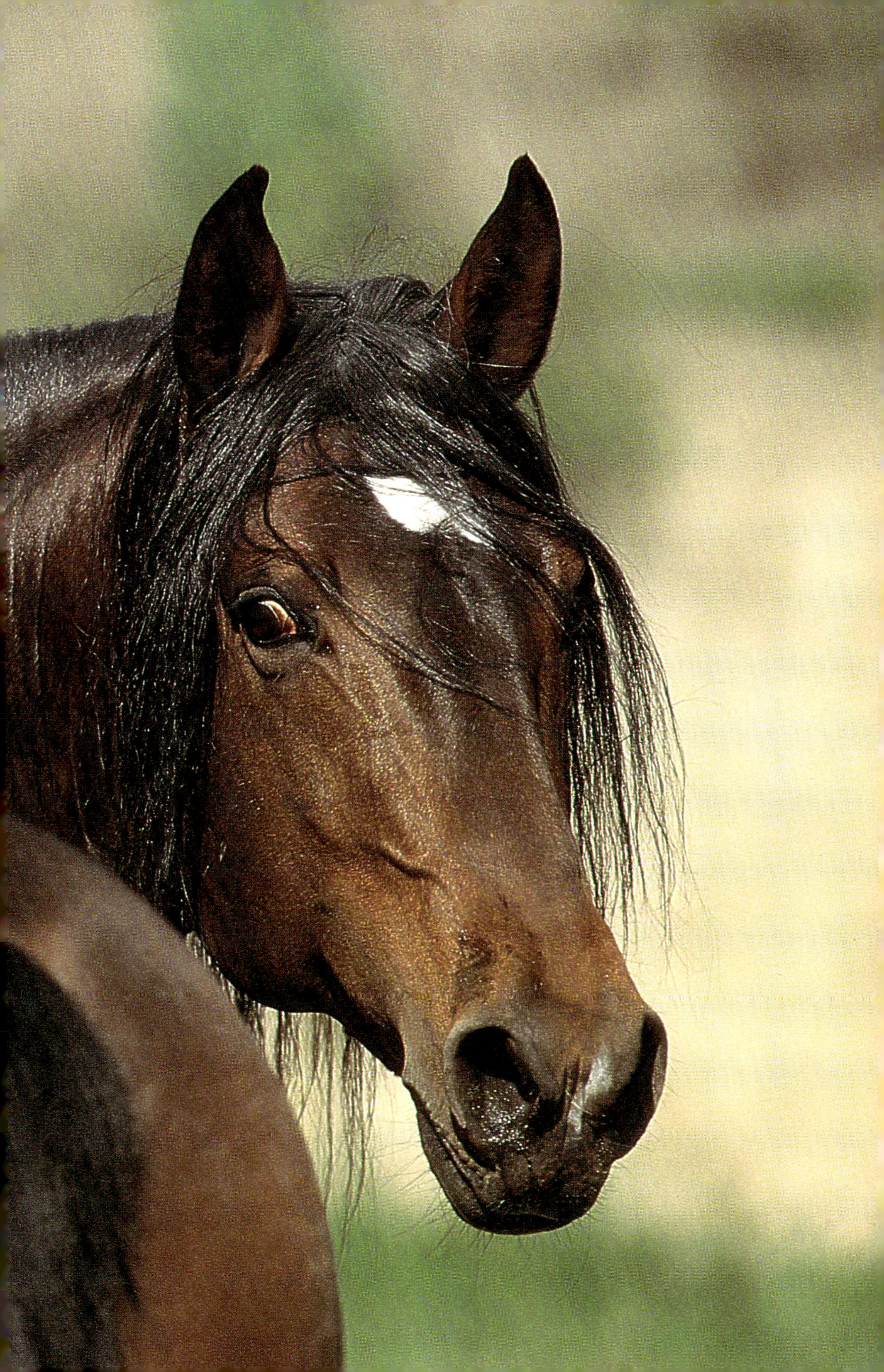

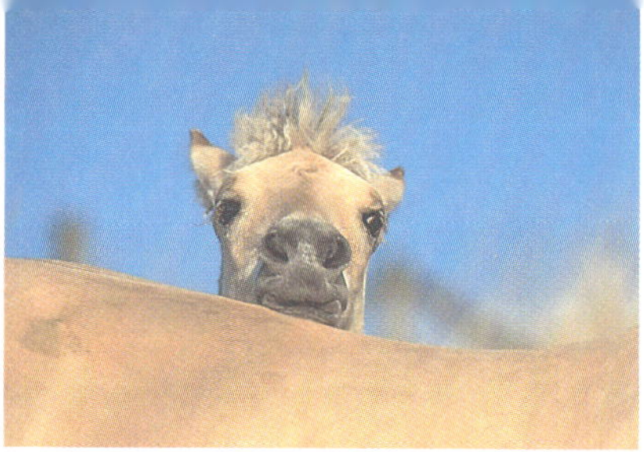

Zum Weiterlesen

HEILPFLANZEN UND KRÄUTER

Bickel, Gabriele, Meine Kräuterhexengesundheit, Stuttgart 1999

Bickel, Gabriele, Kräuterhexenbox zum Wohlfühlen, Stuttgart 1998

Bickel, Gabriele, Mein Kräuterhexenwissen, Stuttgart 1997

Hensel, Wolfgang, Das Kosmos Kräuterbuch, Stuttgart 1994

Kremer, Bruno P., Heilpflanzen, Stuttgart 1999

Kremer, Bruno P., Giftpflanzen, Stuttgart 1994

Laux, Helga u. Hans E., Köstliches aus der Naturküche, Stuttgart 1997

Romain/Hawkey, Kräuter für die Gesundheit, Stuttgart 1996

Schönfelder, Peter u. Ingrid, Der Kosmos-Heilpflanzenführer, Stuttgart 1995

Schönfelder, Peter u. Ingrid, Heilpflanzen, Stuttgart 1992

Seitz, Paul, Küchen- und Duftkräuter, Stuttgart 1993

Stichmann/Marny, Der neue Kosmos-Pflanzenführer, Stuttgart 1999

Weinrich, Christa, Geheimnisse aus dem Klostergarten, Stuttgart 1998

GESUNDHEIT, HALTUNG, PFERDEKUNDE

Bartz, Jürgen, Check-Plan Pferdegesundheit, Stuttgart 1998

Bartz, Jürgen, Mein Pferd lahmt – Was tun?, Stuttgart 1998

Bartz, Jürgen, Hilfe, mein Pferd hustet!, Stuttgart 1996

Bartz, Jürgen, Kräuter-Apotheke für Pferde, Stuttgart 1996

Bartz, Jürgen, Bis der Tierarzt kommt, Erste Hilfe für Pferde, Stuttgart 1996

Bender, Ingolf, Praxishandbuch Pferdehaltung, Stuttgart 1999

Gerweck, Gerhart, Die Psyche des Pferdes, Stuttgart 1997

Gerweck, G./Späth, H., Der homöopathische Pferdedoktor, Stuttgart 1993

Gohl, Christiane, Was der Stallmeister noch wußte, Stuttgart 1998

Gösmeier, Ina, Akupressur für Pferde, Stuttgart 1999

Gray, Peter, Atemwegs-Erkrankungen des Pferdes, Stuttgart 1998

Gray, Peter, Die Lahmheiten des Pferdes, Stuttgart 1997

Hawcroft, Tim, Kosmos-Lexikon Pferdekrankheiten, Stuttgart 1998

Hollands, Teresa, Das Einmaleins der Pferdefütterung, Stuttgart 1997

Körber, Hans-Dieter, Huf, Hufbeschlag und Hufkrankheiten, Stuttgart 1997

Mahlstedt, Dieter, Akupunkt-Massage nach Penzel am Pferd, Stuttgart 1997

Meyerdirks-Wüthrich, Ute, Bach-Blütentherapie für Pferde, Stuttgart 1998

Rakow, Michael, Die homöopathische Stallapotheke, Stuttgart 1999

Schäfer, Michael, Die Sprache des Pferdes, Stuttgart 1993

Schacht, Christian, Pferdekrankheiten, Stuttgart 1999

Schulze, Sigrid, Pferdehaltung rund ums Jahr, Stuttgart 1997

Self, Hilary Page, Die besten Heilkräuter für Pferde, Stuttgart 1998

Stupperich, Alexandra, Handbuch Pferdeweide, Stuttgart 1998

Tellington-Jones, Linda, Die Persönlichkeit Ihres Pferdes, Stuttgart 1995

Zeeb, Klaus, Die Natur des Pferdes, Stuttgart 1998

PFERDEPASS

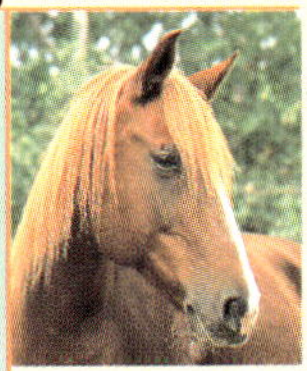

▶ NAME

▶ GEB.DATUM ▶ GESCHLECHT

▶ FREIZEITPFERD ▶ TURNIERPFERD

▶ RASSE ▶ GRÖSSE

▶ FARBE ▶ ABZEICHEN

▶ UNTUGENDEN

▶ BISHERIGE ERKRANKUNGEN/OPERATIONEN

▶ CHRONISCHE ERKRANKUNGEN

▶ IMPFUNGEN

▶ WURMKUR ▶ WELCHES PRÄPARAT ▶ ZEITPUNKT

▶ ZAHNKONTROLLE ▶ KOTUNTERSUCHUNG

▶ FUTTERZUSAMMENSTELLUNG

▶ FUTTERZUSATZMITTEL

▶ STÄNDIGE VERABREICHUNG VON MEDIKAMENTEN

▶ UNVERTRÄGLICHKEIT BEI BESTIMMTEN MEDIKAMENTEN

▶ AUFSTALLUNG *STROH* ▶ *SPÄNE* ▶ *ANDERE*

WICHTIGE ADRESSEN

▶ BESITZER

▶ TIERARZT

▶ SCHMIED

▶ STALL

▶ NOTDIENST

Register

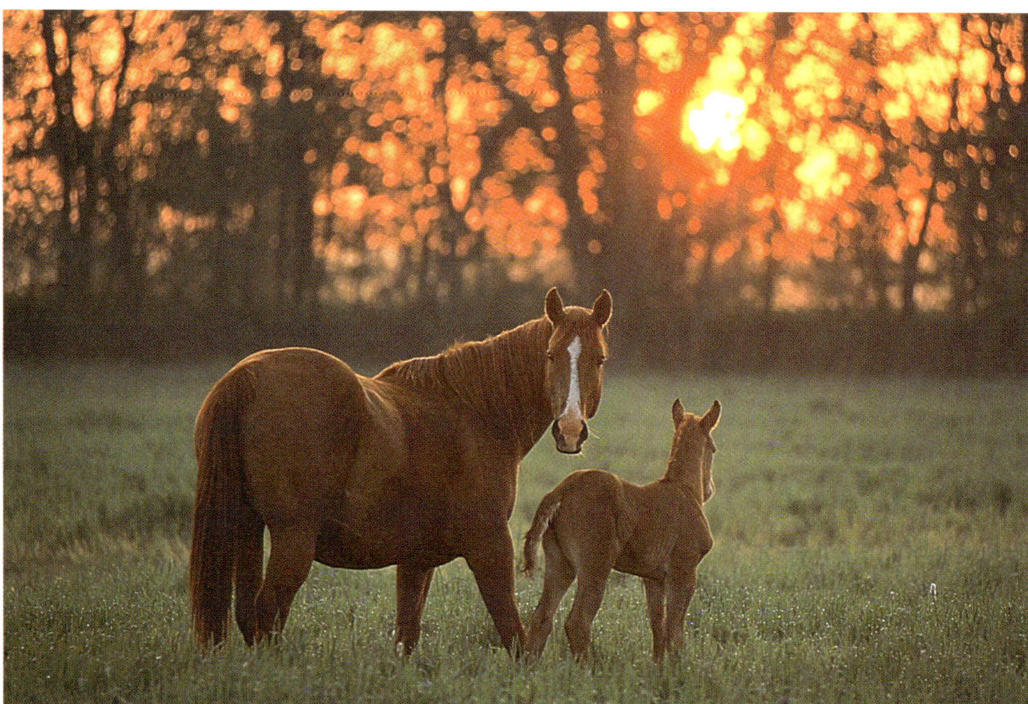